これから始める
カテーテルアブレーション
Catheter Ablation

編集 **大塚崇之**
公益財団法人　心臓血管研究所付属病院循環器内科不整脈担当部長

MEDICAL VIEW

本書では，厳密な指示・副作用・投薬スケジュール等について記載されていますが，これらは変更される可能性があります．本書で言及されている薬品については，製品に添付されている製造者による情報を十分にご参照ください．

Catheter Ablation for Beginners
(ISBN978-4-7583-1430-5 C3047)

Editor : Takayuki Otsuka

2016. 4. 1 1st ed.

©MEDICAL VIEW, 2016
Printed and Bound in Japan

Medical View Co., Ltd.
2-30 Ichigayahonmuracho, Shinjuku-ku, Tokyo, 162-0845, Japan
E-mail ed@medicalview.co.jp

はじめに

　私とカテーテルアブレーションの出会いは大学病院での研修医1年目でした。当時は高周波アブレーションが開始されたばかりであり，月に数例の発作上室頻拍症を数時間かけて行っている程度でした。しかも現在のような専用のEPラボもなく，最大6チャネル程度の心内心電図を見ながら電気刺激を行い，心内心電図記録用紙に鉛筆で刺激周期を書き込み，デバイダーを用いて測定を行うという現在では考えられないような古典的な方法で行いました。虚血性心疾患に対する冠動脈ステント治療が登場し，華やかなPCIが行われている一方で，不整脈を専門とする循環器内科医は「変わっている」とか「マニアック」などという印象で当時は見られていたと思います。ただし，自分自身ではじめて副伝導路の焼灼に成功したときの喜びは非常に大きなものがありました。

　その後，私自身が現病院のレジデントの頃には，多極カテーテルや8mmチップのアブレーションカテーテルなどの登場により，通常型心房粗動に対するカテーテルアブレーションも標準的な治療となりました。さらには3Dマッピングの登場によって，2000年代以降は心房細動や心房頻拍，心室頻拍などの過去には「難治性」といわれていた不整脈の治療も可能となるなど，目覚ましい進歩を遂げています。現在ではカテーテルアブレーションは循環器診療の中では欠かせない治療の1つとなっていますが，心内心電図の解釈や病態の理解など，経験や興味がないと苦手意識が強くなる分野の1つであろうと思います。

　本書では，今現在，実際の現場で後進の指導にあたっている先生方にお願いし，カテーテルアブレーションをこれから始める医師やメディカルスタッフになるべくわかりやすいように，心臓電気生理学的検査所見や代表的な頻脈性不整脈の治療に関して解説していただきました。本書がカテーテルアブレーションへの興味の第一歩となり，今後の診療に役立てていただければ幸いです。

平成28年2月

公益財団法人　心臓血管研究所付属病院循環器内科不整脈担当部長

大塚崇之

これから始めるカテーテルアブレーション もくじ

● カテーテルアブレーション関連略語集 ·· x

I 心臓電気生理学的検査　　　　　　　　　　　　　　　　　　　1

1 まずはここから！電極カテーテルの留置と洞調律中の心内心電図　　大塚崇之　2

心臓電気生理学的検査およびカテーテルアブレーションに必要な機器 ······· 2
シースの挿入 ··· 3
電極カテーテルの留置 ··· 4
心内電位の記録方法 ·· 6
洞調律中の心内電位と正常値 ··· 6

2 どうやって電気刺激を行うの？ 心臓電気生理学的検査における刺激方法　　庄司正昭　8

カテーテルアブレーションを始めるその前に ··· 8
電気刺激の目的 ·· 8
さあ，電気刺激をやってみよう ··· 8
刺激方法 ·· 9
おそれなく！スティムレーターを触ろう！ ··· 10

3 心房を刺激するとどんな所見が得られるの？ 心房刺激による心臓電気生理学的検査の所見　　有田卓人　14

心房期外刺激 ·· 14
心房筋および房室伝導の反応 ·· 15
房室伝導 ·· 15
jump up現象 ·· 16
有効不応期と機能的不応期 ··· 17
心房連続刺激 ·· 18

4 心室基本刺激でなにがわかる？ 心室刺激による心臓電気生理学的検査の所見　　八木直治　23

心室基本刺激でなにがわかるか？ ·· 23
頻拍中の心室刺激 ·· 27

心室性不整脈における心室刺激 ……………………… 29
徐脈性不整脈の精査における心室刺激 ………………… 30

5 Para-Hisペーシングってなに？ 方法とその解釈　　田尾　進 31

心臓電気生理学的検査におけるPara-Hisペーシングの位置づけ ………… 31
使用するカテーテルと配置 ……………………… 31
Para-Hisペーシングの方法 ……………………… 32
Para-Hisペーシングの解釈 ……………………… 33

6 この頻拍はなんだろう？ 房室回帰性頻拍と房室結節回帰性頻拍の鑑別　　弘田隆省 37

12誘導心電図での鑑別 …………………………… 37
心臓電気生理学的検査での鑑別 ………………………… 38

7 いつもと違うPSVTがでている!? Long RP' 頻拍と鑑別法　　末成和義 46

はじめに ………………………………………… 46
「Long RP' 頻拍」の鑑別診断について ………………… 46
「Long RP' 頻拍」の12誘導心電図 ……………………… 47
心臓電気生理学的検査 …………………………… 48

8 エントレインメントペーシング（entrainment pacing）ってなんだろう？　方法とその解釈　　北村　健 54

エントレインメントペーシングとは ………………… 54
エントレインメント現象 ………………………… 54
エントレインメントペーシングの実際 ………………… 57
通電至適部位，頻拍回路の同定法としての
　エントレインメントペーシング ……………………… 57
マニフェストエントレインメントとコンシールドエントレインメント
　……………………………………………………… 57
PPI（ポストペーシングインターバル） ………………… 58
エントレインメントペーシングとPPIを併用した
　アブレーション至適部位の同定 ……………………… 59
エントレインメントマッピングの限界 ………………… 60

9 ペースマップってどうやって行うの？ 増田慶太 61

- ペースマップとは？ ……………………………………………………………… 61
- ペースマップはどんなときに使いますか？ ……………………………… 62
- 電極の配置 ………………………………………………………………………… 63
- ペースマップを用いたアブレーションの例 ……………………………… 63
- ペースマップの限界 ……………………………………………………………… 67

10 3Dマッピングを使うとなにがわかるの？ 深谷英平 69

- 各システムの基本原理 …………………………………………………………… 69
- 3Dマッピングシステムでわかること ……………………………………… 70
- 実際の症例で見てみましょう ………………………………………………… 72
- 最後に ……………………………………………………………………………… 74

II カテーテルアブレーション 上室頻拍 75

1 WPW症候群： 診断，アブレーションのピットフォール 元木康一郎 76

- 副伝導路の部位診断 ……………………………………………………………… 76
- 可能な限りSVTを誘発しましょう …………………………………………… 79
- アブレーションを開始しましょう …………………………………………… 79
- アブレーションに成功する部位，電位 ……………………………………… 85
- 最後に ……………………………………………………………………………… 87

2 特殊な副伝導路 北條林太郎 88

- 特殊な副伝導路の種類 …………………………………………………………… 88
- Atriofascicular pathwayの解剖および心臓電気生理学的特徴 …………… 89
- Atriofascicular pathwayのカテーテルアブレーション …………………… 91
- Atrioventricular pathwayの特徴 ……………………………………………… 93
- Nodofascicular / Nodoventricular pathwayの特徴 ………………………… 93
- Fasciculoventricular pathwayの電気生理 …………………………………… 93

3 房室結節回帰性頻拍（AVNRT） 鈴木 篤 96

- AVNRTの背景，発生機序 ･･････････････････････････････ 96
- 心電図診断 ･･ 97
- 診断基準 ･･ 97
- slow-fast AVNRTの診断基準 ･･････････････････････････ 97
- fast-slow AVNRTの診断基準 ･･････････････････････････ 98
- 心臓電気生理学的検査 ････････････････････････････････ 98
- 心臓電気生理学的検査（EPS）＆誘発 ･･･････････････････ 99

4 ATP感受性心房頻拍 稲葉 理 106

- ATP感受性心房頻拍の診断 ････････････････････････････ 106
- ATP感受性心房頻拍のカテーテルアブレーション ･････････ 110

5 通常型心房粗動 加藤武史 115

- 心房粗動とは？ ･･････････････････････････････････････ 115
- 通常型心房粗動と非通常型心房粗動 ････････････････････ 115
- 基本的なカテーテル配置 ･･････････････････････････････ 117
- 右房解剖学的峡部依存性頻拍であることの確認 ･･･････････ 118
- 右房解剖学的峡部のアブレーション ････････････････････ 120
- 右房解剖学的峡部の両方向性ブロック確認 ･･････････････ 122

6 開心術後の心房頻拍 江島浩一郎 126

- 開心術後の心房頻拍の種類と頻度 ･･････････････････････ 126
- カテーテルアブレーション術前に行うこと ･･････････････ 126
- 体表面12誘導心電図からわかること ････････････････････ 127
- 電極カテーテルの配置 ････････････････････････････････ 128
- 心内電位の興奮順序とエントレインメントペーシングで頻拍回路の把握を ･･･ 128
- 3Dマッピングシステムの活用 ･････････････････････････ 129
- 開心術の術式と頻拍回路：心房切開線と切開線瘢痕関連心房頻拍 ･･･････ 130
- Superior transseptal approachに伴う切開線瘢痕関連心房頻拍 ･･････ 135

III カテーテルアブレーション 心房細動　137

1 心房中隔穿刺（Brockenbrough法）のポイント　坂元裕一郎　138

- 心房中隔穿刺針（Brockenbrough針）の種類と選択 …………… 138
- 心房中隔穿刺（Brockenbrough法）の手順 …………………… 139
- 複数のシースを左房に入れる手順 ……………………………… 141
- その他の工夫や注意点 …………………………………………… 142

2 肺静脈隔離術 ①リング状カテーテルの留置方法と電位の解釈　徳田道史　143

- 心房細動に対する肺静脈隔離術 ………………………………… 143
- リング状カテーテルの選択 ……………………………………… 143
- リング状カテーテルの挿入 ……………………………………… 144
- 個々の症例における解剖の理解 ………………………………… 145
- 電位の解釈 ………………………………………………………… 146
- 肺静脈隔離術 ……………………………………………………… 149

3 肺静脈隔離術 ②マッピングシステムの活用方法　奥村恭男，佐々木直子　150

- CARTO®マッピングシステム …………………………………… 150
- EnSite NavX™システム ………………………………………… 157

4 肺静脈隔離術 ③カテーテル操作の注意点とエンドポイント　松尾征一郎　159

- 肺静脈隔離術に使用するアブレーションカテーテル ………… 159
- イリゲーションカテーテルでの焼灼 …………………………… 160
- 肺静脈隔離術でのパワー設定 …………………………………… 161
- 肺静脈隔離術のエンドポイント ………………………………… 163

5 肺静脈隔離術 ④合併症とその対策　藤野紀之　167

- 肺静脈隔離術に伴う合併症 ……………………………………… 167
- 心タンポナーデの頻度と原因 …………………………………… 167
- 穿刺トラブル（穿刺部血腫，仮性動脈瘤，動静脈瘻） ………… 172
- 血栓塞栓症，一過性脳虚血発作 ………………………………… 173
- 筆者からのアドバイス …………………………………………… 173

Ⅳ カテーテルアブレーション 心室頻拍　175

1　流出路起源心室頻拍/心室期外収縮　　永嶋孝一　176

- 流出路起源の心室性不整脈の特徴 …… 176
- 12誘導心電図からの起源を推測しましょう …… 176
- 起源別不整脈の特徴 …… 177
- 心臓電気生理学的検査 …… 185
- マッピング …… 185
- アブレーション …… 186

2　ベラパミル感受性心室頻拍　　小鹿野道雄, 林　明聰　187

- ベラパミル感受性心室頻拍の診断 …… 187
- ベラパミル感受性心室頻拍の回路 …… 187
- カテーテルのポジショニング …… 191
- 誘発試験 …… 193
- マッピング …… 193
- アブレーション …… 193
- 解剖学的アプローチ …… 194
- エンドポイント …… 194

3　器質的心疾患を伴う心室頻拍　　関口幸夫　195

- 3Dマッピングシステムの重要性 …… 195
- 器質的心疾患に伴う心室頻拍とは …… 195
- VT心電図から通電部位を考える …… 196
- 心内膜側アブレーション …… 197
- 心外膜アブレーション …… 199
- アブレーションの治療成績 …… 200
- 今後の展望 …… 201

4　心外膜アプローチの方法と合併症対策　　深水誠二　202

- 心室頻拍アブレーションの歴史 …… 202
- 心外膜起源心室頻拍の特徴 …… 202
- 心外膜アプローチの適応 …… 204
- 剣状突起下穿刺法の方法 …… 204
- 心外膜マッピング・アブレーションの方法 …… 206
- 生じうる合併症とその回避法 …… 207

索引 …… 209

カテーテルアブレーション関連略語集

A	ACE	angiotensin converting enzyme	アンジオテンシン変換酵素
	ACT	activated coagulation time	活性凝固時間
	AP	accessory pathway	副伝導路
	AT	atrial tachycardia	心房頻拍
	ATP	adenosine triphosphate	アデノシン三リン酸
	AVN	atrioventricular node	房室結節
	AVNRT	atrioventricular nodal reentrant tachycardia	房室結節回帰性頻拍
	AVRT	atrial ventricular reciprocating tachycardia	房室回帰性頻拍
C	CRT-D	cardiac resynchronization therapy-defibrillator	両心室ペーシング機能付き植込み型除細動器
	CS	coronary sinus	冠状静脈洞
	CSNRT	corrected SNRT	修正洞結節回復時間
	CSos	coronary sinus ostium	冠状静脈洞入口部
	CTI	cavo-tricuspid isthmus	三尖弁-下大静脈峡部
D	d	distal	遠位
	DCM	dilated cardiomyopathy	拡張型心筋症
	DORV	double outlet right ventricle	両大血管右室起始症
	DVT	deep vein thrombosis	深部静脈血栓症
E, F	EPS	electrophysiologic study	心臓電気生理学的検査
	ERP	effective refractory period	有効不応期
	FRP	functional refractory period	機能的不応期
H, I	HRA	high right atrium	高位右房
	ICD	implantable cardioverter defibrillator	植込み型除細動器
	ICE	intra cardiac echocardiography	心腔内磁気センサー付き超音波
	IVC	inferior vena cava	下大静脈
L	LAO	left anterior oblique	左前斜位
	LLRA	low lateral right atrium	下位右房側壁
	LV	left ventricular	左室
M, N	MGA	malposition of great arteries	大血管転位症
	NCC	noncoronary cusp	無冠尖
	NFAP	node-fascicular accessory pathway	結節—束枝副伝導路

P	p	proximal	近位
	PFO	patent foramen ovale	卵円孔開存
	PJRT	permanent form of junctional reciprocating tachycardia	永続性（恒久）接合部回帰頻拍
	PPI	post pacing interval	
	PSVT	paroxysmal supraventricular tachycardia	発作性上室頻拍
	PVC	premature ventricular contraction	心室期外収縮
R	RA	right atrium	右房
	RAO	right anterior oblique	右前斜位
	RBB	right bundle branch	右脚
	RV	right ventricular	右室
	RVA	right ventricular apex	右室心尖部
	RVR	repetitive ventricular response	反復性心室興奮
S	SCL	sinus cycle length	洞周期長
	SNRT	sinus node recovery time	洞結節回復時間
	SP	slow pathway	房室結節遅伝導路
	SVC	superior vena cava	上大静脈
	SVT	supraventricular tachycardia	上室頻拍
T	TCL	tachycardia cycle length	頻拍周期
	TIA	transient ischemic attack	一過性脳虚血発作
	TV	tricuspid valve	三尖弁輪
V, W	VA	ventricular arrhythmia	心室性不整脈
	VA	ventriculoatrial	室房
	VP	ventricular pacing	心室連続刺激
	VPS	ventricular program stimulus	心室期外刺激
	VT	ventricular tachycardia	心室頻拍
	WPW	Wolff-Parkinson-White	WPW症候群

執筆者一覧

■ 編　集

大塚崇之	公益財団法人　心臓血管研究所付属病院循環器内科不整脈担当部長

■ 執筆者（掲載順）

大塚崇之	公益財団法人　心臓血管研究所付属病院循環器内科不整脈担当部長
庄司正昭	国立がん研究センター中央病院循環器内科医長
有田卓人	公益財団法人　心臓血管研究所付属病院循環器内科
八木直治	公益財団法人　心臓血管研究所付属病院循環器内科
田尾　進	東京医科歯科大学医学部循環器内科
弘田隆省	高知大学医学部循環器内科
末成和義	広島大学医学部循環器内科
北村　健	東京都立広尾病院循環器科
増田慶太	筑波大学医学医療系循環器内科
深谷英平	北里大学医学部循環器内科学
元木康一郎	近畿大学医学部循環器内科学
北條林太郎	東京都立広尾病院循環器内科
鈴木　篤	平塚共済病院循環器内科医長
稲葉　理	武蔵野赤十字病院循環器内科
加藤武史	金沢大学附属病院循環器内科特任准教授
江島浩一郎	東京女子医科大学循環器内科
坂元裕一郎	豊橋ハートセンター循環器内科医長
徳田道史	東京慈恵会医科大学循環器内科
奥村恭男	日本大学医学部内科学系循環器内科学分野
佐々木直子	日本大学医学部内科学系循環器内科学分野
松尾征一郎	東京慈恵会医科大学循環器内科
藤野紀之	東邦大学医学部内科学講座循環器内科学分野
永嶋孝一	日本大学医学部内科学系循環器内科学分野
小鹿野道雄	国立病院機構静岡医療センター循環器内科部長
林　明聡	日本医科大学循環器内科講師
関口幸夫	筑波大学医学医療系不整脈次世代寄附研究部門准教授
深水誠二	東京都立広尾病院循環器科医長

I

心臓電気生理学的検査

まずはここから！
電極カテーテルの留置と洞調律中の心内心電図

I 心臓電気生理学的検査 1

大塚崇之　公益財団法人 心臓血管研究所付属病院循環器内科

電極カテーテルの操作法を押さえ，心内心電図をしっかりと理解しておきましょう。

Point　まずはこれだけ押さえよう

1. 治療前に必要な電極カテーテルの種類と本数を把握して，適切な穿刺のアプローチを行いましょう。
2. 電極カテーテル操作の際は慎重に行い，抵抗を感じる場合には無理に押しつけないことが大事です。
3. 心内心電図の理解はアブレーションへの第一歩です。まずは洞調律中の心内心電図を理解しましょう。

心臓電気生理学的検査およびカテーテルアブレーションに必要な機器

● 心臓電気生理学的検査に必要な機器としては，電極カテーテル（図1）および電位を記録するためのアンプおよび記録装置，電気刺激を行うための刺激装置（スティムレーター：図2）が最低限必要です。また，アブレーションを行う際は，各社のアブレーションカテーテル専用の装置（アブレーター）が必要となりますので，治療前にどのカテーテルを使用して検査，治療を行うかの計画を立てましょう。

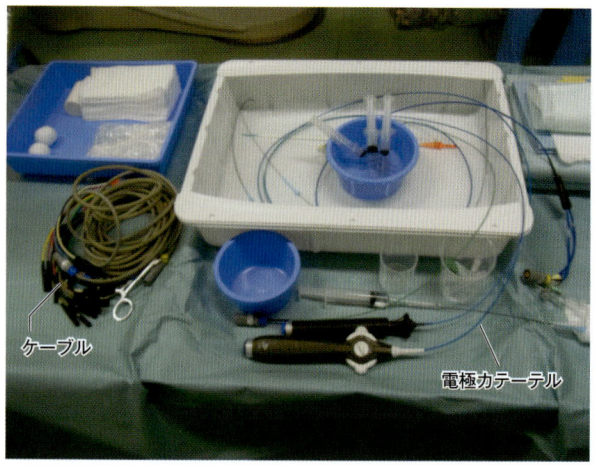

図1　検査に必要な電極カテーテルとケーブル

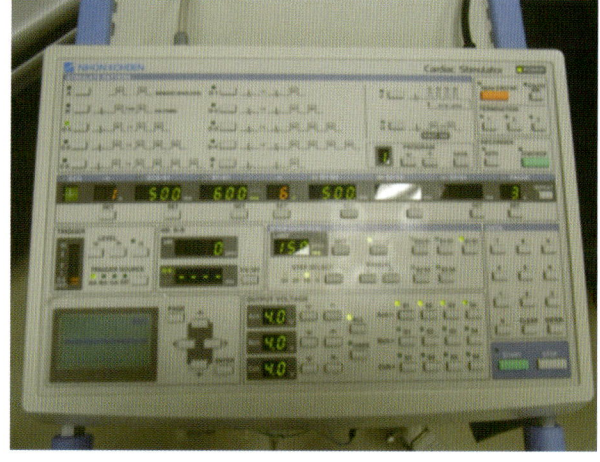

図2　電気刺激装置

シースの挿入

- シースは通常大腿静脈から挿入します。**左大腿静脈からアプローチすると，総腸骨動脈との交差部でのカテーテル操作に難渋することがありますので，最初は右大腿静脈からのアプローチをお勧めします。**徐脈性不整脈に対する検査や，発作性上室頻拍（**PSVT**）の治療時などは高位右房，His束，右室に電極カテーテルを留置することが多いため，同じ静脈から複数本の電極カテーテルを留置する必要があります。この際にはトリオシースを用いると容易です（図3）。
- PSVT治療時は，あらかじめアブレーションカテーテル用のシースのガイドワイヤーを挿入しておき（図4a），診断がついた段階でシースを挿入する（図4b）と，治療の際に再度静脈穿刺をする必要がなくなります（ただし，経動脈アプローチが必要な際は改めて大腿動脈を穿刺します）。
- カテーテルの種類や目的によって使用するシースも異なってくるため，検査前に確認する必要があります。特に心房細動の治療時などは発作性上室頻拍の治療とまったく異なる種類のカテーテルを用いることが多く，使用するシースも異なります（図5）。

PSVT：paroxysmal supraventricular tachycardia

> **ここに注目**
> 検査や治療に必要な電極カテーテルやアブレーションカテーテルの種類より使用するシースの種類や本数も変わります。病態に合わせた計画が大事です。

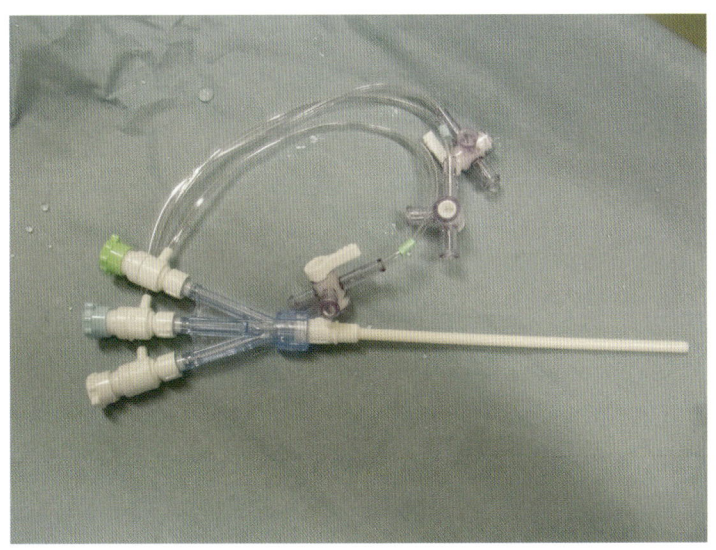

図3　トリオシース

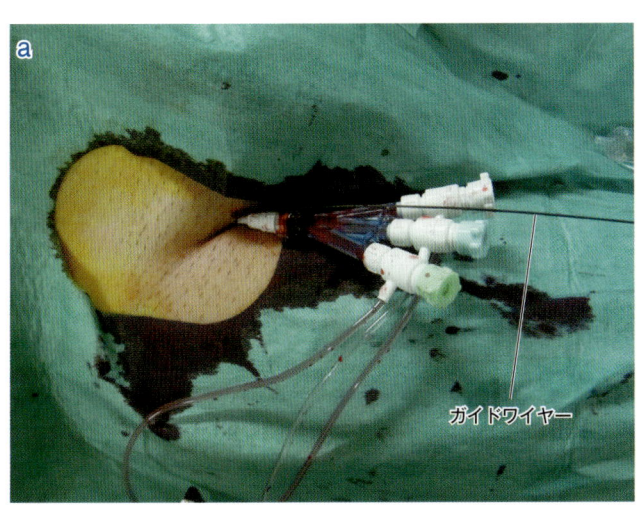
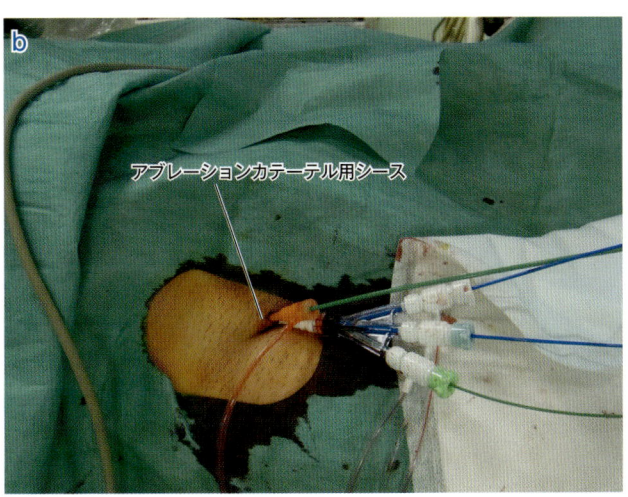

図4　発作性上室頻拍に対する大腿静脈のアプローチ

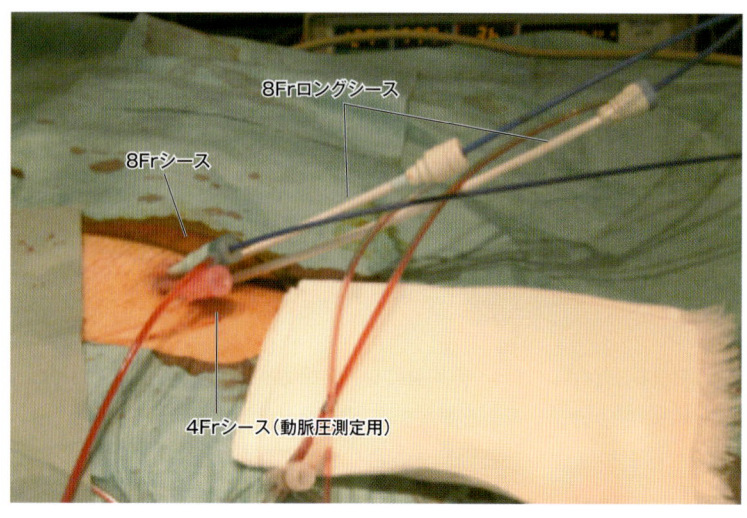

図5　心房細動治療時

One Point Advice

- Swan-Ganzカテーテルと異なり電極カテーテルは通常先端にバルーンが付いていないため，静脈内に電極カテーテルを進める際は抵抗がないことを確認しながら透視下で行うことをお勧めします。

- ロングシースを用いると下大静脈までのアクセスは容易となりますが，特に治療用のロングシースを用いる際は，バックアップがよい反面，過度の力が加わることもあるため，慣れないうちは慎重に操作する必要があります。また，ロングシース内は血栓が形成されやすいこともあるため注意が必要です。

電極カテーテルの留置

- 基本的なカテーテル留置部位である高位右房（**HRA**），His束（**His**），右室心尖部（**RVA**），冠状静脈洞（**CS**）への電極カテーテル留置方法を示します（図6）。

HRA：high right atrium
RVA：right ventricular apex
CS：coronary sinus

高位右房（HRA）へのカテーテル留置

- HRAに電極カテーテルを留置する際には，心房波が大きく，心室波が記録されないことを確認しながら留置します。基本的には心房波が明瞭に記録され，問題なく心房ペー

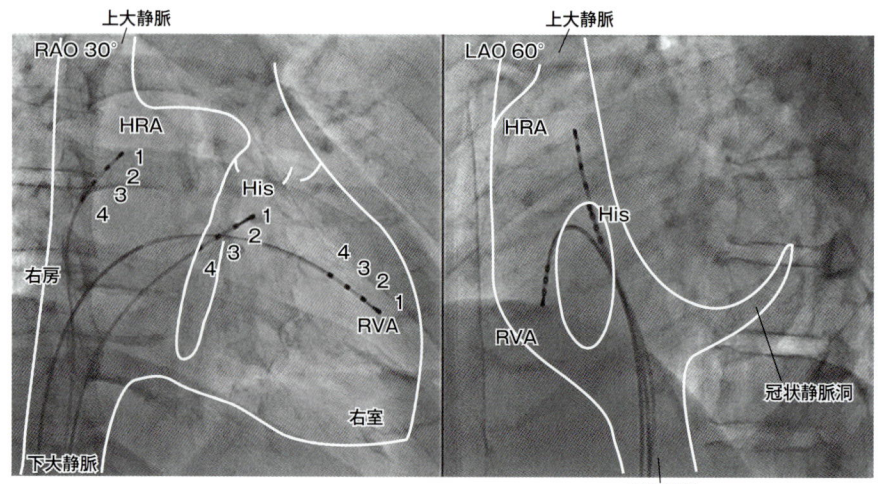

図6　電極カテーテルの留置

ここに注目

検査用の電極カテーテルでも過度の押しつけにより心穿孔をきたすことがあります。解剖を十分に理解して電極カテーテルをおくことが大事です。

シングされればよいのですが，比較的多く汎用されるのが右心耳への留置です．右心耳はRAOでやや右側，LAOで左側に向かうように留置します．ただし，過度の押しつけは心タンポナーデの危険性もあるため，あくまでソフトにカテーテルを操作しましょう．また電極カテーテルが右房後壁〜側壁に向かうと横隔神経を捕捉することがあるため，その際は出力を下げるもしくは電極位置を変更することが必要です．

RAO: right anterior oblique
LAO: left anterior oblique

His束へのカテーテル留置

- His束留置の際は，まずは右室流出路方向にカテーテルを進め，先端で右室電位が記録されることを確認したうえで，カテーテルを時計方向にトルクをかけながらゆっくり引いてきます．
- 三尖弁輪の手前から時計方向にトルクをかけて，His束への留置を試みると冠状静脈洞内に先端が進んでいくことがあるため，その際はLAOを見て先端が右側に向いていないことを確認しましょう．

右室心尖部へのカテーテル留置

- 右室心尖部へのカテーテル留置は，まずHis束と同様に三尖弁輪12時方向へ進め，そこから緩いカーブをつくるようにして心尖部に進めていきます．右室内は乳頭筋が発達しているため，心房内のようなスムーズなカテーテル操作が困難ですので，無理な力は加えずに操作することが必要です．
- 心拡大を伴う症例ではカテーテルの曲径が合わないと留置が困難となることがあるため，その際にはカテーテルをシェーピングするなどの工夫が必要です．

冠状静脈洞へのカテーテル留置

- 冠状静脈洞へのカテーテル留置は，内頸静脈や鎖骨下静脈などの上大静脈経由で留置する場合と，大腿静脈経由で留置する場合があります．アプローチの違いにより使用するカテーテルが異なりますので，事前に確認しておく必要があります．
- 本項では内頸静脈アプローチでの冠状静脈洞への電極カテーテルの留置方法を示します．右房内へカテーテルの先端を進めたら(図7a)，LAOを見ながら時計方向にトルクをかけ，先端が画面右(後方)へ向くように調整します(図7b)．冠状静脈洞の入口部に入った際は，そのままカテーテルを押していくと心陰影に沿ってカテーテルが進んでいきます(図7c)．冠状静脈洞にカテーテルが留置されれば心房波と心室波の両方が記録されます．

ここに注目

内腔付きの電極カテーテルを用いると，造影やガイドワイヤーの併用も可能となるため，留置に難渋する際は有効なこともあります．

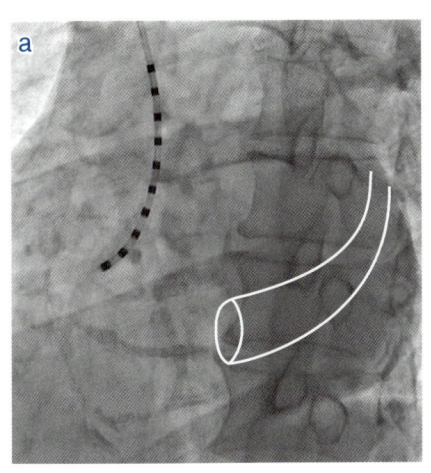 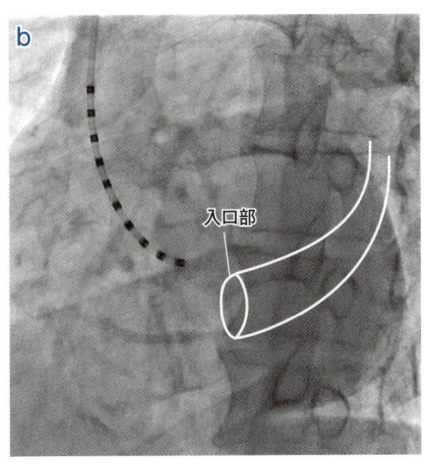 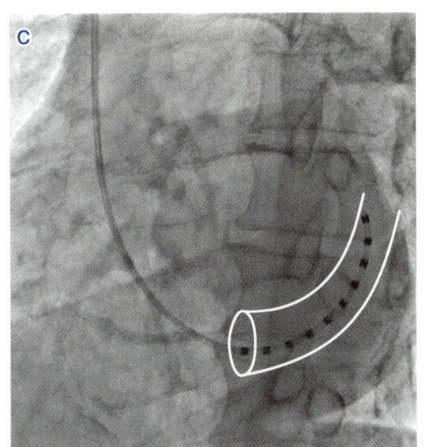

図7 冠状静脈洞への電極カテーテルの挿入方法

- カテーテル先端が十分に後ろを向いていない状態でカテーテルを進めると右室に入りますので，心室期外収縮(**PVC**)が出現する場合は，いったんカテーテルを引いて方向を修正する必要があります。

PVC：premature ventricular contraction

心内電位の記録方法

- 心内電位は通常双極誘導で記録します。カテーテルの遠位側(先端)から1，2，3，…とそれぞれの電極に番号が付いており，記録は1-2，2-3，3-4などといった具合に行います(図6)。画面のレイアウト(図8)はそれぞれの施設により違いはあると思われますが，体表面心電図(2～3つの誘導，II誘導，V_2誘導，V_5誘導など)を最上方にレイアウトし，次に高位右房，冠状静脈洞，His束，右室心尖部を順次配置します。His束電位は微小なこともあるため適宜ゲインを調整します。また，治療に必要な電極カテーテルの種類や数によってレイアウトを変更しますので，数パターンのレイアウトをあらかじめ作成しておくとスムーズとなります。
- 記録速度は通常の12誘導心電図ですと25msecで記録していますが，心臓電気生理学的検査やカテーテルアブレーションを行う際は100～200msec程度の速い速度で記録していきます。この速度で記録することでより詳細な解析が可能となりますが，初心者ではこの速さについていけないことが多々あります。多くの場合，リアルタイムの画面だけでなく，レビュー画面も併設されていますので，見落としたところを振り返りながら検査を進めるようにしましょう。

洞調律中の心内電位と正常値

- 実際の洞調律中の心内心電図を見てみましょう(図8)。体表面心電図のP波に相当する電位は心房波(A波)とよばれ，QRS波に相当する電位は心室波(V波)とよばれます。これは，心内心電図を読む際の基本中の基本ですので，最初はどの波形はA波で，どの波形がV波なのかを意識して見る必要があります。
- 洞調律中ですと，記録されている電位のなかで最もA波の早い部分(最早期心房興奮部位)は最も洞結節に近い高位右房になります。冠状静脈洞は僧帽弁輪に沿って走行しているためsharpなA波とややdullなV波が記録できることが多いです。また，His束に留

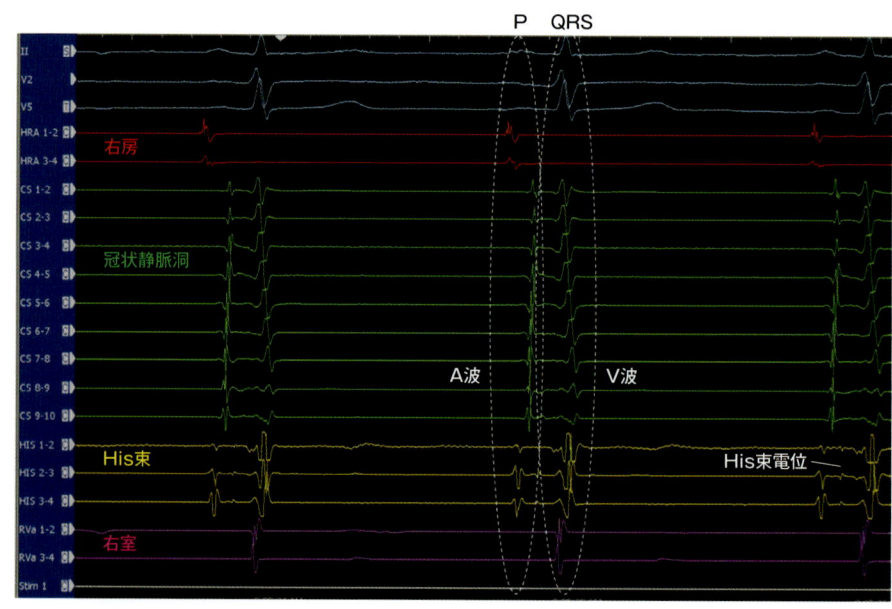

図8 洞調律時の心内心電図

置した電極カテーテルの電位に注目してみるとA波とV波の間にスパイク状の電位が記録されますが、これがHis束電位です。

- His束電位が記録されたら、AH時間、HV時間を測定してみましょう。AH時間（心房からHis束に伝わるまでの時間）を測定する際はHis束電極のA波の立ち上がりからHis束電位の立ち上がりまでの時間を測定します（図9a）。またHV時間はHis束電位からQRS波の最早期の立ち上がり（だいたいはV_2誘導のQRS波の立ち上がり）までを測定します（図9b）。この際はHis束電極のV波の立ち上がりで測定しないことが重要です。特に副伝導路を有する際にはHV時間がマイナスとなる（つまりHis束よりも先に心室が興奮する）こともあるからです。

- おおよそのAH時間の正常は60〜125msec、HV時間は55msec以下です。ただしAH時間は自律神経の影響を大きく受けますので、測定時の状況により大きく変化することがあります。

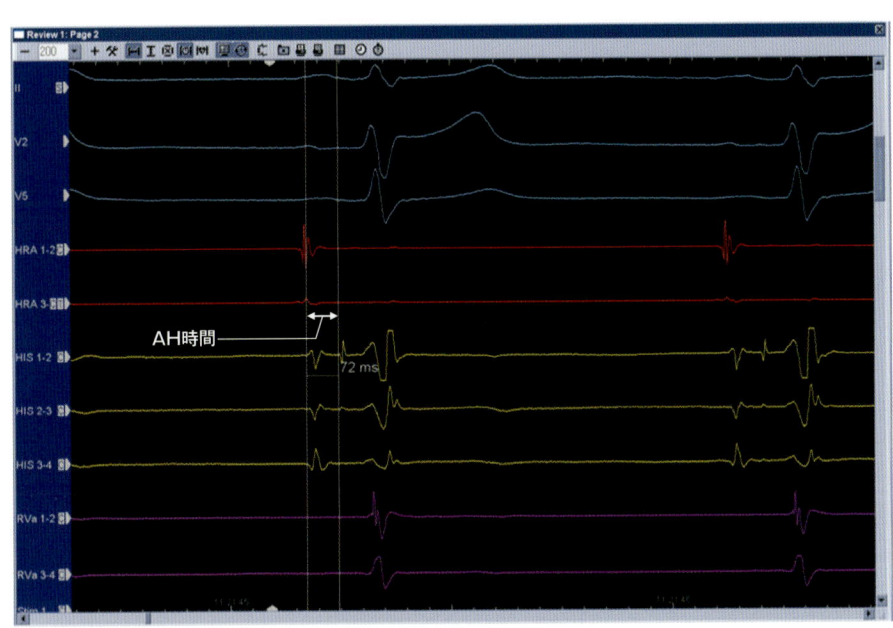

a：AH時間の測定方法

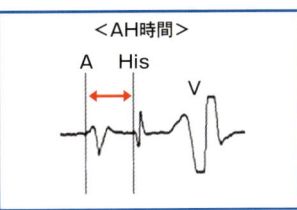

ここに注目
AH時間の測定の際はHis束電極のA波の立ち上がりからHis束電位の立ち上がりまでを測定します。

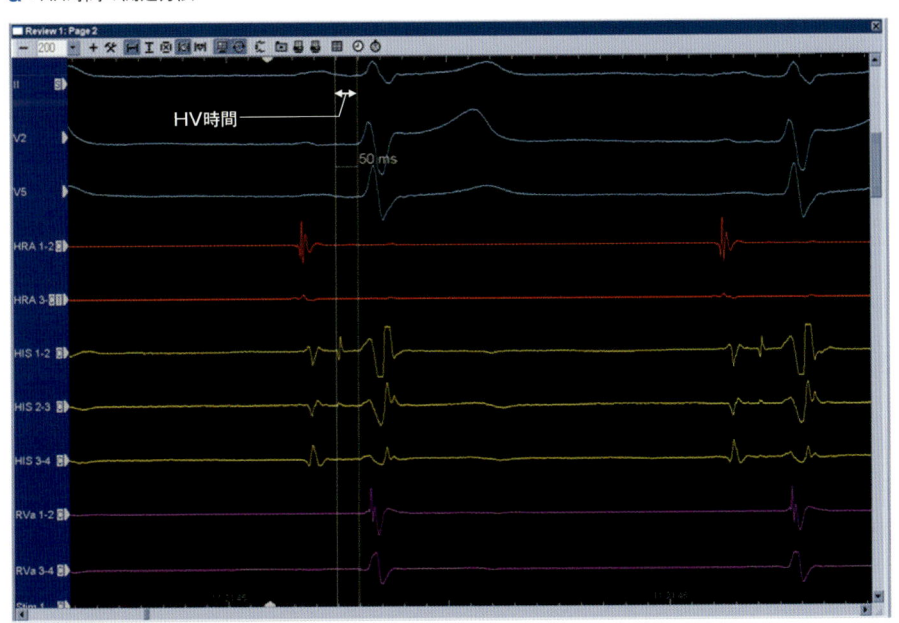

b：HV時間の測定方法

図9　AH時間、HV時間の測定方法

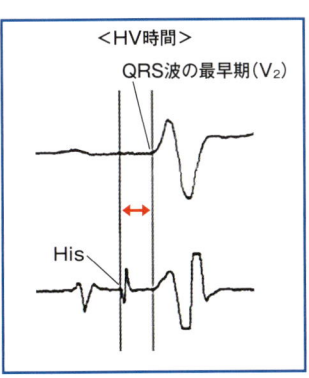

ここに注目
HV時間の測定の際はHis束電位の立ち上がりからQRS波の最早期の立ち上がりまでを測定します。

Ⅰ　心臓電気生理学的検査
まずはここから！電極カテーテルの留置と洞調律中の心内心電図

I-2 どうやって電気刺激を行うの？心臓電気生理学的検査における刺激方法

庄司正昭　国立がん研究センター中央病院循環器内科

スティムレーターに習熟しましょう。

Point　まずはこれだけ押さえよう

1. 電気刺激で見たいものはなにか？ 目的を理解しましょう。
2. 目的を満たすにはどのようにすればよいか？ 刺激方法を理解しましょう。
3. その刺激方法はここにある！ スティムレーターを触りましょう。

カテーテルアブレーションを始めるその前に

- カテーテルアブレーションで不整脈を治療するといっても，まずは電気刺激をして心臓電気生理学的検査をしないことには始まりません。電気刺激は，12誘導心電図だけではわからない情報を与えてくれるのです。電気刺激をすることで，治したい不整脈を誘発して機序や回路を推定し，"焼く"べきポイントを知ることができます。

電気刺激の目的

- 電気刺激における最も重要な目的の一つは電気刺激に対しての心臓の反応を観察することですが，まずは刺激を始める前に洞調律においての心内心電図をよく観察してみましょう。刺激はその観察が終わってからです。
- 心臓の反応を観察することで，個々の心筋における基本となる電気生理学的性質を把握でき，不整脈の誘発，さらにはその機序を推定することができます。

さあ，電気刺激をやってみよう

- 電気刺激はスティムレーターで行います。スティムレーターではあらかじめ設定した頻度やモードで刺激を行うことができます（プログラム刺激）。
- 電極カテーテルを用いて心内の好きな場所から，また，同時に複数の場所から刺激することもできます。
- 刺激の頻度を表現する際には，1分間に何回刺激パルスを出力するかという単位のppmを用いることもありますが，刺激周期（CL：サイクルレングス）としてのmsec（ms）で表現することが多いです。つまり100ppmの刺激は600msecの刺激，120ppmは

ここに注目

1秒＝1s＝1,000msec
1分＝60s＝60,000msec
心拍数は1分間つまり60,000msec間のパルスの数と同義であるため，CLとの関係は
心拍数＝60,000÷CL
となります。

500msecの刺激となります。プログラム刺激をするうえでも，刺激頻度を上げる際には"周期を短縮する"と表現することが多く，単位に慣れる必要があります。
- 一発ごとの刺激の出力は0.0～9.9Vまで変更できます。出力幅（pulse dulation）も変更はできますが，通常は変更せずとも事足りますので，初期値のまま（1.0msec）にしていることが多いです。
- 出力を上げると，局所を捕捉することが容易になる一方で，非臨床的な不整脈が誘発されやすくなってしまったり，遠位心筋の捕捉を起こしてしまうことで狙った心筋の刺激ができなかったり，横隔神経などの非心筋組織を電気刺激してしまうこともあり注意が必要です。
- そのために適切な出力に設定することが重要で，一般的には洞周期（PP間隔）よりわずかに短い周期で刺激した際に局所心筋を捕捉できる最低電圧の2倍に設定します。

> **ここに注目**
> 上大静脈あるいは高位右房周辺を電気刺激すると，吃逆（しゃっくり）様の反応が出ることがあります。この付近はすなわち右横隔神経の走行が近いことを示しています。横隔神経をアブレーションすることで，術後に横隔膜挙上や無気肺が合併することがあるので注意しなければなりません。

刺激方法

- 洞調律下における心筋の反応を見るための刺激方法には，大きく分けてわずか2つの方法しかありません。連続刺激法と期外刺激法です（図1）。

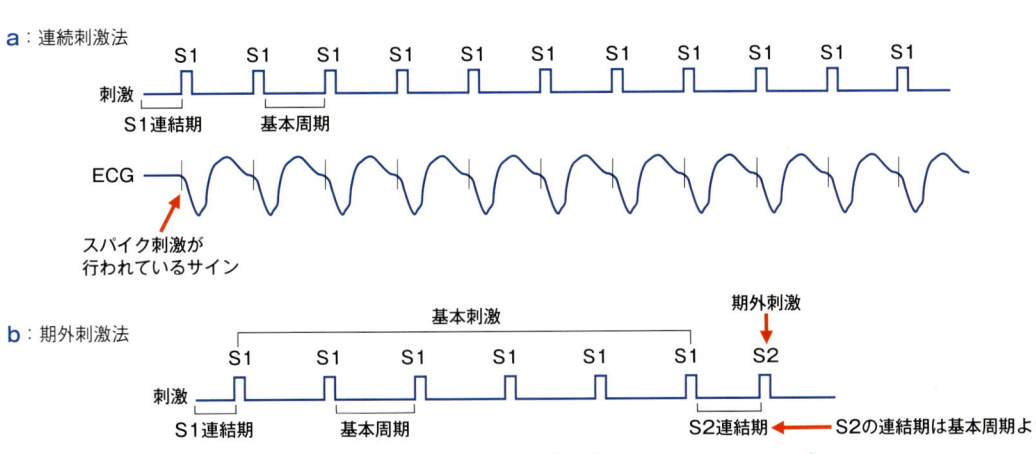

図1　連続刺激法と期外刺激法

- 連続刺激法にはさらに一定の周期で刺激する方法である頻回刺激法（burst pacing）と，刺激を施行中に徐々に周期を短くするランプペーシング（rump pacing）の2種類があります。
- 頻回刺激法は一定の周期で一定時間電気刺激を行うため，洞機能回復時間の測定や1：1房室伝導あるいは室房伝導などの不応期を観察する際に有用です。高頻度の刺激（250～180msec程度）は，主に頻脈性不整脈の誘発あるいは停止に用います。刺激間隔を短縮していく過程で，過度な短縮（CL 200msec以下程度）は心房では心房細動が，心室では心室細動が非特異的に生じる可能性があります。特に，高頻度刺激を行う場合には刺激のスタートボタンを押す前に，刺激部位のカテーテル位置を入念に確認してください。心房で行うべき刺激を心室で行った場合には不必要な心室細動を誘発してしまう可能性もあり，特に注意しないといけません。

> **ここに注目**
> 心房細動に対するカテーテルアブレーション中には，心房細動再発や予後の予測のため，あるいはその他不整脈の誘発性の確認を目的として，あえてCL 200msec以下の高頻度ペーシングを行うことがあります。

- 一方，期外刺激法(extra pacing)は一定の周期で数拍(6〜8拍程度)刺激した後，もしくは洞調律のなかでその周期より短い連結期の"期外"刺激を1拍入れる方法です。つまりは人為的に期外収縮を作り出して，その反応を観察しようという方法です。
- 期外刺激に対する反応を見ることで，心房筋，房室伝導，心室筋，室房伝導の不応期を評価したり，減衰伝導特性やjump up現象の有無を確認したり，不整脈を誘発することができます。
- 心臓電気生理学的検査の限界として，実臨床で頻繁に認められていたような不整脈が心臓電気生理学的検査による刺激では一切誘発されなかったり，逆に臨床で認められていない不整脈(non-clinical arrhythmia)が誘発されてしまうということもあり，判断に苦慮することもあります。
- 薬剤の投与でその反応が激変することもあります。検査所見として興味深い反応が出現することもありますが，その反応が患者のQOLや予後に寄与するかどうか判断が難しいこともあり，時間をかけて追求すべきかどうかは慎重に吟味・検討することが必要です。

> **ここに注目**
>
> プログラム刺激は頻拍中にも重要な意味をもつことがあります。エントレインメント現象，リセット現象，PPI (post pacing interval)，Para-Hisペーシングなどは頻脈の機序や回路の同定の肝となる所見が得られることがあり，習熟に努めましょう。

おそれなく！スティムレーターを触ろう！

- ここでは基本的なスティムレーターの概要を説明します。
- 日本光電社のCardiac Stimulator®を用い，解説します。
- スティムレーターは刺激パターン(図2)，出力(図3)，頻度，トリガー閾値(図4)などを決められた範囲内で任意に変更できます。なかでも不整脈誘発や機序推定において重要な役割を担うのが刺激パターンの適切な設定です。代表的な刺激パターンを紹介します。どれも必要不可欠なパターンですので，何度も触って習得してください。

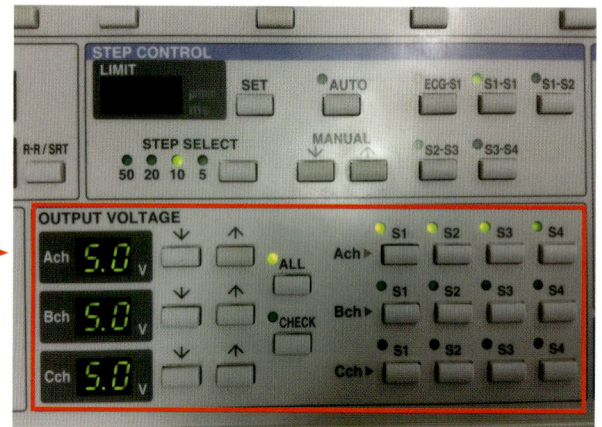

図2　刺激の開始と停止

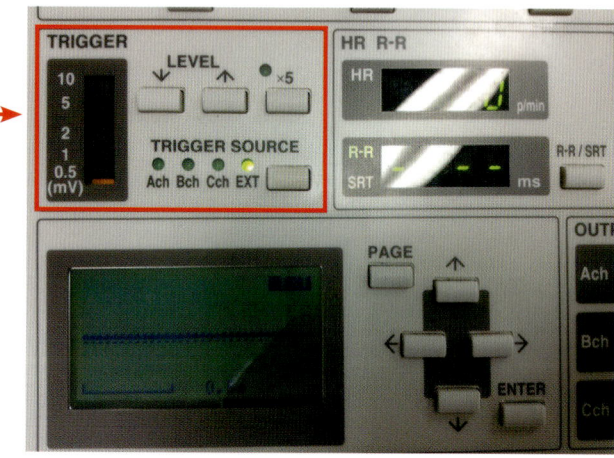

図3　出力の設定

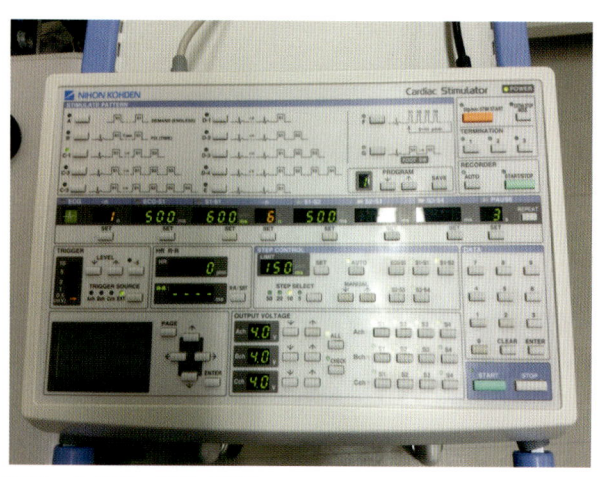

図4　トリガー閾値の設定

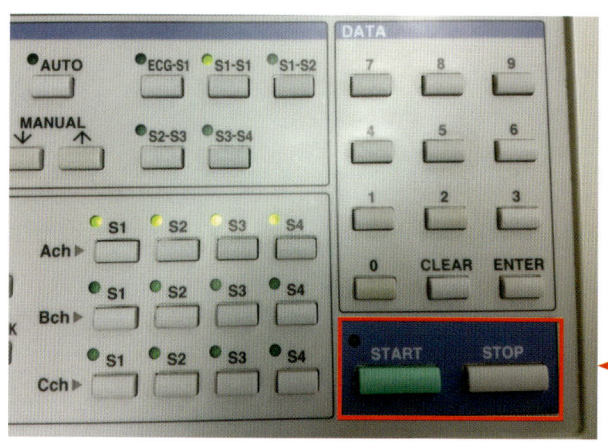

図5　START，STOPボタン

- すべてのパターンの開始には"START"ボタンを押下する必要があります(図5)。刺激の停止は"STOP"ボタンです。

刺激パターンA(図6)

- 一定の頻度でペーシングし続けるモードです。連続刺激法の際に用います。閾値の測定や1：1伝導の観察のほかに，なんらかの理由でペーシング下にて調律を安定させたい場合やペーシングすることで情報量が増えるある種の不整脈のカテーテルアブレーションを施行する際にも使用されます。
- 刺激をスタートしてから刺激パルス間(S1-S1間隔内)にECG信号(自己脈)がトリガー(検出)されない場合，S1パルスがS1-S1間隔で連続して出力されます。つまり，刺激中に期外収縮などの自己脈が検出されると，ペーシングは一時的に抑制されることになります。そして，トリガーされた時点を基点にS1-S1間隔で再度S1パルスが出力されます(デマンド刺激といいます)。刺激は"STOP"ボタンを押下するまで続きます。

刺激パターンB(図7)

- 一定時間，一定頻度でペーシングするモードです。頻回刺激法として洞機能回復時間の測定や不整脈の誘発，エントレインメント現象やPPIの観察などを目的に使用されます。刺激がスタートしてn回のECG信号がトリガーされた後，ECG-S1間隔後にn秒間S1パルスの出力が続きます。刺激間隔はp/minまたはmsecで任意に設定します(刺激を行っていないときに"STOP"ボタンを押しながらS1-S1の"SET"ボタンを押すと，切り替えることができます)。刺激を続ける時間とその頻度が目的に応じてそれぞれ重要な意味をもちます。

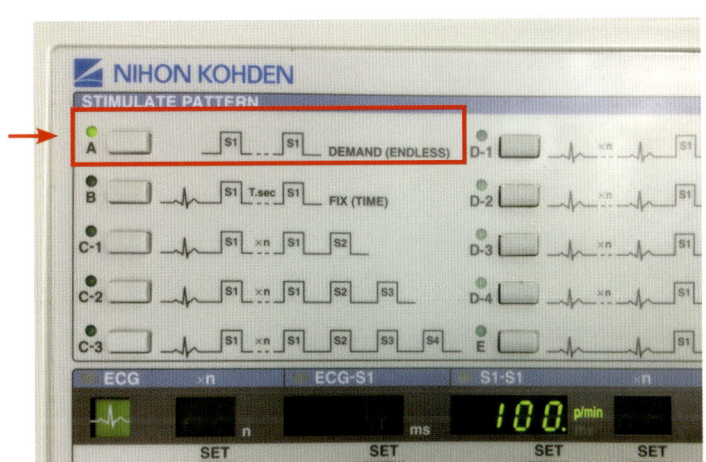

図6　刺激パターンA

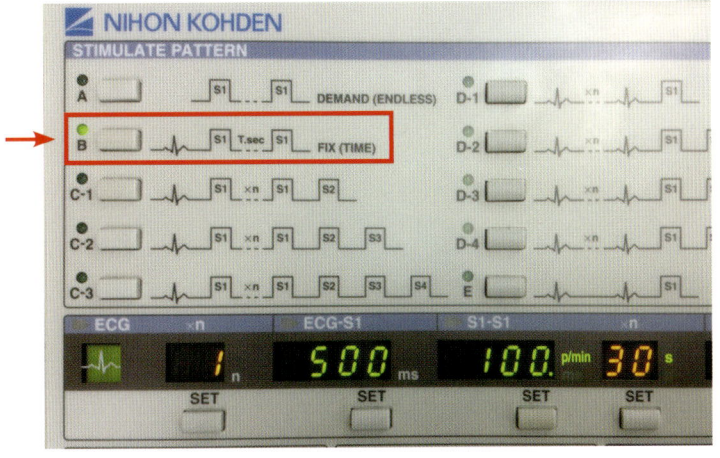

図7　刺激パターンB

刺激パターンC

- 期外刺激法を行いたいときに選択するモードです。期外刺激の数に応じて、単発期外刺激法、2発(連)期外刺激法、3発(連)期外刺激法まで行えます(それぞれC-1、C-2、C-3を選択します)(図8〜10)。
- 心房筋、心室筋、房室伝導、室房伝導の不応期の観察や、jump up現象の観察、不整脈の誘発などを主な目的とする場合に使用します。刺激をスタートしてn回のECG信号がトリガーされた後、ECG-S1間隔後にS1-S1間隔でS1パルスがn回出力され、続いてC-1パターンではS1-S2間隔後にS2パルスが、C-2パターンではさらにS2-S3間隔後にS3パルスが、さらにC-3パターンではS3-S4間隔後にS4パルスが出力されます。

刺激パターンD

- 主に頻拍中に使用するモードです。頻拍のリセットの確認や頻拍の停止を観察します。刺激をスタートしてn回のECG信号の後、ECG-S1間隔後にS1パルスが出力され、続いてD-2パターンではS1-S2間隔後にS2パルスが、D-3パターンではさらにS2-S3間隔後にS3パルスが、さらにD-4パターンではS3-S4間隔後にS4パルスが出力されます。通常はD-1パターンのみ使用することが多いです。ECG-S1間隔の設定は頻拍周期に対してわずかに短い周期から開始し、10msec程度ずつ短縮していきます。STEP CONTROLでAUTO設定にし、刺激ごとに自動で短縮させるのが便利です(図11)。

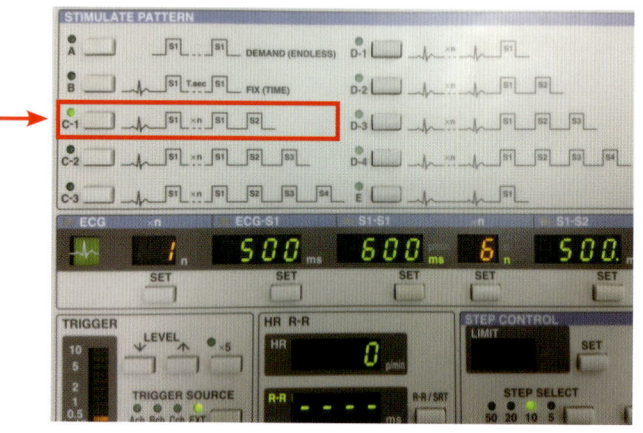

図8　刺激パターンC-1

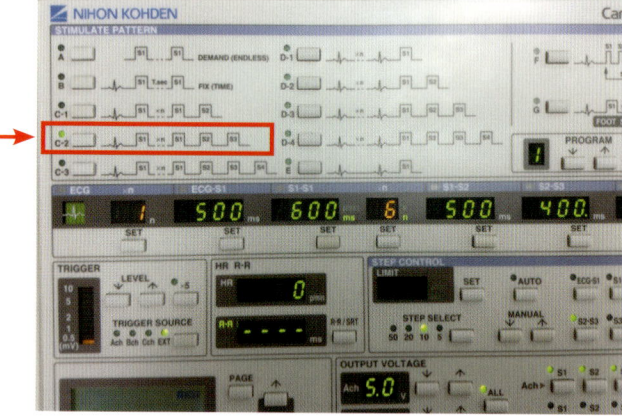

図9　刺激パターンC-2

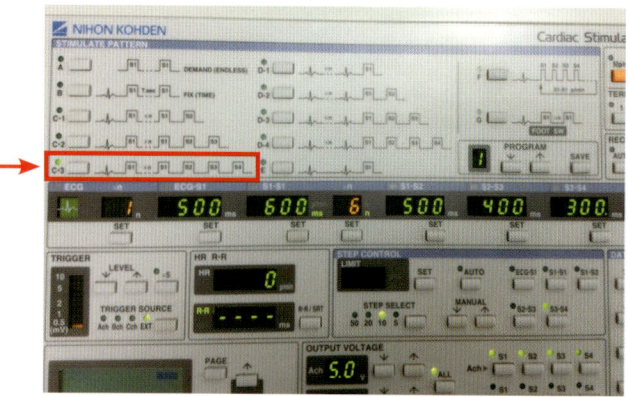

図10　刺激パターンC-3

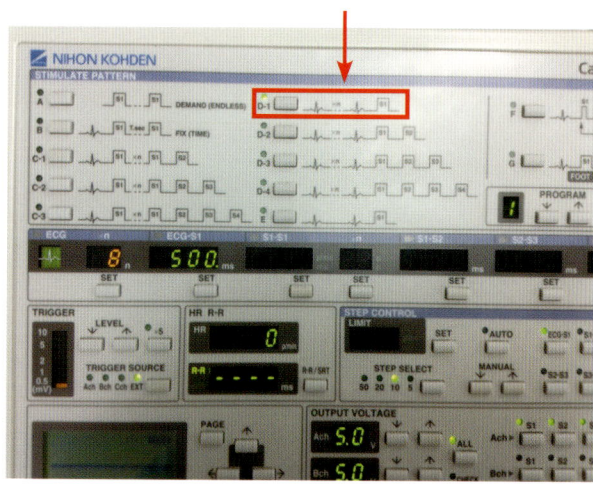

図11　刺激パターンD-1

刺激パターンE-G

- 頻脈を停止させたり，A-Vペーシングを行いたいときに使用したり，専用のフットスイッチを使用したりする際に用いるモードです(図12)。他のモードで事足りるため，筆者は使用したことがありません。

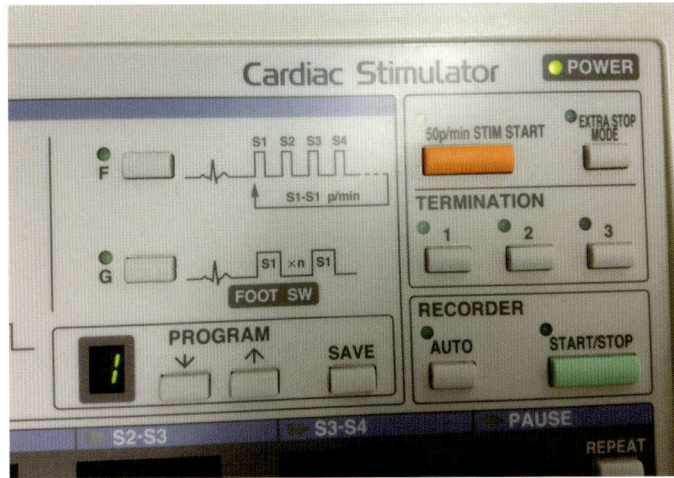

図12　50p/min STIM START

- このモードは突然の心停止の際に使用します。心房を高頻度でペーシングした後の，長い洞停止や通電中の房室ブロックの出現が予期せず起こった場合に重宝します。現状の設定に関係なく，即座に50p/minのデマンドペーシングを開始できます。このモードを使う機会が多くないため，このボタンの存在を忘れるとモードの設定などなにをすればいいか慌てることになります。意識しましょう。
- その他にも細かい設定を行うことができますが，大勢に影響はないため詳細はメーカーの正式な取り扱い説明書に譲りたいと思います。

心房を刺激するとどんな所見が得られるの？
心房刺激による心臓電気生理学的検査の所見

有田卓人　公益財団法人 心臓血管研究所付属病院循環器内科

心房の刺激は，ほぼすべての心臓電気生理学的検査で用いられる基本的な方法です。期外刺激や連続刺激に関して，しっかりと理解しておきましょう。

Point

1 期外刺激や連続刺激で房室伝導，不応期などの基本的な概念の理解を深めましょう。

2 頻拍の誘発や頻拍の鑑別のためにも，期外刺激，連続刺激が用いられます。

3 副伝導路の反応や減衰伝導，jump up現象などはアブレーションへの第一歩です。心内心電図とともに理解しましょう。

心房期外刺激

- 心房期外刺激は，高位右房から心房と心室が1：1で興奮するような6～8拍程度の基本刺激(S1)を加え，期外刺激の連結期(S1S2)を基本周期から10～20msecずつ短縮させながら，心房筋の有効不応期となるまで連結期を短くしていくものです(図1)。その際の刺激強度は閾値の2倍を利用するのが一般的です。主な目的は不応期の測定と頻拍を誘発することです。

ここに注目

期外刺激は通常単発(S2)ですが，頻拍の誘発のために2連(S2，S3)や3連(S2，S3，S4)を加えることもあります(図2)。複数の期外刺激を加えると，リエントリー回路への早期刺激による興奮波の進入の可能性が高くなります。主に頻拍の誘発のために用いられます。

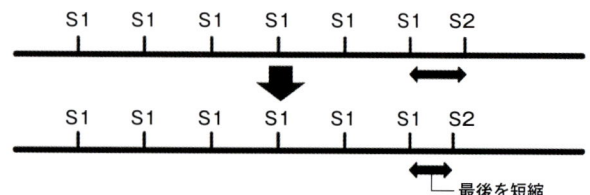

図1　期外刺激
基本刺激周期(S1)を一定にして，最後の刺激間隔(S2)を10～20msecずつ短縮していく刺激方法。

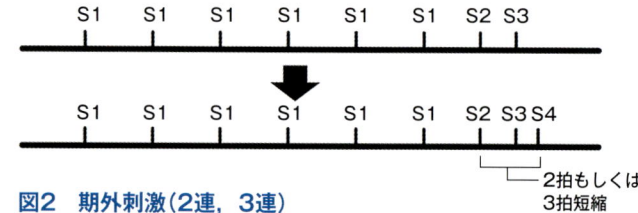

図2　期外刺激(2連，3連)
最後の2拍(S2，S3)を短くしていく方法を2連期外刺激，3拍(S2，S3，S4)を短くする方法を3連期外刺激とよんでいる。

心房筋および房室伝導の反応

- 房室伝導時間は**AH時間**と**HV時間**で構成されます。AH時間はHis束領域の心房興奮からHis束電位までの伝導時間で、主に房室結節の伝導時間に依存します。HV時間はHis束から体表心電図QRS波の開始までの時間で、His束、脚、Purkinje線維、心室に至る経路全体が反映されます。
- 房室伝導の評価は、心房期外刺激および連続刺激によるブロック部位の確認を行います。ブロック部位は伝導が途絶える部位により、AH、His束内、HVブロックに分類されます。
- AHブロックは健常者でも普通に認められる現象(図3)で、刺激間隔を短縮していくとAH時間は徐々に延長し、A波とH波の間で伝導が途絶えます(**Wenckebach型房室ブロック**)。HVブロックはHis束以下で房室伝導が途絶えるもので、自覚症状がなくともペースメーカー植込み術の適応となることがあります。

> **ここに注目**
>
> 通常、600msec(100bpm)以下のペーシング周期で、AHブロックが出現することはまれです。

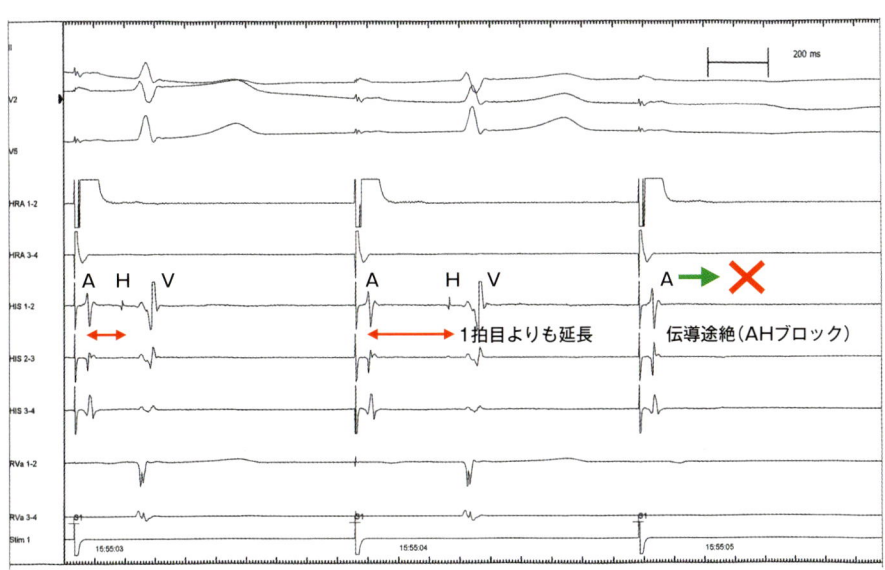

図3　AHブロックが認められた例
心房からのペーシングでWenckebach型房室ブロックが認められた。2拍目のAH時間は1拍目と比較して延長し、3拍目でA-H間で伝導が途絶えている。

房室伝導

- 基本周期近くの連結期から徐々に短くしていくと、最初のうちは房室結節内の伝導にも遅延が生じず、S1A1＝S2A2、A1A2＝H1H2です。徐々にS1S2を短くしていくと、心房の興奮に遅延は生じませんが、房室結節内の減衰伝導(AH間)が生じA2H2が延長します。さらに短くするとS2A2も延長し始め、A2H2の延長は顕著になりS1S2は短くなっているにもかかわらず、H1H2が延長します。さらに延長すると房室結節の不応期か心房筋の不応期にあたり、心房筋が捕捉されなくなります。これをグラフで表すと横軸を連結期(S1S2)、縦軸をH1H2として図4のようになり、**房室伝導曲線**とよびます(図4)。

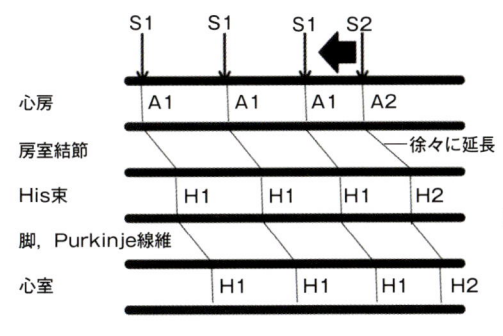

心房期外刺激による房室伝導の模式図

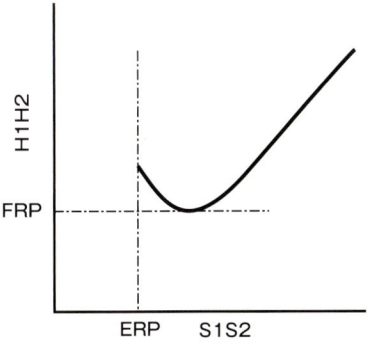

房室伝導曲線
ERP：effective refractory period
FRP：functional refractory period

図4　房室伝導の模式図と伝導曲線

jump up現象

- 房室結節に二重伝導路[**速伝導路**(fast pathway)と**遅伝導路**(slow pathway)]があるときに起こる現象です。速伝導路は不応期が長く，遅伝導路は不応期が短いという特徴があります。期外刺激の連結期を短くしていくと，速伝導路の減衰伝導特性のためにAH時間は徐々に延長していきます。速伝導路の不応期にあたったところで，遅伝導路を介して興奮が伝導すると著明にAH時間が延長します。具体的には，連結期を10msec短くしたときに50msec以上の伝導遅延が起きれば**jump up現象**とみなします(図5，6)。

> **ここに注目**
> 房室結節回帰性頻拍において，二重伝導路の存在を示唆する所見として重要なのが，「jump up現象」です。

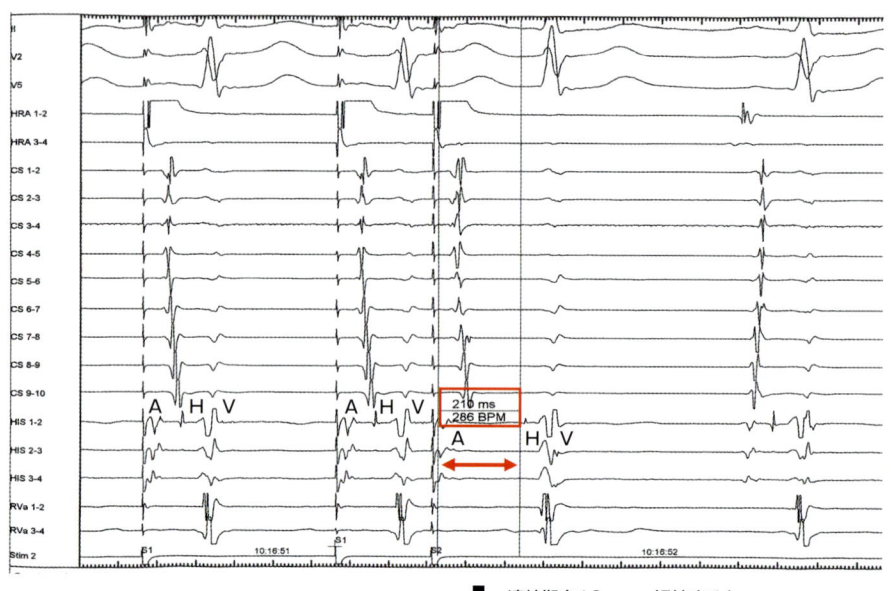

図5　AH時間＝210msec
心房から基本刺激500msecでペーシングを行い，250msecの連結期で期外刺激を行った際のAH時間は210msecであった。

↓ 連結期を10msec短縮するとAHが210→277msecに延長

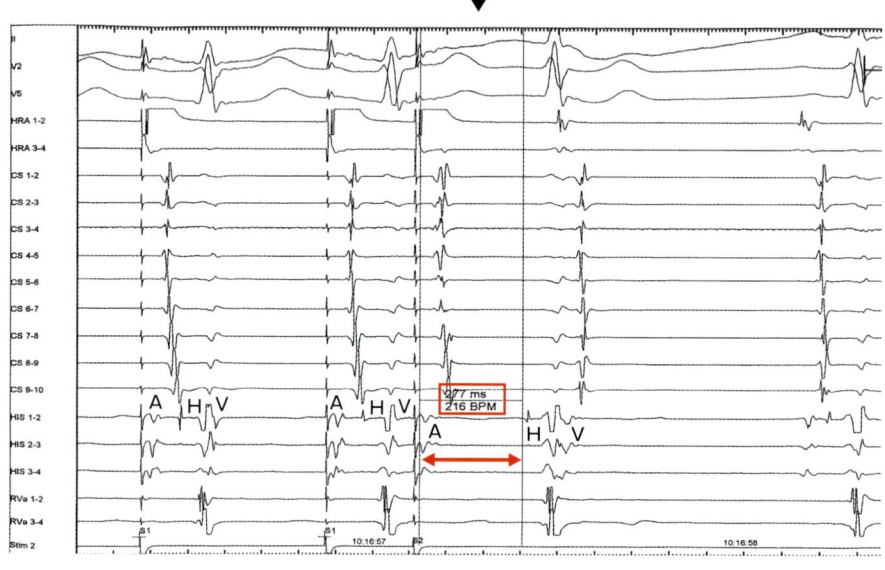

図6　AH時間＝277msec
心房から基本刺激500msecでペーシングを行い，240msecの連結期で期外刺激を行った際のAH時間は277msecに延長しており「jump up」と判断される。

有効不応期と機能的不応期

- 刺激に対して心臓が反応しなくなる最大の刺激間隔（S1S2）を**有効不応期**（**ERP**）とよびます。これは，心組織が過剰に高頻度に興奮しないような，安全弁的な性質と考えられます。また，目的とする組織が連続して伝導させうる2つの興奮の最短の間隔を**機能的不応期**（**FRP**）とよびます(図4右)。心臓各部位での有効不応期は異なり，抗不整脈薬は主に各組織の不応期を延長させてその作用を発揮します。

ERP：effective refractory period
FRP：functional refractory period

副伝導路の反応

- 房室伝導と異なり，副伝導路は通常の心組織（心房，心室筋組織）と同様の伝導特性をもっています。この性質というのは，ある一定以上の短い刺激間隔になると，突然伝導途絶となるもので，all or none 伝導性とよばれます。図7にall or none 伝導性を示しました。刺激間隔を短縮させると，それに呼応した心組織の興奮は，刺激間隔とほぼ同じ間隔で興奮が起こります［基本刺激（600msec）の場合の伝導時間200msecと期外刺激の330msecの場合の伝導時間200msecにはほとんど延長がありません］。このように，副伝導路ではその不応期よりも長い間隔であれば，短い興奮が確実に伝播するという特徴をもっています。

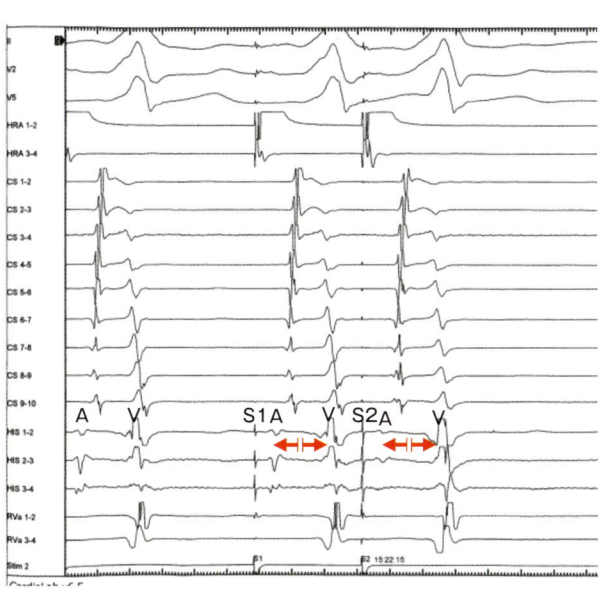

図7　副伝導路の反応（S1S2＝330msec）
AV時間は基本刺激（前半の2拍）と期外刺激（最後の1拍）でほとんど変わらない。この後S1S2を320msecに短縮すると伝導が途絶した。

頻拍の誘発

- リエントリー性の頻拍の誘発にも期外刺激は用いられます。例えば副伝導路を有する**WPW症候群**の例ですが，心房期外刺激によりS1S2間隔を短縮していくと，やがて副伝導路の順伝導不応期に到達し，副伝導路に伝導ブロックが生じます。その際に房室結節の伝導が維持されていると，心房興奮は房室結節から心室へ到達します。さらに心室興奮は副伝導路を介して逆行性に心房に伝わり，そこで**リエントリー**が成立します(図8)。
- このように期外刺激はリエントリー回路の中に一方向性ブロックを成立させ，同時に緩徐伝導（先ほどでいえば房室結節の伝導遅延）を生じさせることで，リエントリーを誘発します。

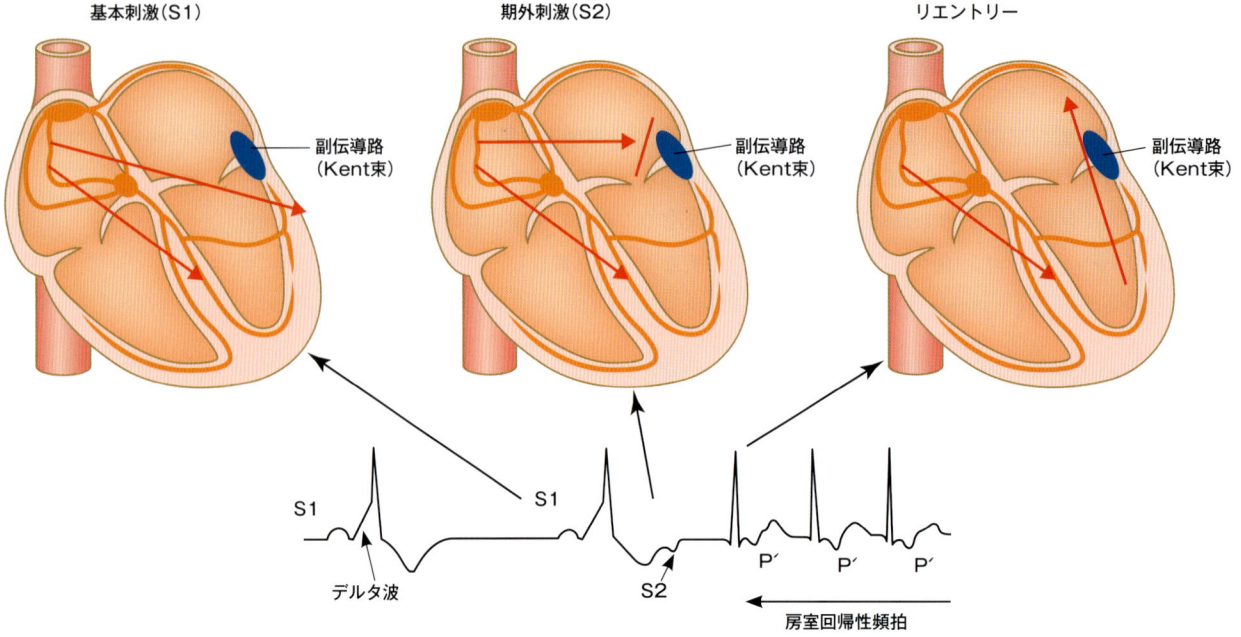

図8 WPW症候群における期外刺激によるリエントリーの誘発
S1刺激では心房から房室結節（AVN）と副伝導路（Kent束）の両方から伝導する。しかし、S2刺激では副伝導路の不応期にあたりAVNのみから伝導する。そのため、心室興奮はKent束を逆方向に心房に伝道しリエントリーが成立する。

心房連続刺激

- 心房連続刺激は、文字どおり一定の周期で刺激を加えることをさします（図9）。主な目的は房室伝導特性の評価、頻拍を誘発すること、頻拍中に頻回刺激を加えることで機序解明と停止をさせること、洞結節機能の評価を行うことになります。
- 心房の頻回刺激に対する反応は、刺激する心房部位によって大きく変化するため、反応の解釈には刺激部位を考慮する必要があります。

心房筋の反応

- 心房に対して高頻度に頻回刺激を行うと、200拍/分程度まで心房筋は通常すべての刺激に対して興奮します（1：1捕捉）。健常者では刺激周期を短縮させても、刺激から局所興奮までの時間、心房内興奮順序、心房内伝導時間などは長い周期の反応と比べてほとんど変化しません（図10, 11）。

ここに注目

心房細動に対する肺静脈隔離術の際に、心房細動もしくは心房頻拍の誘発として300拍/分（200msec）前後までの頻回刺激を行うことがあります。

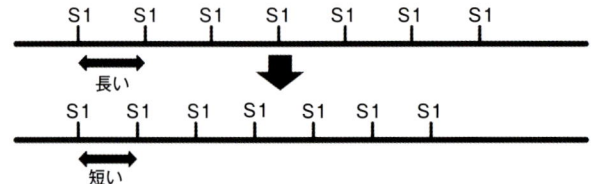

図9 連続刺激
基本刺激周期（S1）そのものを徐々に短縮していく刺激方法。

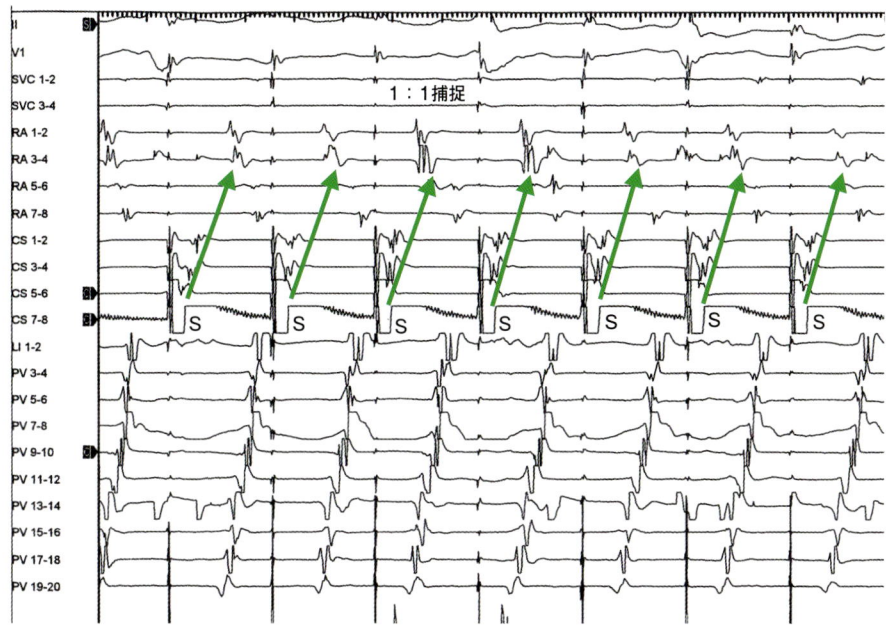

図10 刺激周期が210msecでの心房筋の反応
CSをペーシング部位として，心房はすべての刺激に対して興奮している（1：1捕捉）。

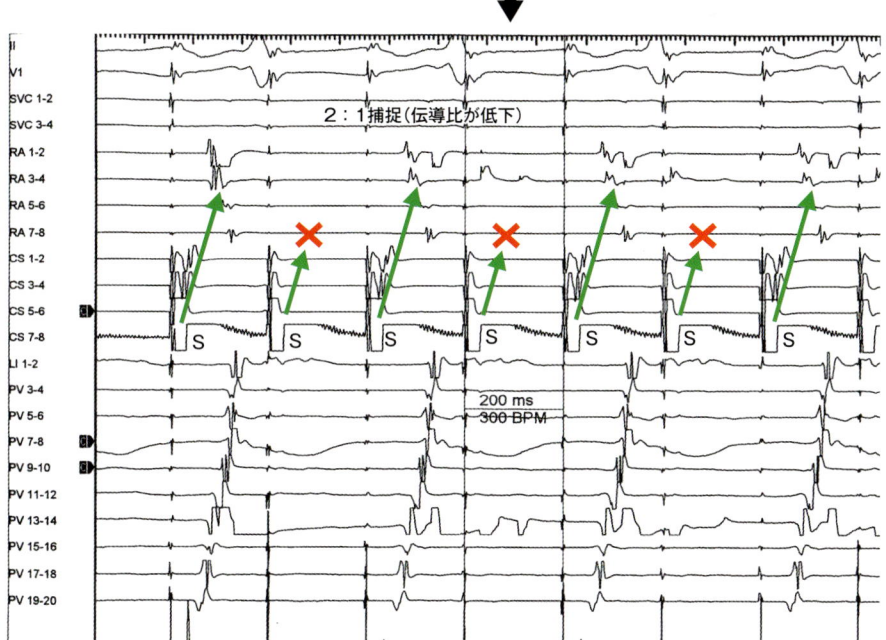

図11 刺激周期が200msecでの心房筋の反応
刺激から局所興奮までの時間，心房内興奮順序，心房内伝導時間などは変化がないものの，2回の刺激に対して1回興奮している（2：1捕捉）。

房室伝導の評価

- 長い周期では洞調律のときと同様，すべての興奮が心室に伝導します。やや周期を短くすると，心房と心室の興奮は1：1であるもののAH時間が延長します（**減衰伝導**：decremental conduction）。さらに刺激周期を短くすると，1：1伝導を維持できず房室ブロックを生じます。このとき，通常は房室内でブロックが生じるためにAHブロックとなり，多くの症例では**Wenckebach型ブロック**となります（図12，13）。これよりさらに短い周期で頻回刺激を行うと，2：1あるいは3：1伝導のようなより高度のブロックを生じます。

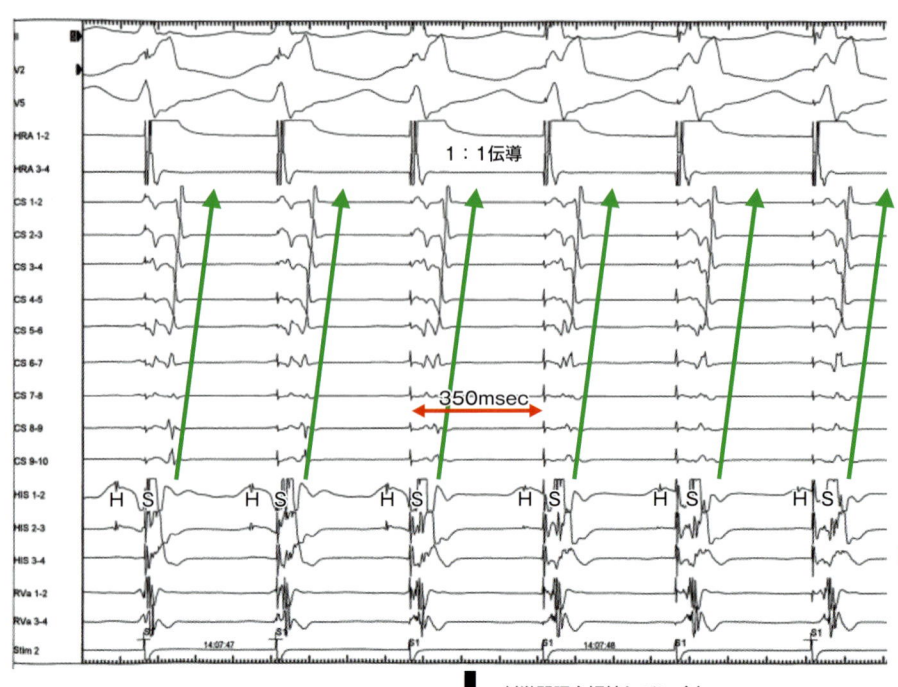

図12 頻回刺激に対する房室伝導
刺激間隔350msec（170拍/分）ではAH時間が延長しているが，1:1伝導している。

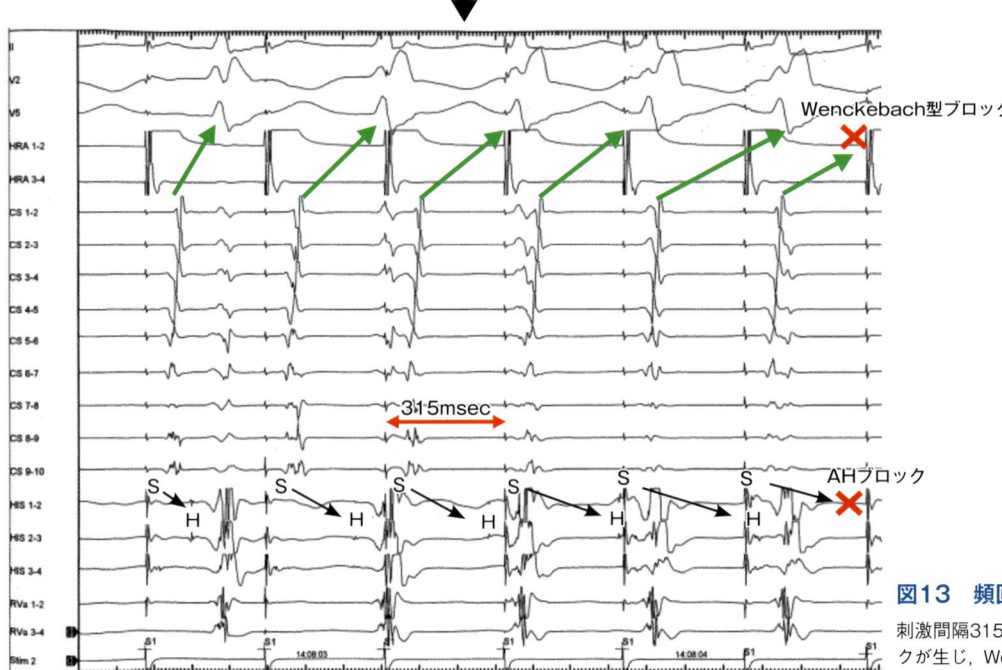

図13 頻回刺激に対する房室伝導
刺激間隔315msec（190拍/分）ではAHブロックが生じ，Wenckebach型ブロックとなる。

副伝導路の反応

- WPW症候群など房室結節/His束以外に房室伝導可能な組織（副伝導路）が存在する場合には，心房頻回刺激で副伝導路の伝導性を評価することも重要となります。Kent束をはじめとした副伝導路の多くは固有心筋組織からなるため，**減衰伝導特性**を有していません。刺激周期を短縮すると1:1伝導から伝導時間の変化がなく，直接2:1あるいは3:1伝導に伝導比が低下する（Wenckebach型ではない）ことが特徴です（図14，15）。

頻拍の誘発

- 頻拍の機序が**リエントリー**である場合に，頻拍の誘発に連続刺激が用いられることがあります。頻回興奮がリエントリー回路に進入することにより，回路内に一方向性の伝導が形成されてリエントリーが成立します。
- triggered activityが機序の場合も，頻回刺激により誘発されることがあります。通常は10発前後の刺激を刺激間隔400msec程度から始め，徐々に短縮しながら200msec程度まで試みます。

> **ここに注目**
>
> 短い刺激間隔では，誘発したい頻拍ではなく，心房細動が非特異的に生じることがあり，あらかじめ対処する準備が必要です。

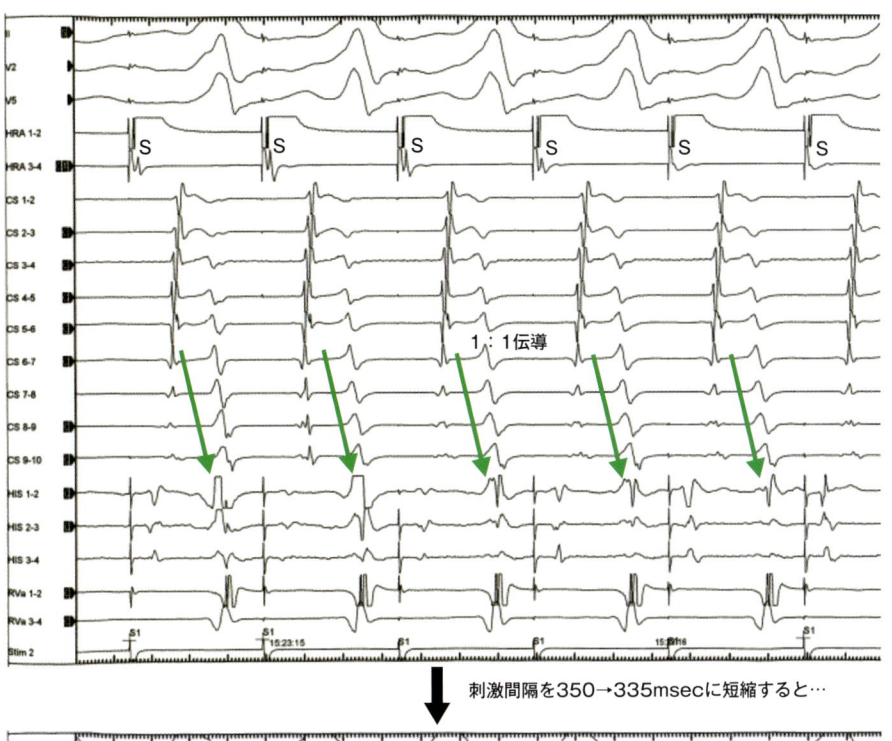

図14 頻回刺激に対する副伝導路の反応
刺激間隔350msec(170拍/分)では、1:1伝導している。

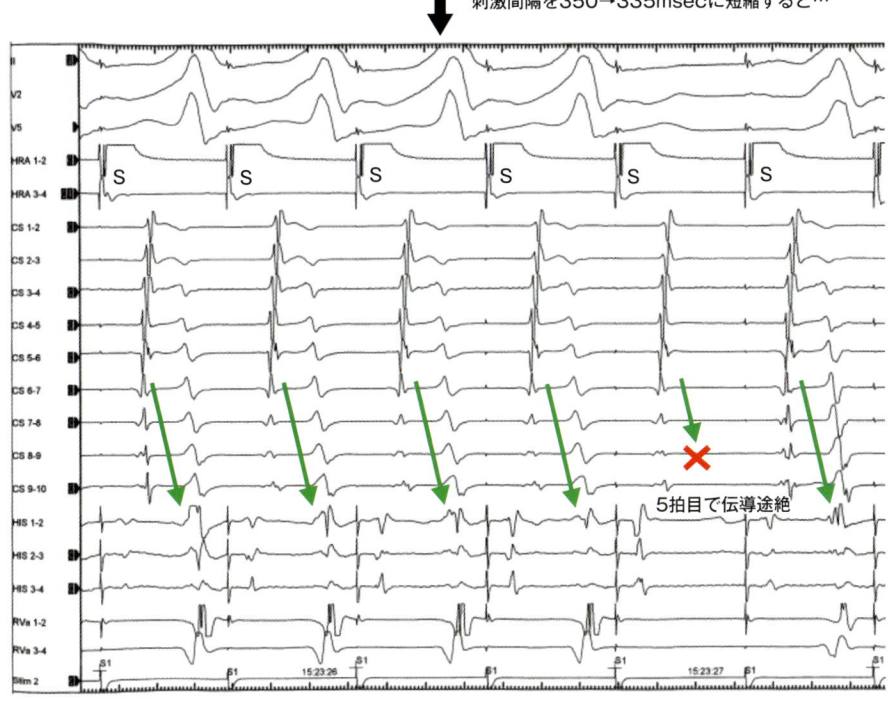

図15 頻回刺激に対する副伝導路の反応
刺激間隔335msec(180拍/分)では、5拍目で突然伝導が途絶している。

頻拍中の頻回刺激

- 頻拍が生じているときに頻拍周期長よりも少し短い刺激間隔で連続刺激を加えることがあります。このようにして頻拍をのっとることを**エントレインメント**(entrainment)とよびます(p.54を参照してください)。エントレインメントを行うよりもさらに刺激間隔を短くすると、刺激中にリエントリー回路内で伝導ブロックが生じ、リエントリー頻拍が停止することがあります。このようにリエントリー頻拍を停止させるときにも頻回刺激が用いられます。

洞結節機能の評価(overdrive suppression test)

- 洞調律時よりも10秒程度速い周期から200拍/分まで30秒から1分間連続刺激を行います。最終刺激から刺激終了後の洞調律第1拍目までの間隔を**洞結節回復時間**(**SNRT**)とよびます(図16, 17)。正常であれば、刺激停止後1.5秒以内に洞調律が出現します(図16, 17)。SNRTは本来の洞周期長(**SCL**)に影響され、SNRT/SCL×100が130～

SNRT: sinus node recovery time
SCL: sinus cycle length

150%を正常とする報告が多いです。また，SNRTからSCLを引いた修正洞結節回復時間（**CSNRT**）を指標とすることもあります。洞機能不全症候群の臨床症状である失神，めまいとSNRTは相関します。

CSNRT：corrected SNRT

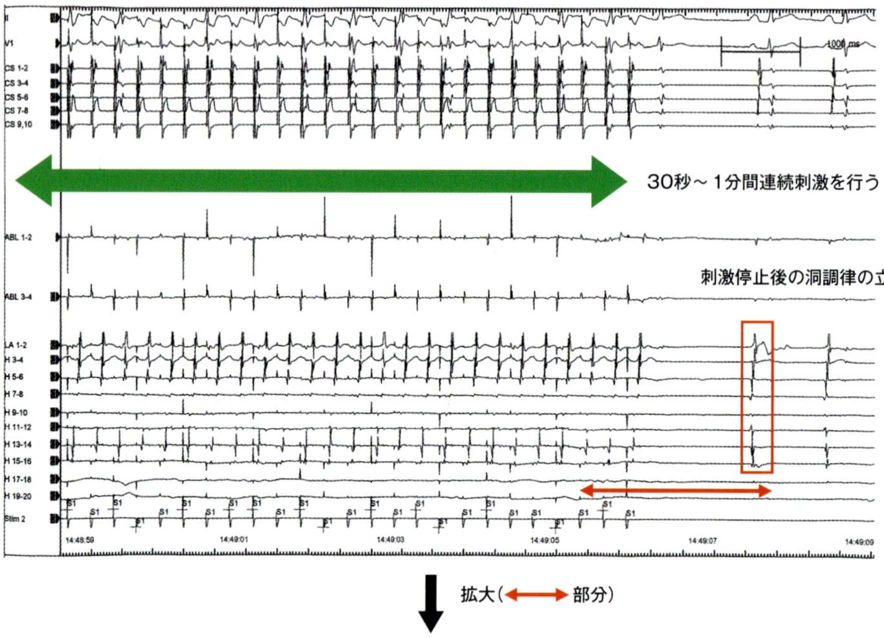

図16　overdrive suppression testの1例
CSから300msec（200）拍/分の周期で連続刺激を行っている。

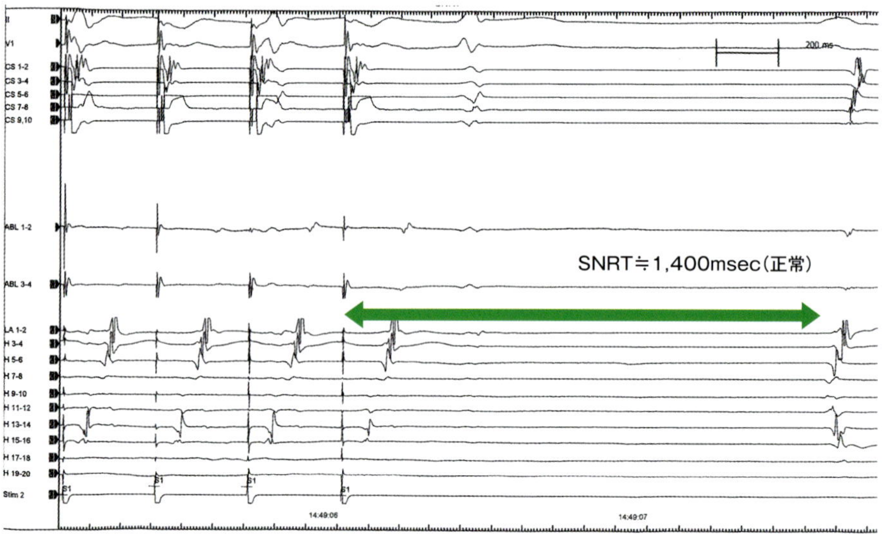

図17　図16の拡大図（paper speed変更）
SNRTはおよそ1,400msecであり正常と判断される。

4 心室基本刺激でなにがわかる？心室刺激による心臓電気生理学的検査の所見

八木直治　公益財団法人 心臓血管研究所付属病院循環器内科

心室刺激を加えたときの心内心電図を理解しておきましょう。

Point まずはこれだけ押さえよう

1. 室房伝導と減衰伝導特性を評価しよう。
2. 逆行性心房波の最早期興奮部位とシークエンスに注目してみよう。
3. 上室頻拍中に心室刺激を加える意味を理解しよう。

心室基本刺激でなにがわかるか？

- 心室期外刺激は，心室の有効不応期，室房伝導の不応期の評価や心室頻拍の誘発を行う際に行います。また，心室頻拍刺激は，室房伝導の評価および心室性不整脈の誘発やエントレインの際に行います。

心室の有効不応期，室房伝導の評価

- 6〜8拍の基本刺激の後，期外刺激の連結期（S1S2）を基本周期から10〜20msecずつ短縮させて，心室筋の有効不応期を評価します。心室期外刺激が心房に伝導する場合は，室房伝導があると評価をします。室房伝導の評価項目は，心房波の最早期興奮部位，減衰伝導特性の有無，室房伝導の不応期になります。室房伝導時間（SA時間）は心房波の最早期興奮部位で行います。
- 心房波の再早期興奮部位によって，室房伝導の伝導様式を推定することができます（図1）。速伝導路（fast pathway）を介した伝導ではHis束（図2），遅伝導路（slow pathway）を介した伝導では冠状静脈洞（CS）のproximalが心房波の最早期興奮部位となります（図3）。左側Kent束ではCSのdistalが再早期興奮部位になります（図4）。右側Kent束では右房が再早期興奮部位になりますが，Kent束の付着部位と高位右房（HRA）電極カテーテルの留置部位によっては判別が困難なことも多く，注意が必要です。電極カテーテルを右房側壁側に留置する，あるいは三尖弁輪に電極カテーテルを留置すると最早期興奮部位の観察が容易になります（図5）。
- 期外刺激を短縮していく際に室房伝導時間が徐々に延長を認める場合，室房伝導は減衰伝導特性（decremental property）を有すると評価をします（図6）。Kent束は，通常伝導速度が速く減衰伝導特性を示さないことが特徴であり，期外刺激を短縮しても室房伝導時間は変化しません（図7）。心室期外刺激で減衰伝導特性を示す場合は，一般に房室結節を介した伝導であると考えられますが，減衰伝導を有するKent束（slow Kentと称される）もあるため注意が必要です。

CS：coronary sinus

HRA：high right atrium

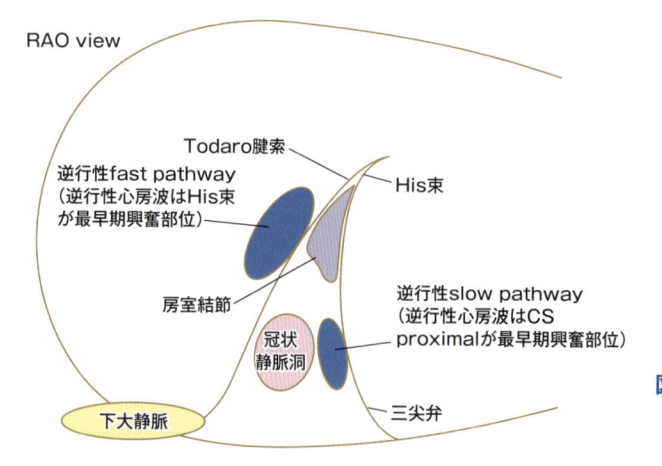

図1 Fast pathwayとslow pathwayの解剖学的位置関係

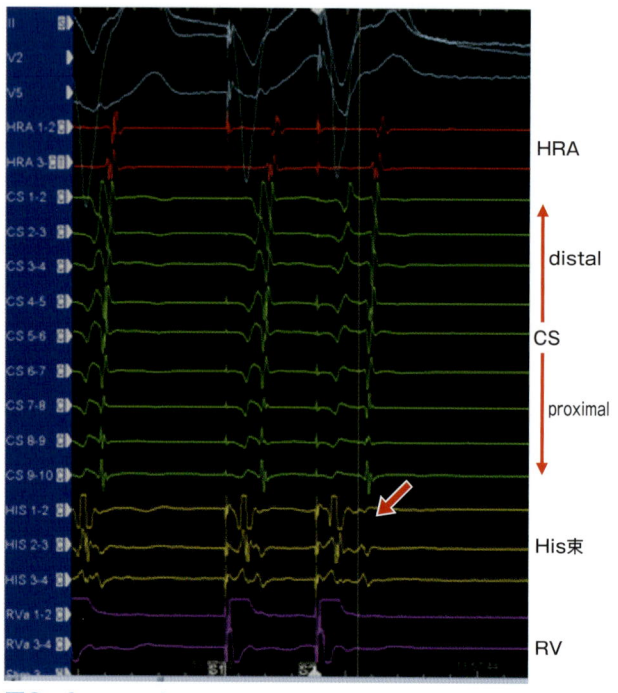

図2 fast pathway
His束が最早期興奮部位になっている。

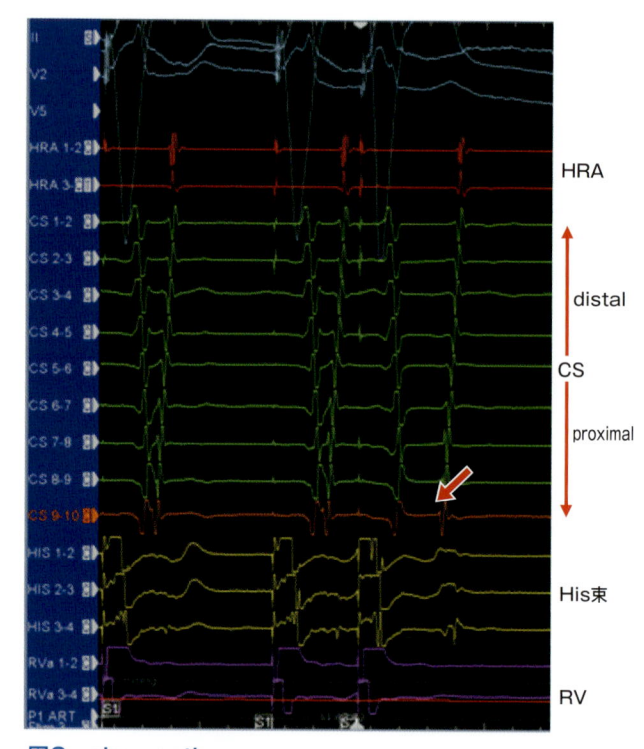

図3 slow pathway
CS proximalが最早期興奮部位になっている。

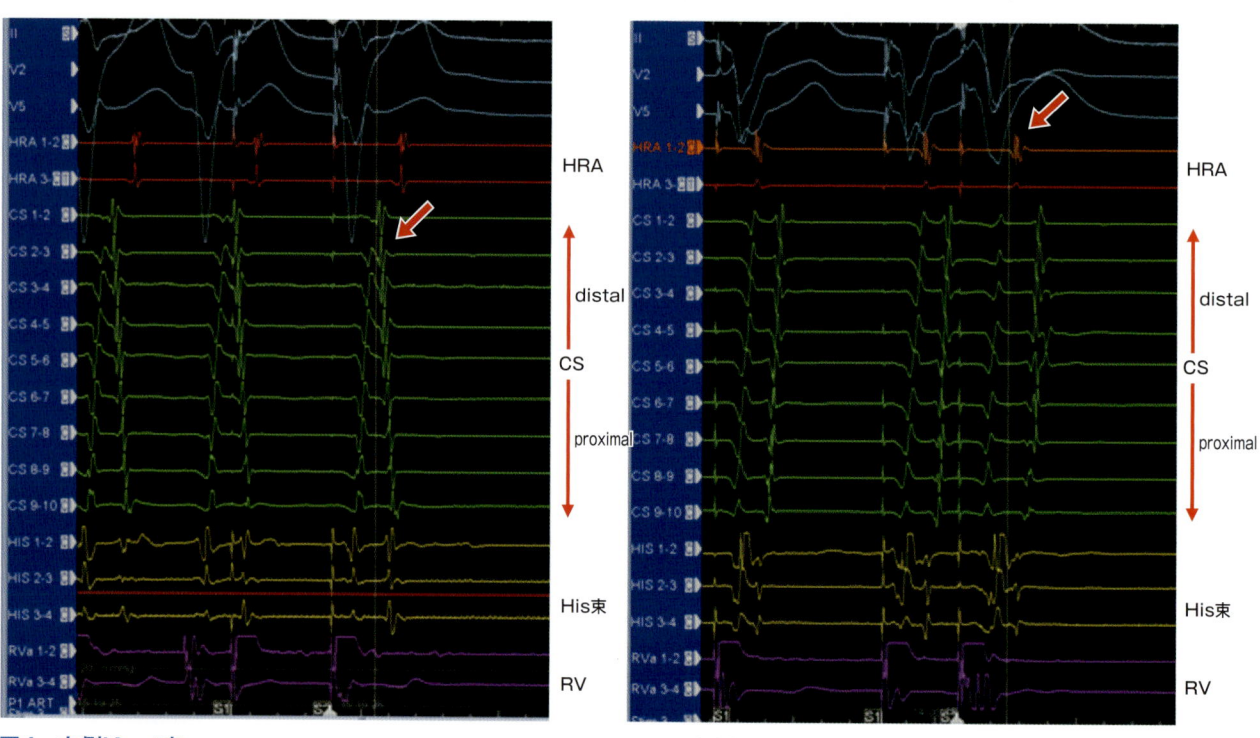

図4 左側Kent束
CS distalが最早期興奮部位になっている。

図5 右側Kent束
HRAが最早期興奮部位(HRAカテは右房側壁側に留置している)。

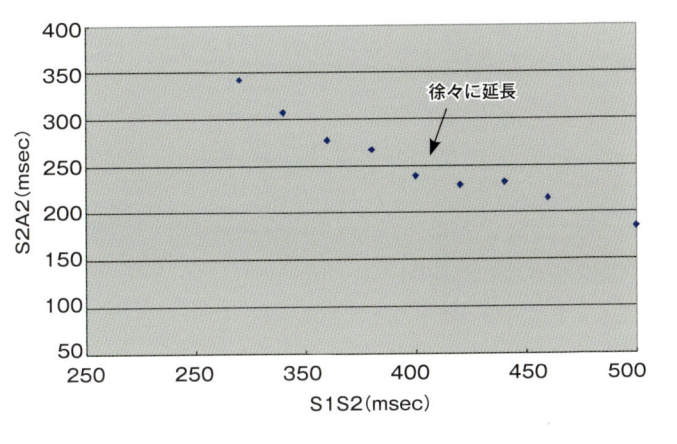

図6 室房伝導曲線（減衰伝導特性を認める例）

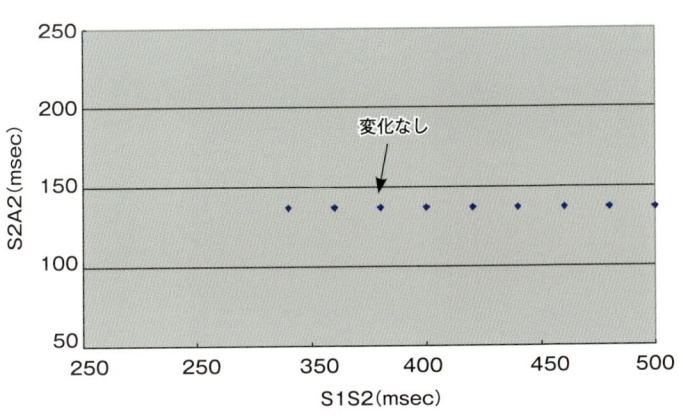

図7 室房伝導曲線（減衰伝導特性を認めない例）

- 期外刺激の間隔が長い場合は，最早期興奮部位が心室波に埋もれて判別しにくいことも多いですが，SA時間が延びてくると，よく観察できることも多いです．また，Kent束を介した室房伝導と房室結節を介した室房伝導など複数の伝導回路を有している場合は，心房波は両者の融合となるため，CSのシークエンスが期外刺激間隔によって変化していく様子を観察することができます．
- 心房期外刺激が散発する場合など，室房伝導の判定が困難な場合は，基本周期を心房心室同時刺激として，期外刺激のみ心室刺激とすることで，逆行性伝導の評価が容易になります（図8）．

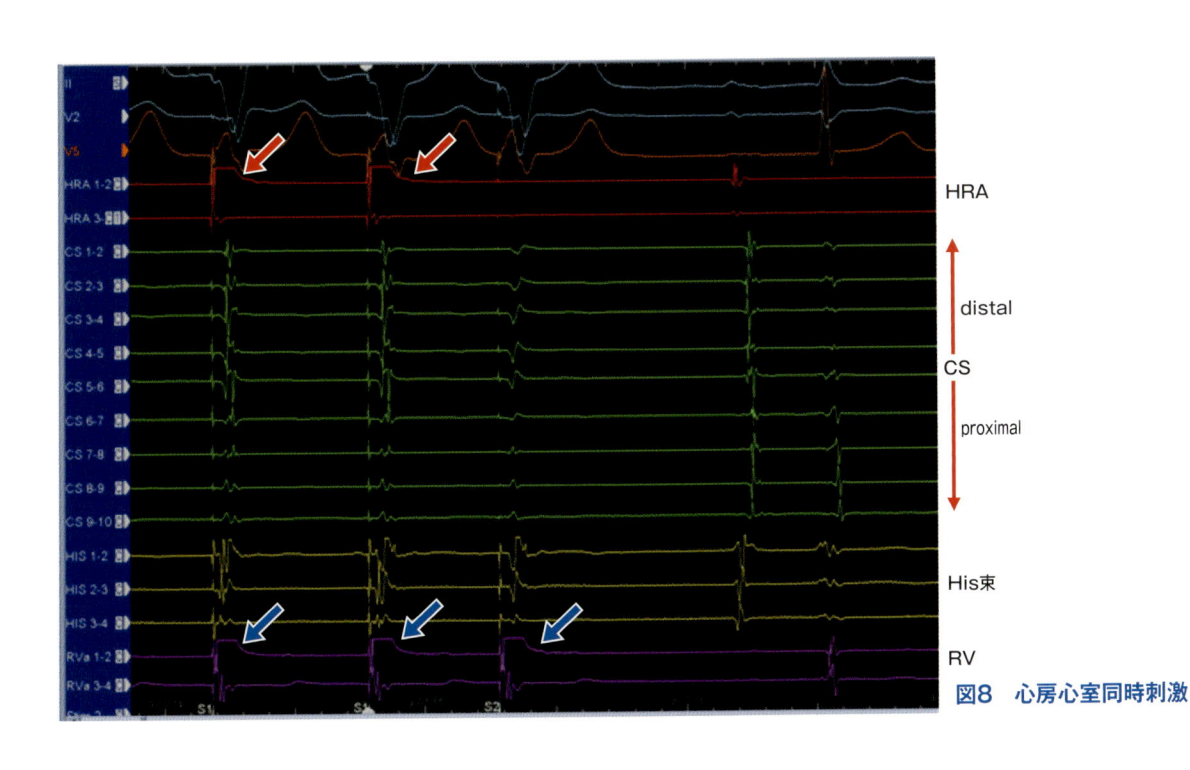

図8 心房心室同時刺激

頻拍刺激

- 室房伝導の1：1伝導の評価では，室房伝導の強さおよび通電前後の房室結節への影響の有無を評価します。仮に室房伝導が1：1で追従するのが150bpmであった場合は，少なくとも検査室で安静にしている状況では150bpm以上の頻拍が起きないことを示しています。
- 頻拍刺激中にWenckebach型で心房波が脱落する場合は室房伝導が減衰伝導特性を有していると考えられ，房室結節を介した伝導が示唆されます(図9)。
- 心室波と心房波の解離(dissociation)が認められる場合は，室房伝導がないと考えることができます(図10)。

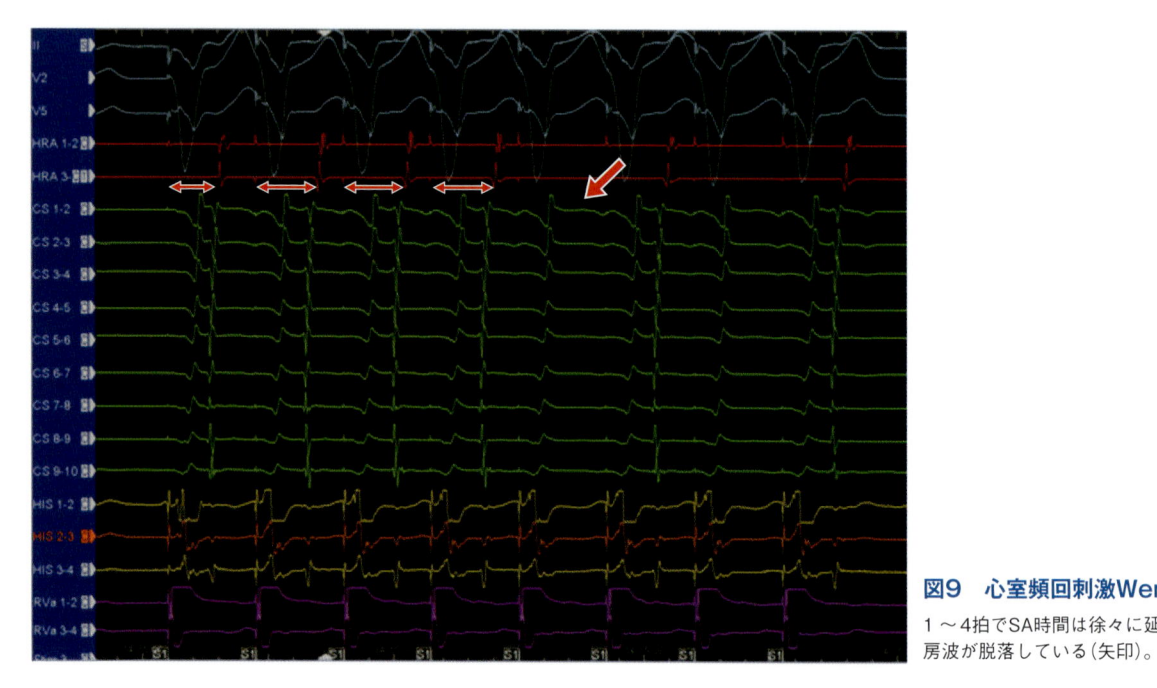

図9 心室頻回刺激Wenckebach
1～4拍でSA時間は徐々に延長，5拍目で心房波が脱落している(矢印)。

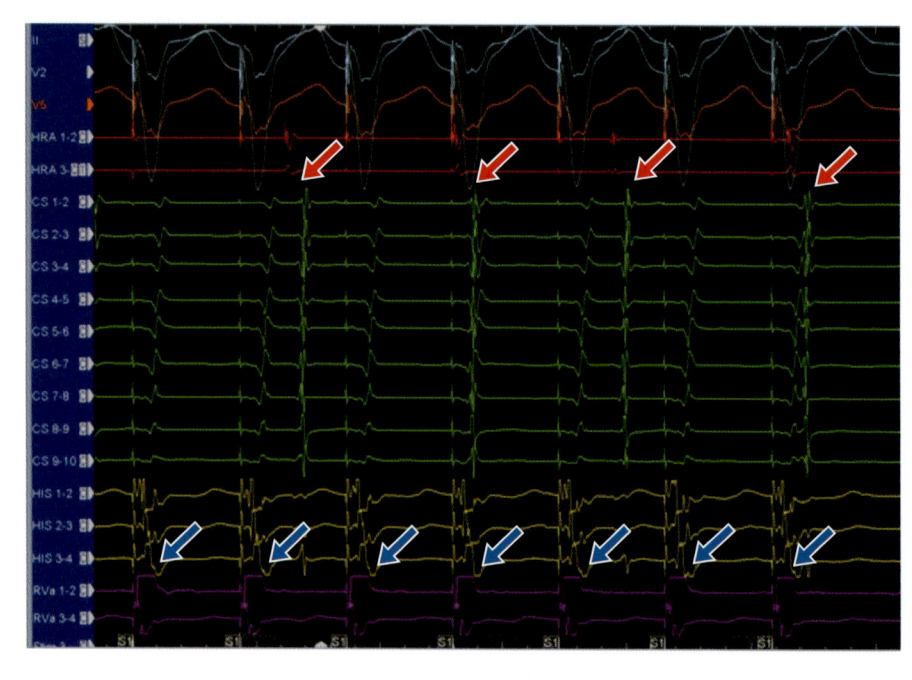

図10 室房解離
心室ペーシングの周期と無関係に心房波を認める。

RVR（反復性心室興奮）

● 期外刺激法による刺激でおきた心室の興奮が，自発的に後続する現象で，反復性心室興奮のほとんどはリエントリーを機序とするものとされています。大きく分けると，脚枝間，房室結節，心筋内のリエントリーといったタイプがあります。

脚枝間リエントリー

● 右室からの基本刺激中は逆行性Hisの興奮は右脚を経由して伝導していますが，連結期を短くした期外刺激により右脚の逆行性伝導の不応期に入ると，次は左脚経由でHis束に興奮が伝搬するため，S2H2時間が延長し，体表面心電図が変化します。ブロックされた右脚が回復した場合には，再度興奮が順行性に右脚を通って心室に伝導します。

心室エコー（房室結節）

● 心室期外刺激が房室結節内に伝導し，房室結節内のfast pathwayでブロックされ，slow pathwayを介して心房へ興奮が伝導します。この際にfast pathwayが回復していれば，順行性にHis束から興奮が心室に伝導します。

心室筋内リエントリー

● 心室筋内でのリエントリーは陳旧性心筋梗塞などの病的な心筋で多くなるとされますが，健常心筋でも認められます。通常のEPSでは心室内をマッピングするわけではないため，どの部位でリエントリーが形成されているかを判断することは困難です。

RVR：repetitive ventricular response

Coumel現象

● 左側Kent束を介した房室回帰性頻拍（**AVRT**）に左脚ブロックを伴うと，興奮伝播は右脚を下降して右室から左室に伝わります。したがって左脚ブロックを伴うと頻拍周期が延長することになります。頻拍中にこのような現象を認めた場合は左側Kent束を示唆する所見となります（図11）。同様に，頻拍中に右脚ブロックを伴い頻拍周期の延長を認めた場合は右側Kent束が示唆されます。

AVRT：atrial ventricular reciprocating tachycardia

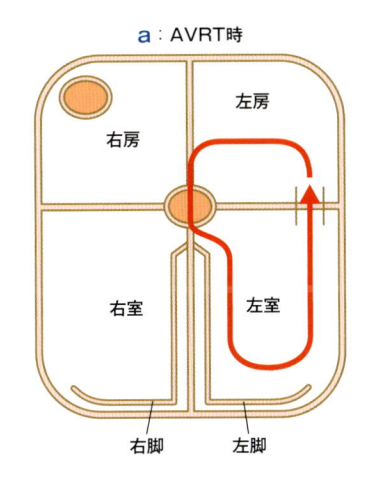

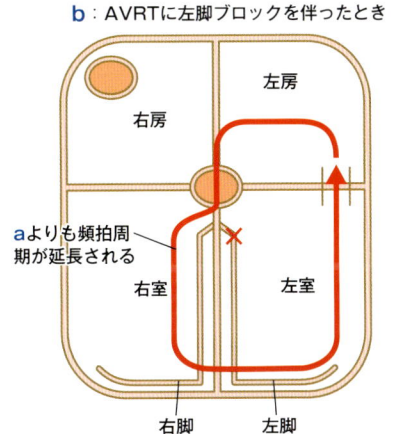

図11　Coumel現象

頻拍中の心室刺激

● PSVTのアブレーションでは，診断のために頻拍の誘発を行いますが，頻拍が誘発された場合に，頻拍中の心房波のシークエンスと室房伝導の際の心房波のシークエンスが同様であるかを確認します。両者が同様であれば，期外刺激時に評価した室房伝導の回路を介した頻拍が示唆され，異なる場合は心房頻拍など別の機序の頻拍を想定する必要があるためです。ただし，頻拍中と右室からの刺激時では心内の伝導は異なっているため，両者は一致するわけではないことには注意が必要です（図12）。

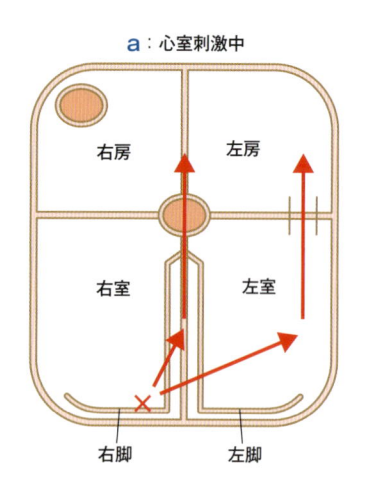

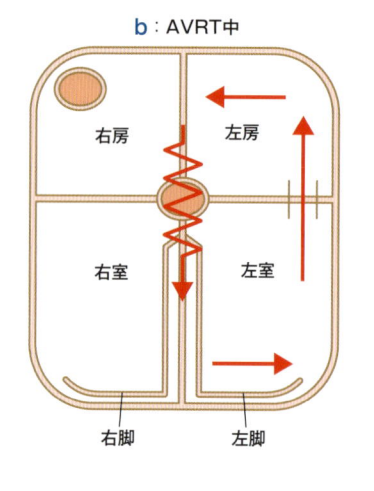

図12 心室刺激
AVRT時の心房興奮はKent束を介した興奮のみであるのに対して，心室ペーシング時の心房興奮は，Kent束を介した興奮と房室結節を介した興奮の融合になっている。

リセット現象

- リエントリー回路の興奮間隙にあわせて期外刺激が入ると，その刺激は一方では興奮前面と衝突し，もう一方は新しい興奮前面となってリエントリー性頻拍を継続させます。この期外刺激によって興奮前面が一瞬にして前方に進んだのと同様になるため，頻拍周期が短くなります。このような現象はリセット現象とよばれます(図13)。
- PSVTの鑑別の際に頻拍中に単発の心室刺激を加え，頻拍を鑑別する方法があります。His束の不応期で心室より単発刺激を加え，頻拍周期が変化するかを観察し，ペーシングを含む2拍分の周期が頻拍周期の2倍よりも短くなった場合にリセット現象ありと判定します(図14)。His束の不応期に刺激が入っているかを確認するには体表心電図の

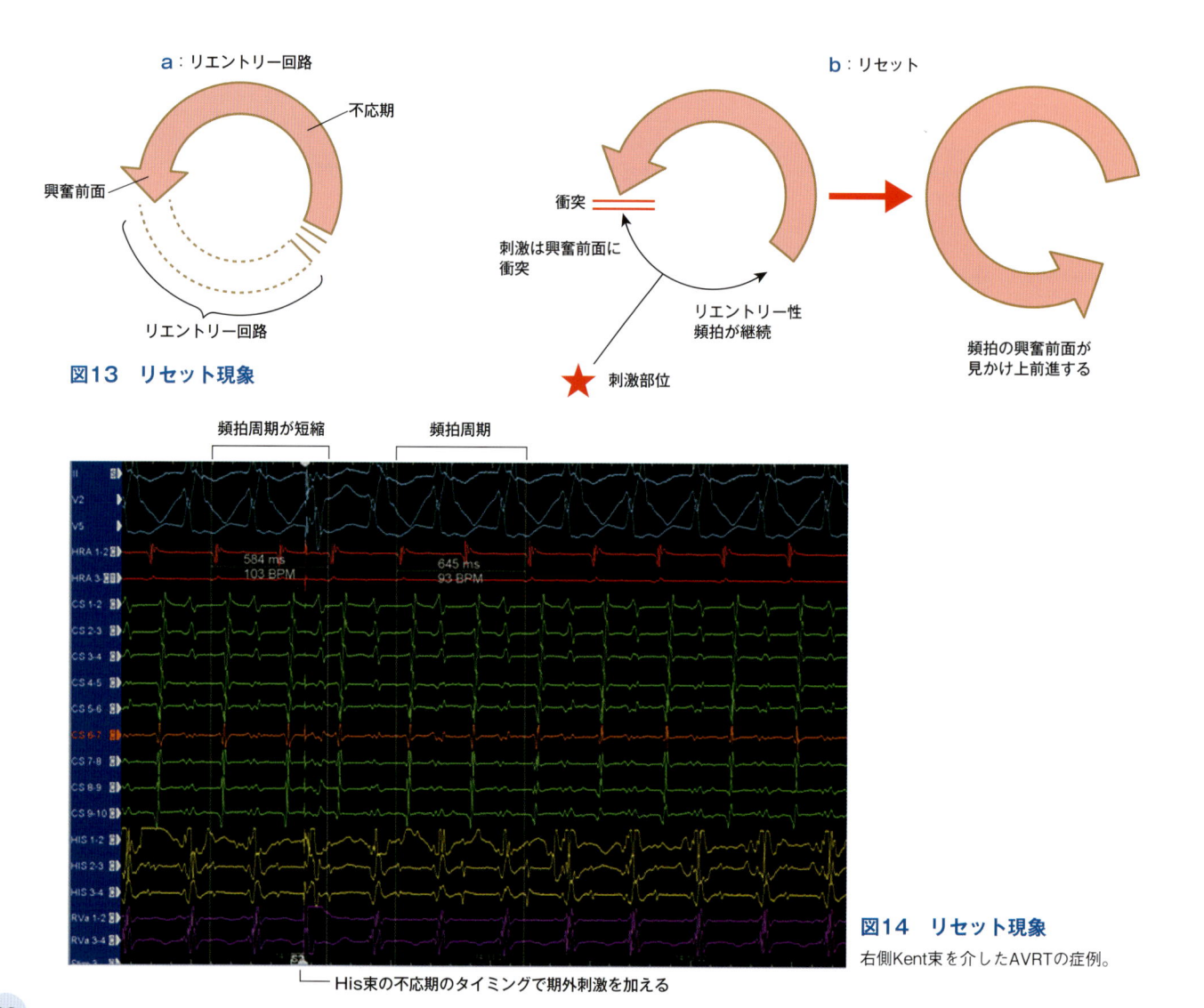

図13 リセット現象

図14 リセット現象
右側Kent束を介したAVRTの症例。

QRS波形がwideに変化しているかを確認するのが有用です。
- PSVT中にHis束の不応期での心室期外刺激でリセットされるということは，頻拍のリエントリー回路に心室筋が含まれている，つまりAVRTであることを示唆する所見といえます(図15)。His束の不応期よりも十分に早いタイミングで刺激を加えると，心室からの刺激は房室結節まで伝導することになり，AVNRTであっても心房補捉やリセット現象を認め，頻拍が停止したりします(図16)。したがってPSVTの鑑別では"どのタイミングで"加えた心室期外刺激でリセット現象を認めたかが大事です。
- 左側Kent束の場合には，刺激部位から回路まで距離があることがあり，AVRTであってもリセット現象を認めない場合もあるため注意が必要です。

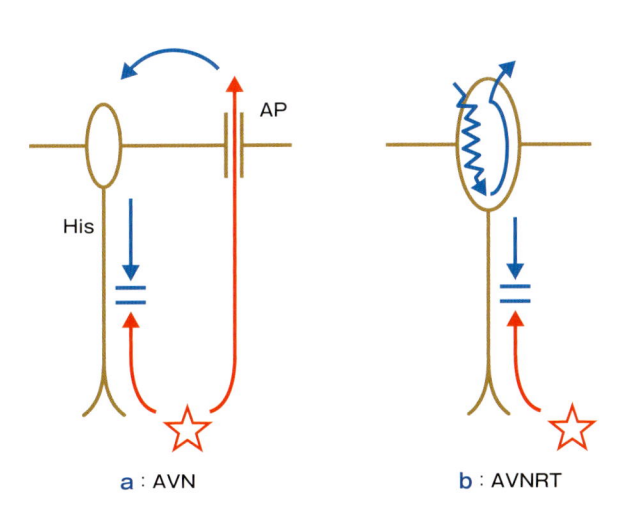

図15 リセット現象(His束の不応期での心室刺激)

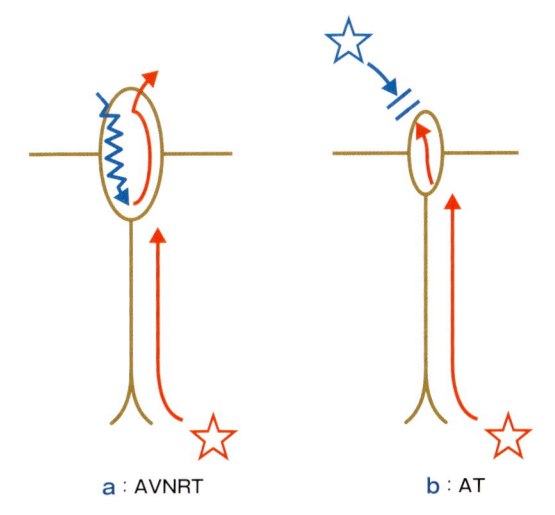

図16 His束の不応期よりも十分に早いタイミングでの心室刺激

頻拍中に心室の頻回刺激を加える

- 頻拍中に心室から頻拍刺激を加え，心室からエントレインできるかを判定する方法です。心室からエントレイン可能な場合は，頻拍回路に室房伝導が含まれていることが示唆されるため，心房頻拍との鑑別に有用となります。また，心室頻回刺激を加えた際，最後の心室刺激のあとに頻拍がV→A→A→Vで頻拍が持続した場合は，心室ペーシングを行っても心房興奮が影響されず，心室に伝導が伝わらなくても頻拍が持続可能であるため，心房頻拍と考えられます。

心室性不整脈における心室刺激

ペースマップ

- 心室期外収縮や心室頻拍の治療で用いられます。期外収縮が少ない場合や，心室頻拍で血行動態が不安定になる場合など，マッピングが困難なときにアブレーションカテーテルから心室刺激を行い，体表面心電図との適合具合をみて起源の推定や焼灼部位を決定する方法です(詳細はペースマップの章を参照)。

心室性不整脈(VA)の検査

VA：ventricular arrhythmia

- 心室性不整脈の誘発検査は，①原因不明の失神，②器質的心疾患でNSVTを認める場合の診断，機序の推定，マッピング，治療効果の判定，③Brugada症候群，肥大型心筋症でのICD植込みの判定などの症例で適応があります。心室性不整脈検査の際には除細動パッチを貼っておくなど，除細動の準備をして行うことが必須です。

- 心室性不整脈の誘発には心室早期刺激および心室頻回刺激が行われます。心室早期刺激は2種類の基本刺激で与えられた8拍の心室刺激後に，単発(S1S2)，2連発(S1S2S3)，あるいは3連発(S1S2S3S4)までの早期刺激を加えていきます。
- 早期刺激(S1S2)は心室筋の有効不応期になるまで行い，S3刺激を入れるときのS1S2刺激間隔は有効不応期より少し長い刺激間隔を設定します。有効不応期直前の早期刺激により，組織の一部に伝導遅延が生じ，リエントリー回路が形成される基質があると，持続性心室頻拍や心室細動が誘発されます。
- 早期刺激で心室持続性不整脈が誘発されないときは，引き続き心室頻回刺激を行います。頻回刺激の刺激間隔は150/分から開始し，1回の頻回刺激ごとに10心拍/分ずつ，心室筋が有効不応期に入るまでS1S1間隔を短縮させていきます。刺激周期が短くなると刺激中に血圧が下がるため，刺激間隔が短くなるほど刺激時間は短くしていきます。心室頻拍の誘発には，感度を高めるために少なくとも2種類の周期での基本刺激(例えば周期600msecと400msec)，心室内の2カ所(通常は右室心尖部および右室流出路)から刺激を行い，必要であれば左室からも刺激することもあります。また4連発早期刺激を用いても診断的な感度は上がらず，かえって非特異的な反応を生じやすいため通常は行われません。連結期は原則として不応期に至るまで短縮しますが，健常例でも複数の期外刺激を180msec以下の短い連結期で加えると，多形性心室頻拍や心室細動が誘発される割合が多くなるため，通常は連結期を180msecまでとすることが多く，施設によっては200msecまでとしているところもあります。

徐脈性不整脈の精査における心室刺激

- 失神の診断のために行われるEPSでは最低限以下の項目が評価されます。
  (1) 心房ペーシングによる洞結節回復時間(**SNRT**)と修正洞結節回復時間(**CSNRT**)の測定
  (2) ベースラインのHV間隔と心房ペーシング時のHis-Purkinje系の評価
  (3) 右室内2カ所かつ2つの基本周期による期外刺激法を用いた心室頻拍の誘発
  (4) 心房刺激による上室頻拍の誘発

  上記に加えて，心室連続刺激によるHis-Purkinje系の伝導障害誘発があります。心室頻回刺激によるHis束のfatigue現象により，房室ブロックが誘発されることがあります。そのほか，房室ブロックなどでDDDペースメーカーを植え込む場合でも，室房伝導があるとペースメーカー起因性頻拍を引き起こす原因となることがあり，徐脈性不整脈の検査の際にも室房伝導の評価をしておくことは有用です。

SNRT：sinus node recovery time
CSNRT：corrected SNRT

5 Para-Hisペーシングってなに？方法とその解釈

田尾　進　東京医科歯科大学医学部循環器内科

室房伝導の鑑別に有用な方法を理解しておきましょう。

Point　まずはこれだけ押さえよう

1. Para-Hisペーシングで見たいこと，知りたいことを理解しましょう。
2. Para-Hisペーシングを行うために，必要なカテーテルの種類と配置を知りましょう。
3. Para-Hisペーシングを正しく行い，正しく解釈する方法を学びましょう。

心臓電気生理学的検査におけるPara-Hisペーシングの位置づけ

- 発作性上室頻拍の鑑別にまず重要なのが，室房伝導があるかどうかです。イソプロテレノール（β刺激薬）投与下でも室房伝導がないようであれば，房室回帰性頻拍や房室結節回帰性頻拍は否定的で，心房頻拍，心房粗動などが考えられます。
- 室房伝導がある場合，室房伝導の種類，場所を正確に把握することが重要です。左の側壁や，右の側壁の副伝導路であれば，それぞれ冠状静脈洞，三尖弁輪に留置しているカテーテルで明らかに室房伝導が速い場所があり，わかりやすいことが多いです。しかし，中隔，もしくは中隔に近い場所に副伝導路がある場合や，房室結節を介する室房伝導と副伝導路が両方ある場合には，判断が難しくなります。
- **Para-Hisペーシングは，室房伝導が房室結節を介するものか，副伝導路を介するものか，もしくは両方を介するものなのかを判別する有用な方法の一つです。**

使用するカテーテルと配置

- 図1に示すようなカテーテルを使用して，His束の電位を記録できる場所にカテーテルを留置します。若年の症例では，心臓が立位となりHis束記録部位も高くなるため，図1aのようなカテーテルが適しています。高齢者や，肥満，高血圧がある症例では大動脈が下方に落ち込んでいることが多く，より下方でHis束電位が記録され，図1b, cのようなカテーテルが適しています。**カテーテルの遠位では心室電位が大きく，近位では心房電位が記録できるような場所が望ましいです。**Para-Hisペーシングでは心房の興奮順序が重要であるため，冠状静脈洞，右房にもカテーテルを留置します（図2）。

a：ジョセフソン™　　　b：His束記録用カテーテル　　　c：Para-Hisペーシング用カテーテル

図1　His束記録用のカテーテル
cは先端の1-2電極間が狭くPara-Hisペーシングにより適している。

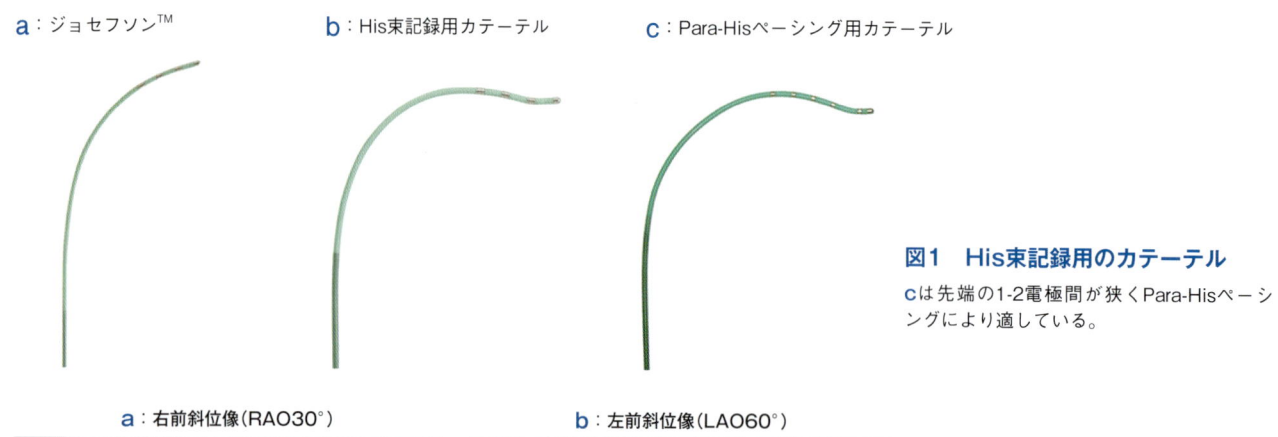

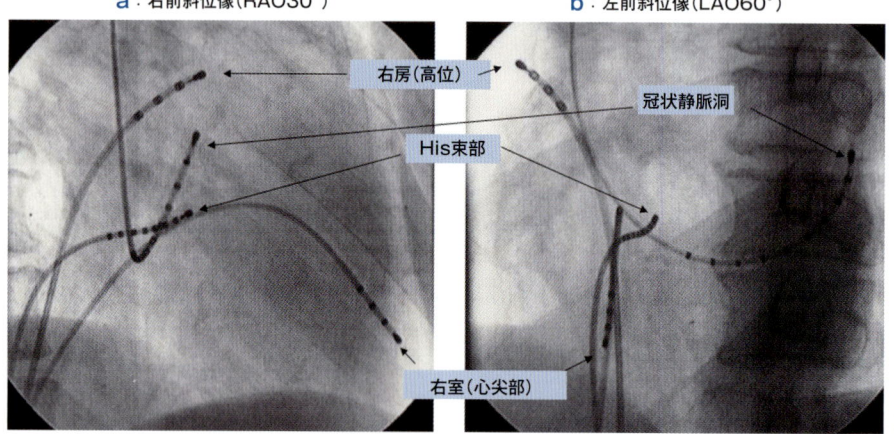

a：右前斜位像（RAO30°）　　　b：左前斜位像（LAO60°）

右房（高位）
冠状静脈洞
His束部
右室（心尖部）

図2　カテーテル配置

Para-Hisペーシングの方法

①His束が記録されるカテーテルの遠位から，高出力でペーシングします。
　⇒**高出力では，局所の右室心筋とHis束の両方を捕捉**することができ，His束以下のPurkinje線維（右脚，左脚）を順行伝導するため，ペーシング波形はnarrow QRSとなります（図3a）。
②ペーシングの出力を連続して下げていきます。
　⇒ある出力以下になると，**局所の右室心筋は捕捉できるもののHis束を捕捉することができなくなり**，右室ペーシングのみの波形，すなわちwide QRS波形となります（図3b）。
③narrow QRS波形のときと，wide QRS波形になったときの**心房興奮順序，伝導時間を比較**します。

右室心筋とHis束の両方を捕捉　　　　　　　右室心筋のみを捕捉
His束　　　　　　　　　　　　　　　　　　His束
ペーシング　　　　　　　　　　　　　　　　ペーシング
Purkinje線維を順行伝導
右室心筋の興奮から心室全体に伝導
右室　右脚　左脚　左室　　　　　　　　　　右室　左室
narrow QRS　　　　　　　　　　　　　　　 wide QRS

a：高出力ペーシング；narrow QRS　　　　b：低出力ペーシング；wide QRS

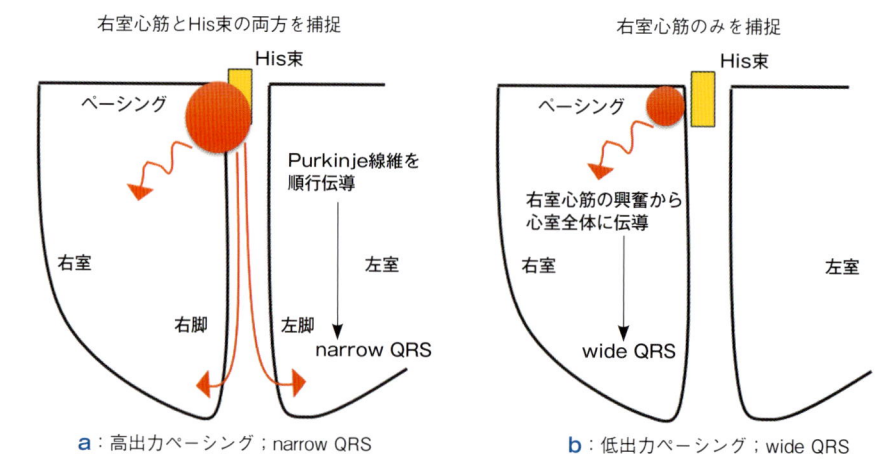

図3　Para-Hisペーシングの出力変化に伴う心室伝導様式の変化

Pit fall　うまくnarrow QRS波形が得られない場合

①最大の出力（例えば20V）からペーシングを行ってください。
②最大出力でペーシングしながら，narrow QRSになるまでゆっくりカテーテルを引いてきてください（トルクは時計方向にかけながら引いてきます）。

Para-Hisペーシングの解釈

室房伝導が房室結節のみの場合（図4）

- narrow QRS，wide QRSいずれのときでも，心房への伝導は房室結節のみを介するため，**心房興奮順序は同一**です。narrow QRSのときには，直接捕捉されたHis束の興奮がすぐに逆行性に心房に伝わるのに対して（図5a，↘），wide QRS波形のときには，右室ペーシングによる心室興奮が逆行性に脚，His束，心房の順に伝導していくため，**全体的に伝導時間がかかり遅くなります**（図5b，↘）。

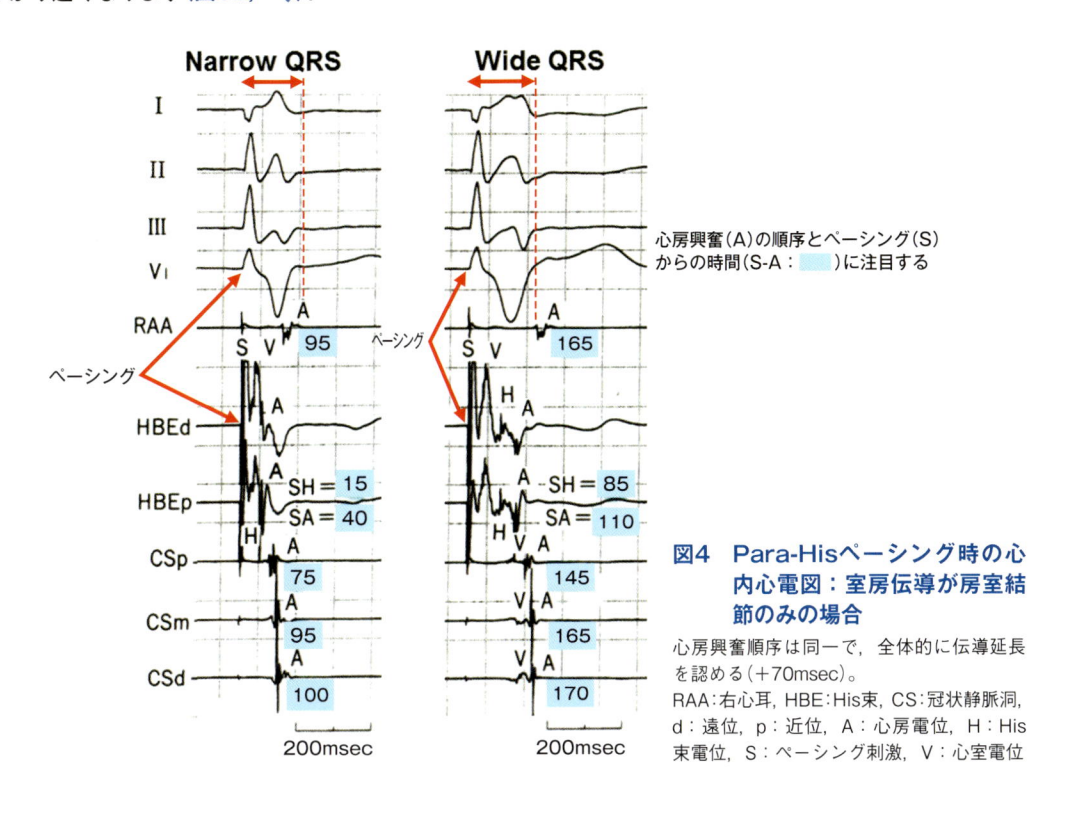

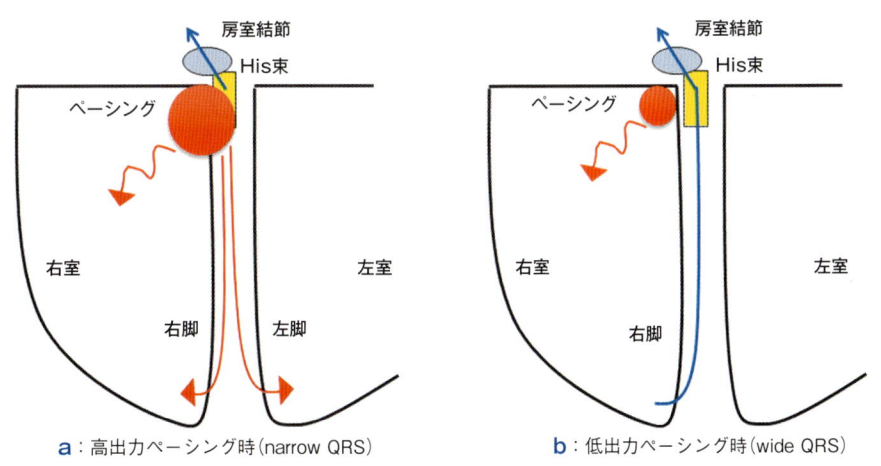

心房興奮（A）の順序とペーシング（S）からの時間（S-A：　　）に注目する

図4　Para-Hisペーシング時の心内心電図：室房伝導が房室結節のみの場合

心房興奮順序は同一で，全体的に伝導延長を認める（+70msec）。
RAA：右心耳，HBE：His束，CS：冠状静脈洞，d：遠位，p：近位，A：心房電位，H：His束電位，S：ペーシング刺激，V：心室電位

a：高出力ペーシング時（narrow QRS）　　b：低出力ペーシング時（wide QRS）
図5　Para-Hisペーシング時の伝導様式：室房伝導が房室結節のみの場合

室房伝導が副伝導路のみの場合(図6)

- narrow QRS, wide QRSいずれのときでも,心房への伝導は副伝導路のみを介するため,**心房興奮順序は同一**です。逆行伝導はHis束と関係がないため,His束を捕捉してもしていなくても,右室ペーシングによる心室興奮が副伝導路を介して心房に伝導することから,narrow QRS, wide QRSいずれの場合も,**心房への伝導時間も変わりません**(図7, ↑)。

図6 Para-Hisペーシング時の心内心電図：室房伝導が副伝導路のみの場合

心房興奮順序は同一で,伝導時間も同一。
RAA：右心耳,HBE：His束,CS：冠状静脈洞,d：遠位,p：近位,A：心房電位,S：ペーシング刺激,V：心室電位

心房興奮(A)の順序とペーシング(S)からの時間(S-A：■)に注目する

a：高出力ペーシング時(narrow QRS)　　b：低出力ペーシング時(wide QRS)

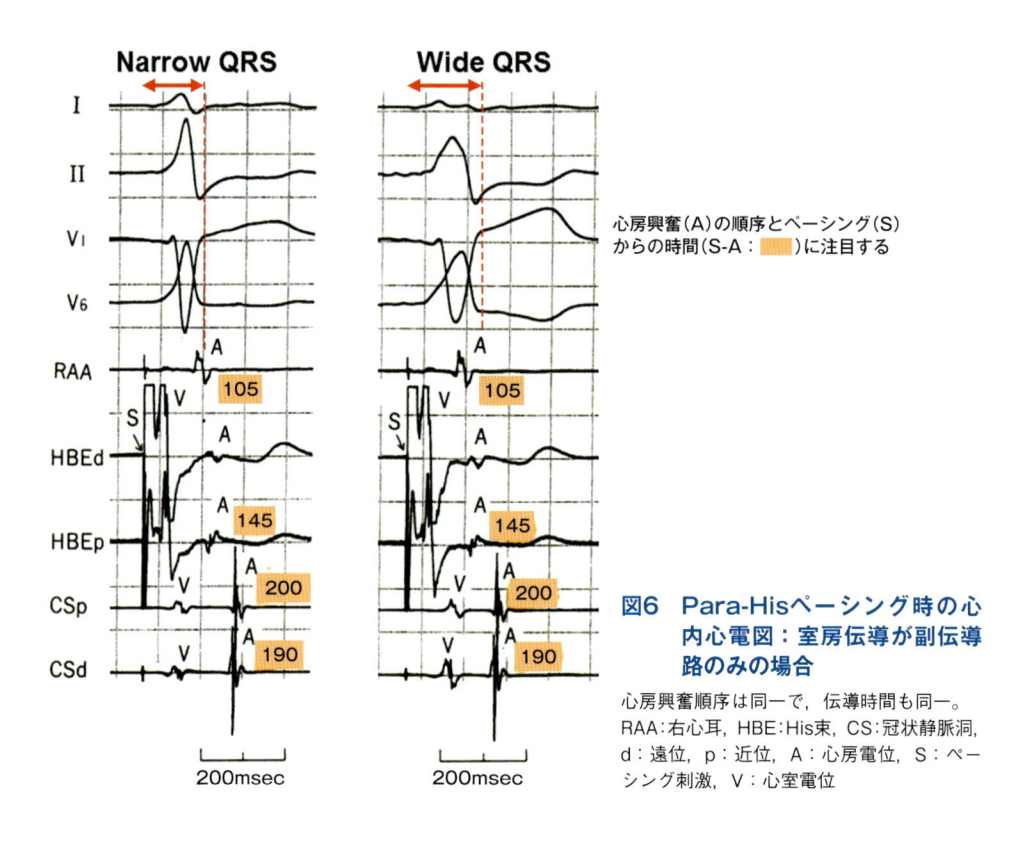

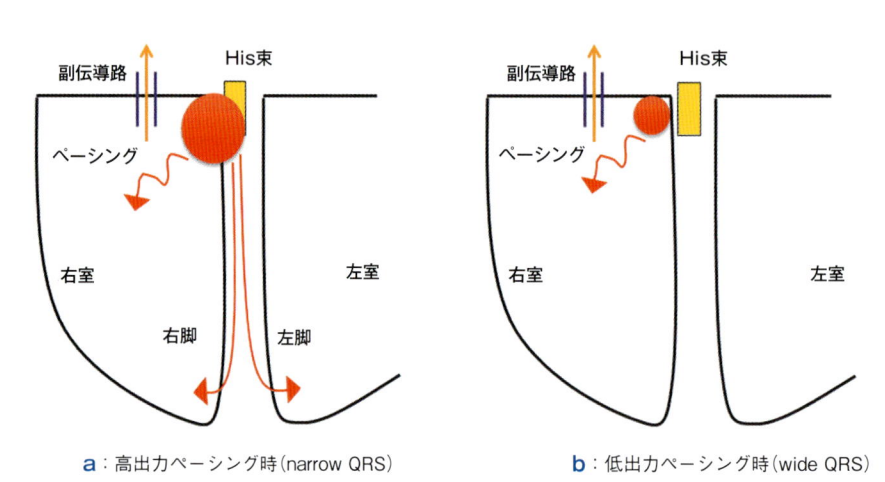

図7 Para-Hisペーシング時の伝導様式：室房伝導が副伝導路のみの場合

室房伝導が房室結節，副伝導路両方ある場合(図8)

- 心室ペーシング時の心房興奮は，房室結節と副伝導路の逆行性伝導が合わさった(フュージョンした)興奮順序になります。wide QRSのときには，房室結節を介する室房伝導がnarrow QRS時に比べ遅くなるため，**逆行性伝導の合わさり方(フュージョンの仕方)が変化し，心房興奮順序が変化します**(図9)。

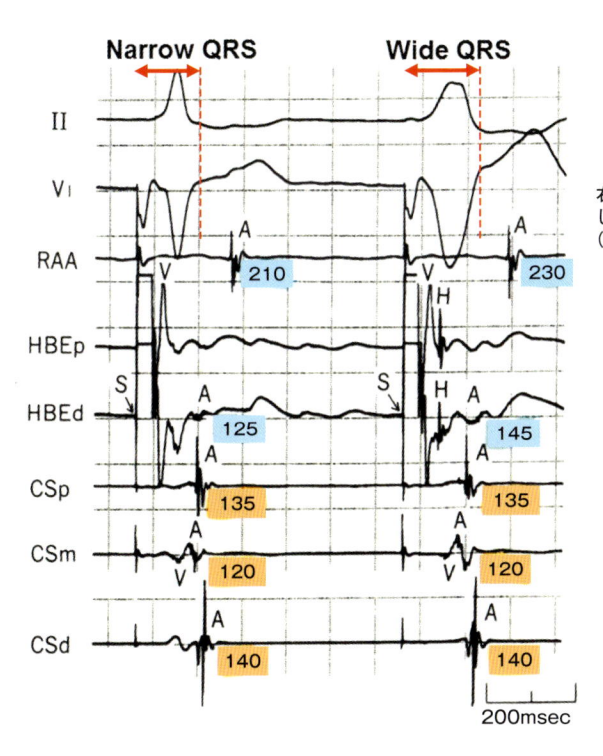

図8 Para-Hisペーシング時の心内心電図：室房伝導が房室結節，副伝導路の両方にある場合

右側(RAA, HBE)のS-A時間は20msec延長し( )，左側(CS)のS-A時間は不変である( )ことに注目する

室房伝導が房室結節，副伝導路両方ある場合，心房興奮順序，伝導時間が変化する。
RAA：右心耳，HBE：His束，CS：冠状静脈洞，d：遠位，p：近位，A：心房電位，H：His束電位，S：ペーシング刺激，V：心室電位

- この例では，His束近傍と右心耳の心房興奮は，房室結節の室房伝導の影響を受けてwide QRS時に伝導時間が延長していますが(図8 ，図9 ↖)，冠状静脈洞(CS)の興奮は左側副伝導路の室房伝導の影響が大きく，伝導時間は変化していません(図8 ，図9 ↑)。

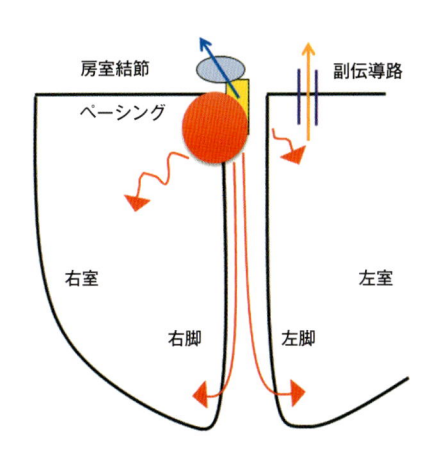

a：高出力ペーシング時(narrow QRS)　　b：低出力ペーシング時(wide QRS)

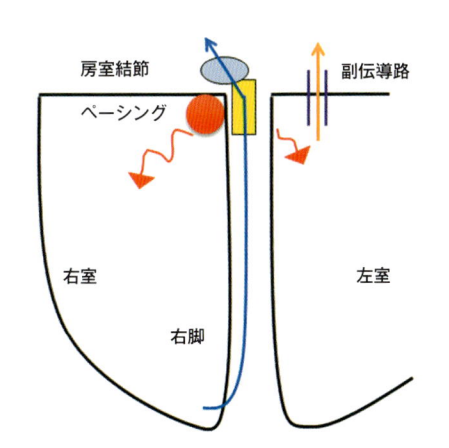

図9 Para-Hisペーシング時の伝導様式：室房伝導が房室結節，副伝導路の両方にある場合

ここに注目

narrow QRSからwide QRSになった場合

室房伝導が房室結節のみ：興奮順序同一，伝導時間遅れる

室房伝導が副伝導路のみ：興奮順序同一，伝導時間同一

室房伝導が房室結節，副伝導路両方：興奮順序変化

Pit fall

①Para-Hisペーシングの心房興奮順序の解釈が難しい場合も，アブレーション前に行っておくことが大切です．中隔近傍の副伝導路のアブレーションを行った後に，再度Para-Hisペーシングを行いアブレーション前後で比較することで，アブレーション成功の一つの判断材料となることがあります．また，その作業を積み重ねることにより，Para-Hisペーシングを解釈する力がついていきます．

②電位を注意深く見て解釈しましょう．図10のように，His束のみを捕捉してよりnarrow QRS波形になっている場合(右から2番目)や，心房捕捉をして心房電位がペーシング直後になっている場合(一番右)などは，正確なPara-Hisペーシングの解釈はできません．

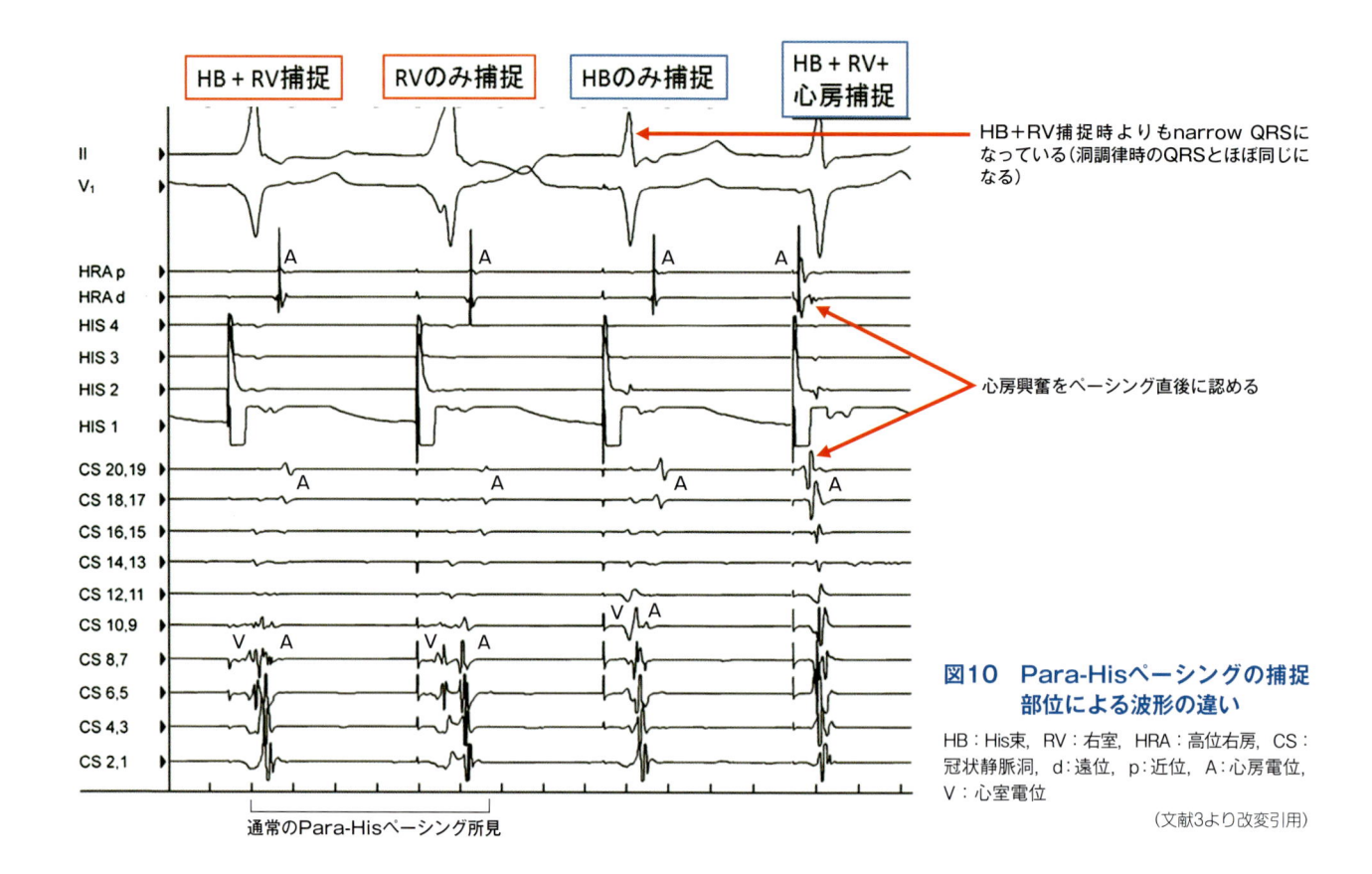

図10 Para-Hisペーシングの捕捉部位による波形の違い

HB：His束，RV：右室，HRA：高位右房，CS：冠状静脈洞，d：遠位，p：近位，A：心房電位，V：心室電位

(文献3より改変引用)

参考文献

1) Hirao K, Otomo K, Wang X, et al：Para-Hisian pacing. A new method for differentiating retrograde conduction over an accessory AV pathway from conduction over the AV node. Circulation 94：1027-1035, 1996.
2) Takatsuki S, Mitamura H, Tanimoto K, et al：Clinical implications of "pure" Hisian pacing in addition to para-Hisian pacing for the diagnosis of supraventricular tachycardia. Heart Rhythm 3：1412-1418, 2006.
3) Sheldon SH, Li HK, Asirvatham SJ, McLeod CJ：Parahisian pacing: technique, utility, and pitfalls. J Interv Card Electrophysiol 40：105-116, 2014.

6 この頻拍はなんだろう？房室回帰性頻拍と房室結節回帰性頻拍の鑑別

弘田隆省　高知大学医学部循環器内科

頻拍回路の違いを見極めるため，心臓電気生理学的検査をしっかり理解しておきましょう。

Point

まずはこれだけ押さえよう

1. His束電位を明瞭に記録できる位置にカテーテルを安定させましょう。
2. 逆行性心房興奮の最早期興奮部位を確認しましょう。
3. 頻拍発作時の興奮順序を確認しましょう。
4. 頻拍発作時に心室からペーシング刺激して心房早期捕捉の有無を確認しましょう。

12誘導心電図での鑑別

- 頻拍発作時の12誘導心電図で逆行性P波の位置で頻拍を推測してみましょう。逆行性のP波がQRSに重なってしまいまったく確認できない場合や，QRSの直後に逆行性P波が確認される場合は，房室結節回帰性頻拍（slow-fast型）が疑われます（図1）。

ここに注目

II，III，aV_F誘導のQRS直後に，逆行性P波が確認できます。

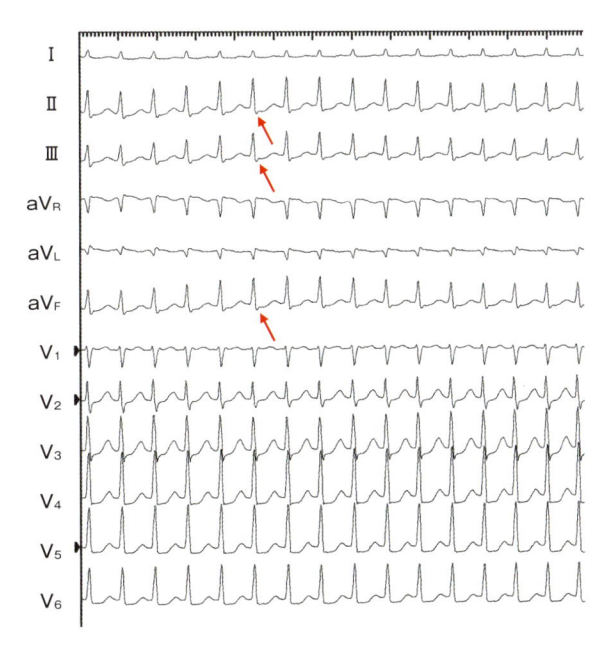

図1　体表面12誘導心電図（房室結節回帰性頻拍）

- QRSよりも少し遅れてT波の上行脚部分に逆行性P波が確認される場合は，房室回帰性頻拍の可能性を考えます(図2)。ただし，房室結節回帰性頻拍であっても，slow-fast型の一部やslow-slow型ではT波の上行脚部分に逆行性Pを認める場合があります。診断には心臓電気生理学的検査が必須です。

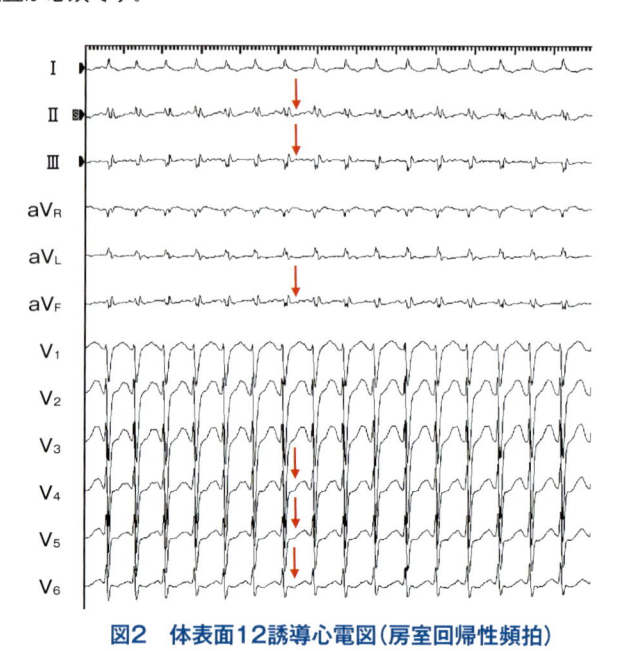

図2　体表面12誘導心電図（房室回帰性頻拍）

ここに注目

Ⅱ，Ⅲ，aV_F，V_{4-6}誘導でQRSより少し遅れて，T波の上行脚部分に逆行性P波が確認できます。

心臓電気生理学的検査での鑑別

- 心臓電気生理学的検査用カテーテルは，高位右房，His束，右室心尖部，冠状静脈洞に留置します（右心系の副伝導路が疑われる場合は三尖弁輪に多極カテーテルを留置します）。このときHis束電位の記録が，診断に非常に重要です。His束が明瞭に記録できる位置にカテーテルを安定させましょう。

非発作時の心臓電気生理学的検査①心室刺激法

- 右室より刺激を施行し逆行性心房興奮があれば最早期を確認しましょう。もし逆行性心房興奮がない場合は，頻拍は心房頻拍の可能性が高いと判断できます。逆行性心房興奮の最早期興奮部位が心房中隔より離れた僧帽弁輪や三尖弁輪にあれば，副伝導路を示唆する所見です(図3)。

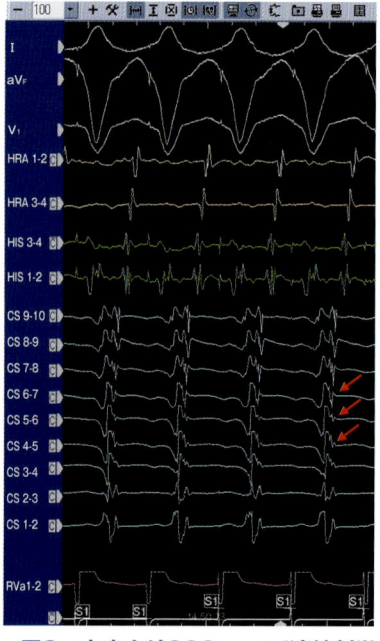

図3　右室より200ppmで連続刺激

ここに注目

逆行性心房興奮の最早期は冠状静脈洞の前側壁に認め，同部位の副伝導路を疑います。

- 逆行性心房興奮の最早期部位が心房中隔の近傍にある場合は，房室結節を介した伝導と副伝導路を介した伝導の鑑別が必要です(図4)。

> **ここに注目**
> 逆行性心房興奮の最早期部位は中隔(His束電位の記録部位)に認めます。

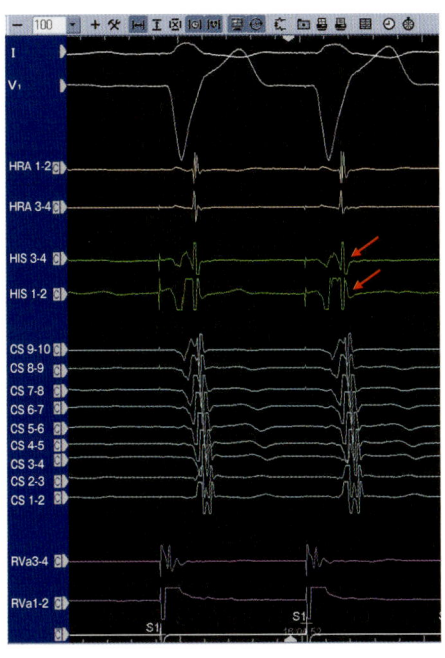

図4 右室より100ppmで連続刺激

逆行性心房興奮の最早期部位が中隔の場合の鑑別方法
心室連続刺激法，心室期外刺激法

- 刺激間隔を短くしていったときに心室から心房への伝導時間が減衰伝導特性を呈する場合は，多くは房室結節を介した伝導です。減衰伝導特性を呈さずに突然途絶する場合は副伝導路を介した伝導を示唆します(例外的に減衰伝導特性を有する副伝導路も存在します)(図5)。このとき，減衰伝導特性の有無を確認するだけでなく，逆行性心房興奮の最早期部位が変化していないか注意しましょう。心房最早期部位に変化があれば房室結節を介した伝導と副伝導路の両方を有しており，不応期の違いにより伝導が変化した可能性があります。

> **ここに注目**
> 連結期を短縮しても，逆行性心房興奮は減衰伝導特性を示さずに，600/360で突然伝導が途絶しました。副伝導路を介した伝導を疑わせる所見です。

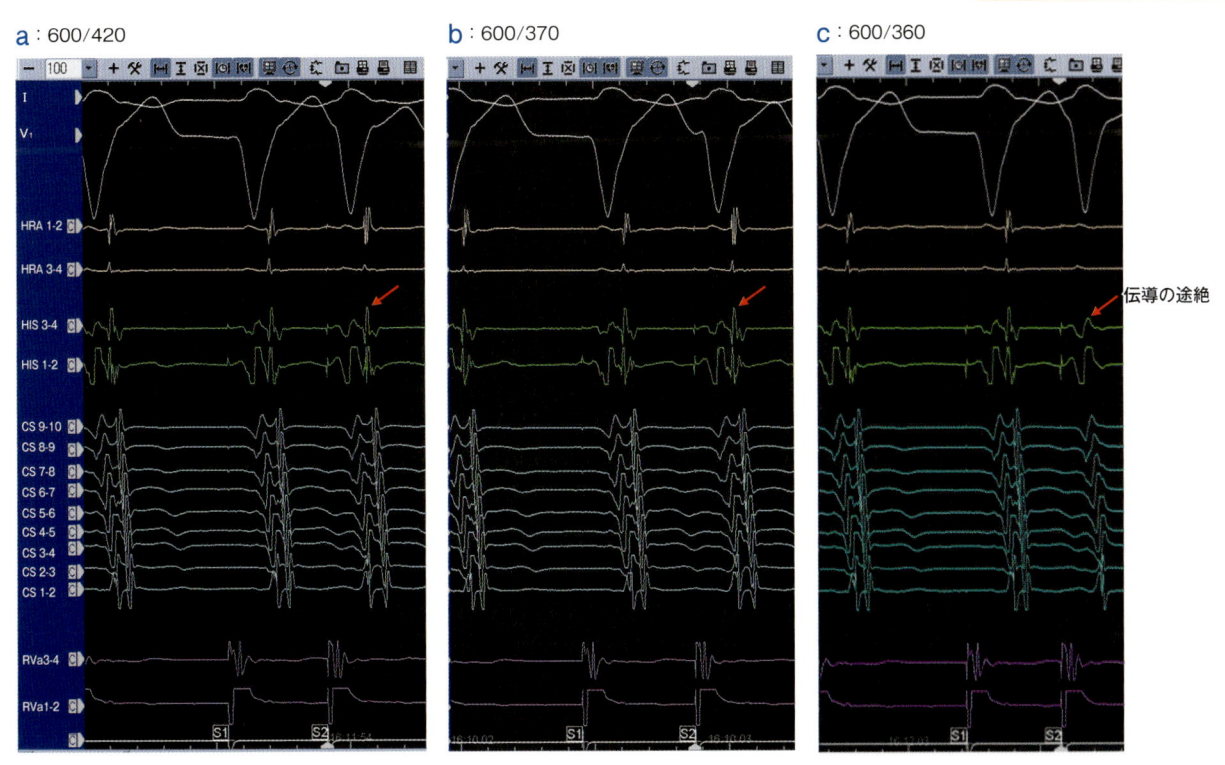

a : 600/420　　　b : 600/370　　　c : 600/360

図5 心室期外刺激法

Para-His ペーシング
● His束近傍で高出力から低出力までのペーシングを行い，ペーシング波形がnarrow QRS，wide QRSが形成されたときの，ペーシングから逆伝導心房興奮の最早期までの時間を比較します。narrow QRS，wide QRSで変化がなければ副伝導路，wide QRSを呈するほうが長ければ房室結節を介した伝導を示唆します(図6，7)(詳細はp.31を参照)。

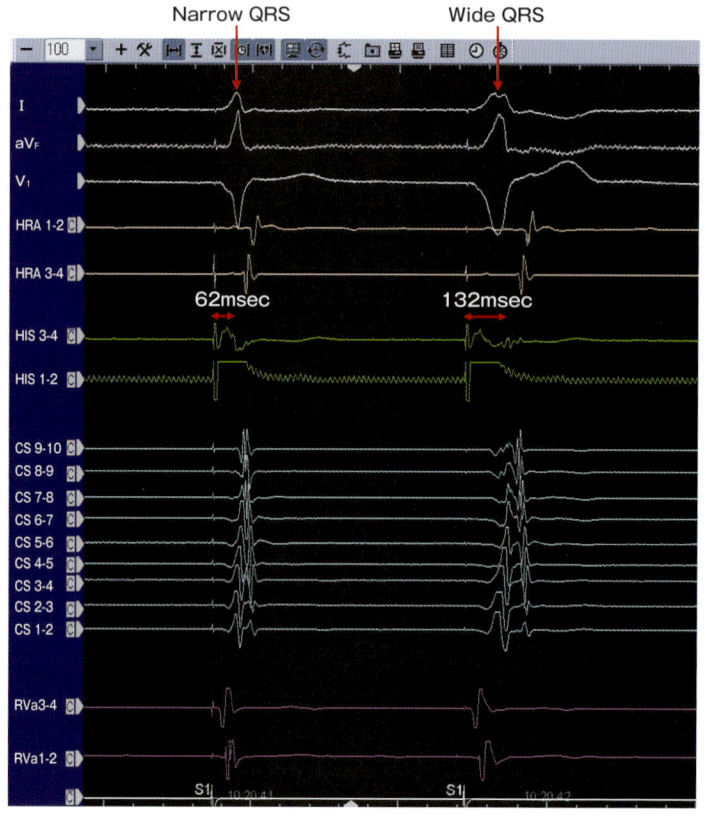

ここに注目

Narrow QRS時よりもwide QRS時の逆行性心房波の，ペーシングから最早期興奮部位までの時間が長く，房室結節を介した伝導を示唆しています。

図6 Para-His ペーシング心電図①（His1-2よりペーシング）

Narrow QRSではペーシングから逆行性心房波の最早期まで62msec。
Wide QRSではペーシングから逆行性心房波の最早期まで132msec。

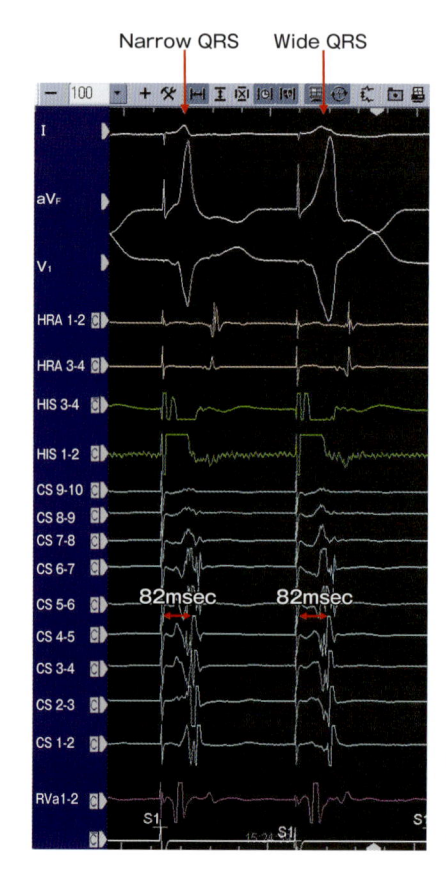

ここに注目

Narrow QRS，wide QRSともにペーシングから逆行性心房波の最早期興奮部位までの時間が82msecで同じです。副伝導路を介した伝導を示唆しています。

図7 Para-His ペーシング心電図②（His1-2よりペーシング）

Narrow QRSではペーシングから逆行性心房波の最早期まで82msec。
Wide QRSではペーシングから逆行性心房波の最早期まで82msec。

One Point Advice
- 逆行性心房興奮の最早期興奮部位が変化していないか注意しましょう。Narrow QRSとwide QRSの比較で最早期部位に変化があれば，房室結節を介した伝導と副伝導路の両方が存在している可能性があります。

薬剤投与
- 逆行性心房興奮が房室結節の逆伝導と副伝導路の逆伝導の融合波形となる場合や，副伝導路の存在を否定しておきたい場合に有用です。
- 心室刺激を行いながらアデホス®10〜20mgの投与を行い房室結節を介した伝導をブロックしてみましょう。心室から心房への伝導が途絶した場合は副伝導路の存在は否定的です。なにも変化がない場合や，逆行性心房興奮の最早期部位に変化があれば副伝導路の存在を示唆しています。

非発作時の心臓電気生理学的検査② 心房刺激法

連続刺激法
- 顕性WPW症候群(房室回帰性頻拍)では，連続刺激のペーシングレートを上げることや期外刺激法の連結期を短くすることでデルタ波がより確認しやすくなります。このことは，顕性WPW症候群のQRS波形が房室結節を介した伝導と副伝導路を介した伝導の両者の融合であり，ペーシングレートを上げることで，減衰伝導特性を示す房室結節を介した伝導の影響が小さくなり，副伝導路を介した興奮であるデルタ波が目立つことを意味しています。これとは逆に，デルタ波が消失する場合もあります。この現象はペーシングレートを上げることにより副伝導路が不応期となり，副伝導路と房室結節を介した伝導の融合波から，房室結節を介した伝導が単独になっていることを意味しています。
- 顕性WPW症候群以外では，心房の連続刺激で房室結節の伝導性の確認ができます。減衰伝導特性を示しAHの延長[速伝導路(fast pathway)から遅伝導路(slow pathway)への乗り換え]に伴って頻拍が誘発される場合があります。

WPW：Wolff-Parkinson-White

期外刺激法
- 期外刺激法では，jump up現象(fast pathwayからslow pathwayへの乗り換え)の有無を確認しましょう。典型例では，jump up後に逆行性心房興奮(エコー)の出現や頻拍発作が誘発されます(図8)。

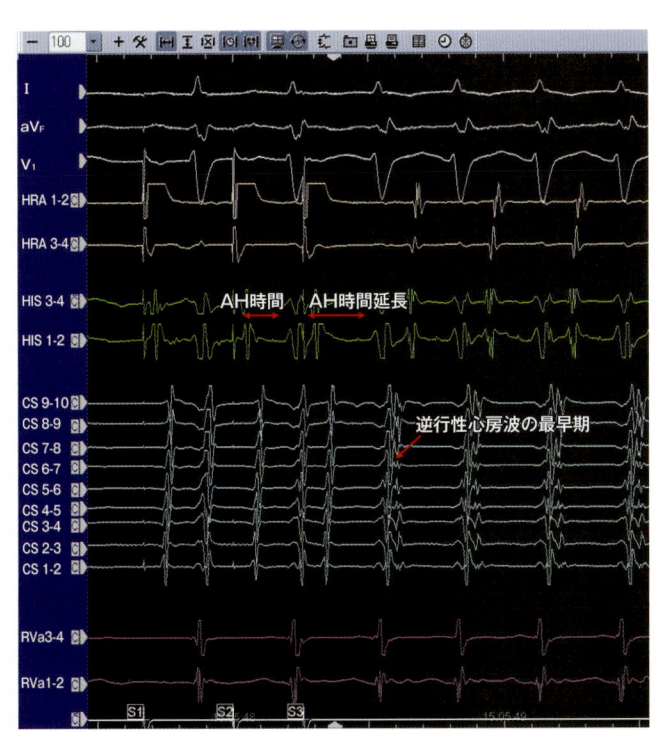

図8 心房期外刺激により頻拍が誘発
心房期外刺激によりAH時間が延長し，房室回帰性頻拍が誘発されています。

ここに注目
心房刺激からの頻拍の誘発性で房室回帰性頻拍と房室結節回帰性頻拍を鑑別することは困難です。逆行性心房波が房室結節を介しているのか，副伝導路を介しているのかという点に注目し，頻拍の鑑別を行いましょう。

頻拍発作時の心臓電気生理学的検査

- 頻拍発作時の興奮順序を確認しましょう。Narrow QRSの頻拍発作でHis束―心房興奮―心室興奮(H-A-V)の興奮順序を呈する場合は，この所見のみで房室結節回帰性頻拍と診断できます。心室を頻拍回路に含む房室回帰性頻拍ではHis束電位記録後，心室より心房が先に興奮することはありえません。His束―心室興奮―心房興奮(H-V-A)の興奮順序を呈する場合は，鑑別が必要です(図9，10)。

ここに注目
房室結節回帰性頻拍と診断できます。

知っ得 この所見で房室回帰性頻拍の鑑別は可能ですが，心房頻拍は否定できません。心房頻拍は，頻拍の始まり方や逆行性心房興奮の有無などから鑑別を行いましょう。

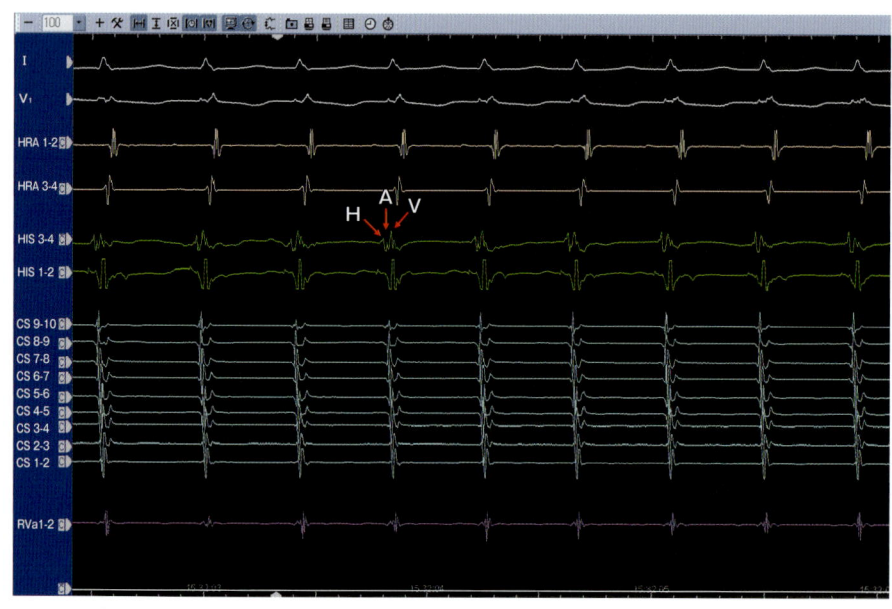

図9　興奮順序がH-A-Vの心内心電図

ここに注目
房室結節回帰性頻拍と房室回帰性頻拍の鑑別が必要なパターンです。

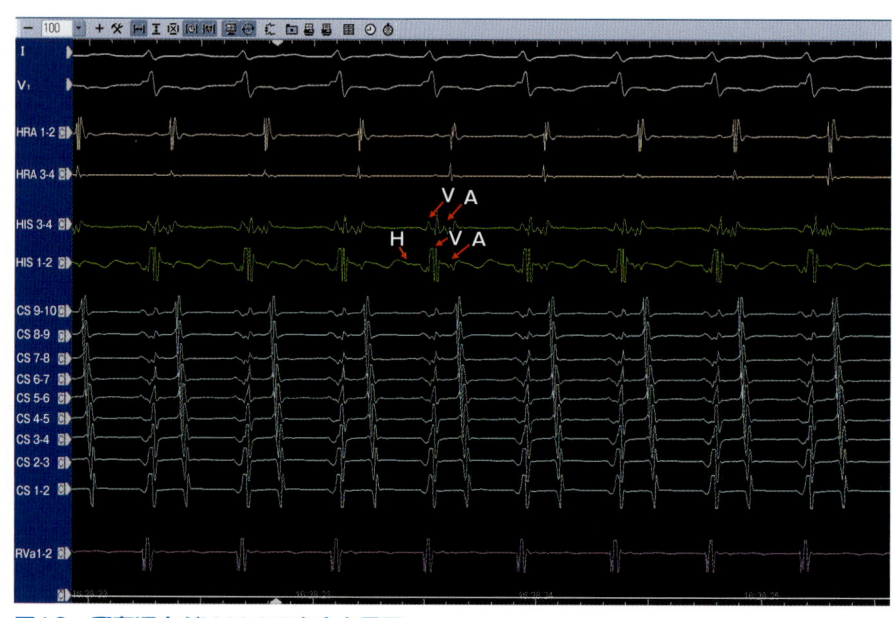

図10　興奮順序がH-V-Aの心内心電図

心房早期捕捉(頻拍中の心室期外刺激法)

- 頻拍中に心室をHis束不応期のタイミングで心室刺激(ペーシング)すると，心房が早期捕捉されて心房の頻拍周期に変動を認める場合があります。この現象は，心室刺激により副伝導路を介して心房が本来より早く興奮することで生じます。心室が頻拍回路に含まれていることを意味しており，房室回帰性頻拍を示唆する所見です(図11)。
- このときに注意が必要なのは，頻拍周期に変動がない場合でも房室回帰性頻拍を否定することができないという点です。心室のペーシング部位が副伝導路から遠いと心房が早期捕捉されませんので，副伝導路の存在が明らかな場合は，副伝導路の心室付着点の近く(心房興奮の最早期に近い部位の心室)をペーシングして確認してみましょう(図12)。

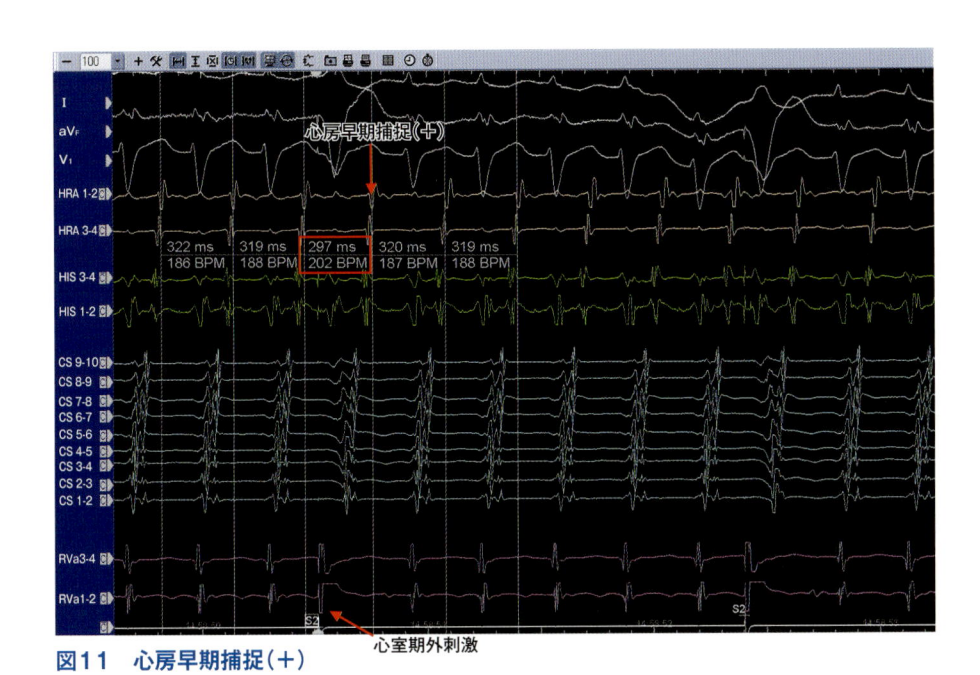

図11　心房早期捕捉(＋)

ここに注目
His束電位の記録されるタイミングで心室からペーシングを行うと，心房が早期捕捉されました。心室刺激を行った部分のみ，心房の興奮間隔が320msecより297msecに短縮しているのがわかります。房室回帰性頻拍を示唆する所見です。当然ですが，このとき，逆行性心房波の最早期興奮部位は変化しません。

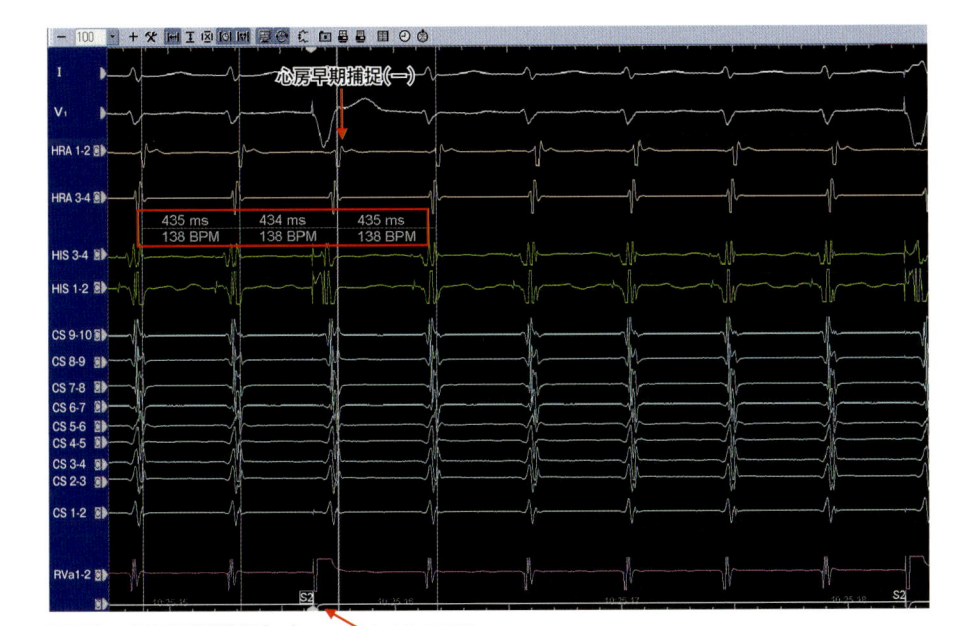

図12　心房早期捕捉(－)

ここに注目
His束電位の記録タイミングで心室をペーシングしていますが，心房の早期捕捉は認めませんでした。この所見のみでは房室回帰性頻拍を否定することはできません。

> I 心臓電気生理学的検査
> この頻拍はなんだろう？房室回帰性頻拍と房室結節回帰性頻拍の鑑別

One Point Advice

- His束不応期より早いタイミングで心室ペーシングした場合は，房室結節回帰性頻拍でも房室結節を介した逆伝導で心房が早期捕捉されることがありますので注意しましょう。
- His束不応期でペーシングできていることの判断は，下記のいずれかを満たす場合です。
  1. His束電位が記録されているタイミングで心室ペーシングがなされている
  2. 心室刺激時のQRS波形がペーシング単独の波形ではなく頻拍との融合波形である
  3. His束電位の記録タイミングが頻拍中と変化していない

脚ブロック出現時の頻拍周期の変化（Coumel現象）

- 頻拍中に右脚ブロックや左脚ブロックが出現し心室内の伝導時間が延長，それに伴い頻拍周期が延長する場合は，心室が頻拍回路に含まれていることを意味します。房室回帰性頻拍と診断されます。

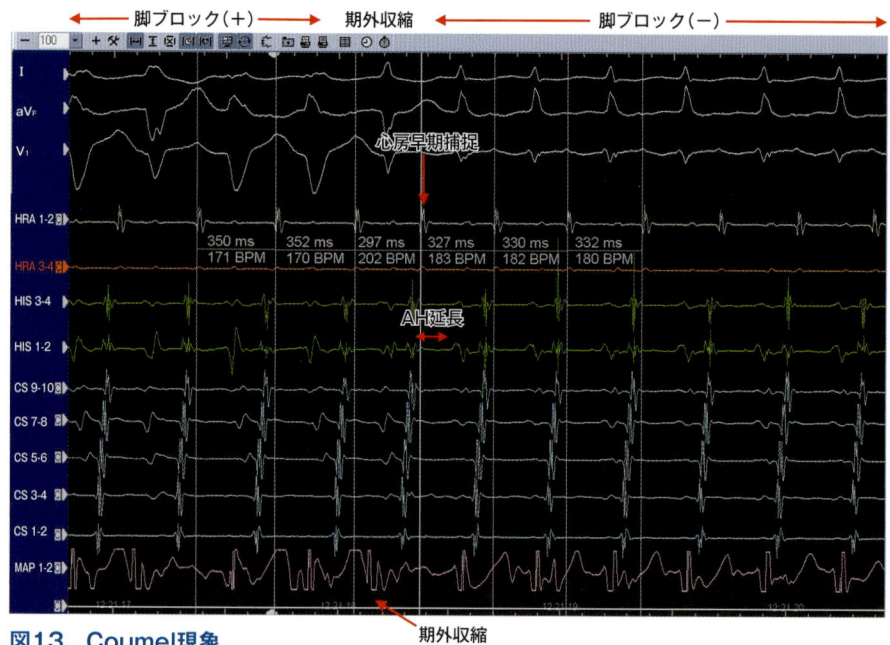

図13　Coumel現象

- 図13は左脚ブロックの改善に伴い頻拍周期が短縮しており一見Coumel現象と同様の所見に見えます。しかし，詳細にみると心室期外収縮により心房の早期捕捉が生じています。それにより，AH時間が延長し左脚ブロックが改善します(図14)。結果として頻拍周期が短縮しています。この場合は，頻拍回路に含まれる房室結節のAH時間と左室内伝導時間の両者が同時に変化していますので厳密にはCoumel現象とはいえません。しかし，AH時間が延長しているにもかかわらず頻拍周期の短縮を認めますので，心室が頻拍回路に含まれていると判断でき，房室回帰性頻拍と診断できます。

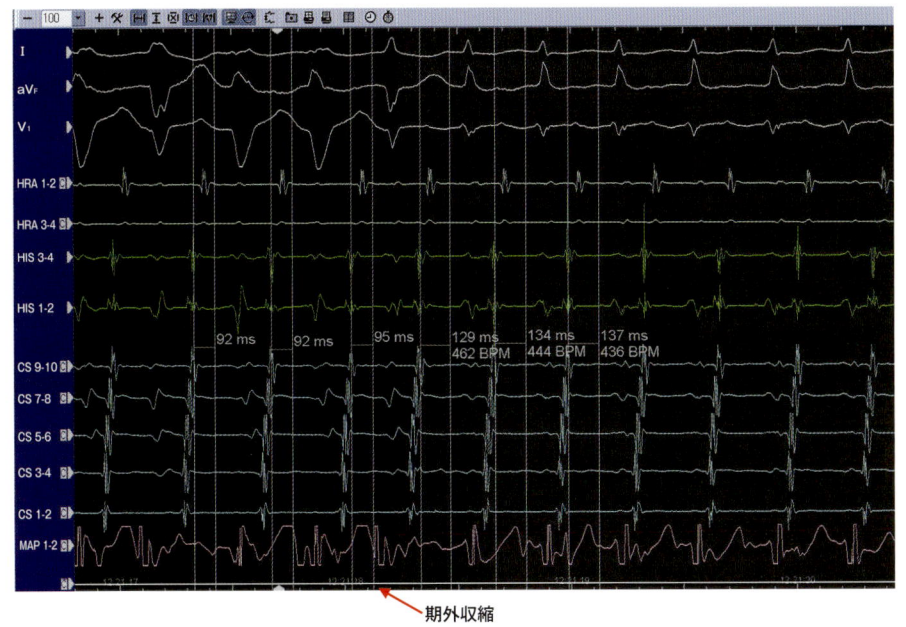

図14　AH時間が延長し左脚ブロックが改善

↑期外収縮

- 房室回帰性頻拍と房室結節回帰性頻拍は心臓電気生理学的検査で鑑別可能です。ただし，減衰導特性を有する副伝導など非典型例や，房室回帰性頻拍と房室結節回帰性頻拍の合併症例も報告されています。矛盾する所見が得られる場合は，1つの所見で診断を決めつけずに頻拍の全体像を想像することが重要です。

Ⅰ　心臓電気生理学的検査

この頻拍はなんだろう？　房室回帰性頻拍と房室結節回帰性頻拍の鑑別

いつもと違うPSVTがでている！？ Long RP'頻拍と鑑別法

末成和義　広島大学医学部循環器内科

鑑別診断は複雑に考えず，1つずつクリアしていきましょう。

Point

まずはこれだけ押さえよう

1. 「Long RP'頻拍」の鑑別診断を整理しましょう。
2. 「Long RP'頻拍」の12誘導心電図を理解しましょう。
3. 鑑別診断のための心臓電気生理学的手法を整理しておきましょう。

はじめに

- 前項までに登場した房室回帰性頻拍（**AVRT**），房室結節回帰性頻拍（**AVNRT**）は，通常short RP'頻拍を呈します。リエントリー回路に房室結節を含み，房室結節速伝導路（fast pathway）もしくは副伝導路（順行伝導が房室結節）を逆伝導することで心室興奮とともに心房に速く到達するためです。一方で，long RP'頻拍とは，頻拍中のP波が，先行するQRS波よりも次のQRS波に近く，P-R間隔よりR-P間隔のほうが長い上室頻拍（**SVT**）の総称です。Short RP'頻拍に比べるとlong RP'頻拍は，診断・治療ともに苦慮することがあります。そのため，発作時の心電図でlong RP'頻拍に遭遇した際には，カテーテル治療の術前に鑑別診断を整理し，心臓電気生理学的な鑑別法をシミュレーションしておくことが大切です。

AVRT：atrioventricular reciprocating tachycardia
AVNRT：atrioventricular nodal reentrant tachycardia

SVT：supraventricular tachycardia

「Long RP'頻拍」の鑑別診断について

- Long RP'型SVTは，心房由来のSVTか，房室結節がリエントリー回路に含まれるSVTか，に大別されます。下記に示す5種類の頻拍は，long RP'型を呈する可能性があります。
  ① 心房頻拍（**AT**）
  ② 稀有型房室結節回帰性頻拍（atypical fast-slow AVNRT）
  ③ 減衰伝導特性を有する逆行性副伝導路による房室回帰性頻拍（**PJRT**）
  ④ 房室結節遅伝導路（**SP**）に入り込むbystanderの結節―束枝副伝導路（**NFAP**）を有するatypical fast-slow AVNRT
  ⑤ SPに入り込むNFAPを介する房室回帰性頻拍（**NFRT**）

AT：atrial tachycardia
PJRT：permanent form of junctional reciprocating tachycardia
SP：slow pathway
NFAP：node-fascicular accessory pathway

- つまり，自動性心房頻拍も含め心房内に起源・回路がある頻拍，逆伝導路にSPを含む頻拍，もしくは減衰伝導特性を有する副伝導路を含む頻拍，がlong RP'型頻拍となります。**ただし，すべての心房頻拍がlong RP'型であるとは限らず，Ⅰ度房室ブロックを伴う心房頻拍はshort RP'型頻拍になりえますので注意してください。**

「Long RP'頻拍」の12誘導心電図

- 図1にSVT症例（70歳代，女性）の12誘導心電図を示しています。洞調律時（図1a）と頻拍発作時（図1b）を見比べてみるとP波の形が異なっており，頻拍中のP波は先行するQRS波よりも次のQRS波に近く，P-R間隔よりR-P間隔のほうが長いSVTであり，long RP'型SVTと診断されます。心房頻拍は，洞結節付近が起源のものを除いて，洞調律時と頻拍発作時のP波の形が異なり，12誘導心電図でのP波の形から心房頻拍の起源を想定できることが知られています[1]。Long RP'型頻拍を見た場合，その鑑別において重要となるのは，房室結節近傍起源の心房頻拍と房室結節関連の頻拍（atypical fast-slow AVNRT，PJRT）です。これらの頻拍は，頻拍発作時のP波の形態や心内心電図における心房シークエンス（興奮順序）が類似しているためです。P波の形の共通点は，下壁誘導（Ⅱ，Ⅲ，aV_F）で陰性になることです。ただしPJRTは，その名のとおり発作を終日繰り返すことが多く，薬剤抵抗性で，重度であれば頻拍誘発性心筋症を呈していることもあり，臨床所見からPJRTを疑うことができます。

ここに注目
12誘導心電図のP波が下壁誘導（Ⅱ，Ⅲ，aV_F）で陰性であった場合，心房下部由来の心房頻拍を想定しますが，His束近傍起源の心房頻拍，房室結節関連のSVT，の鑑別も考えておきましょう。

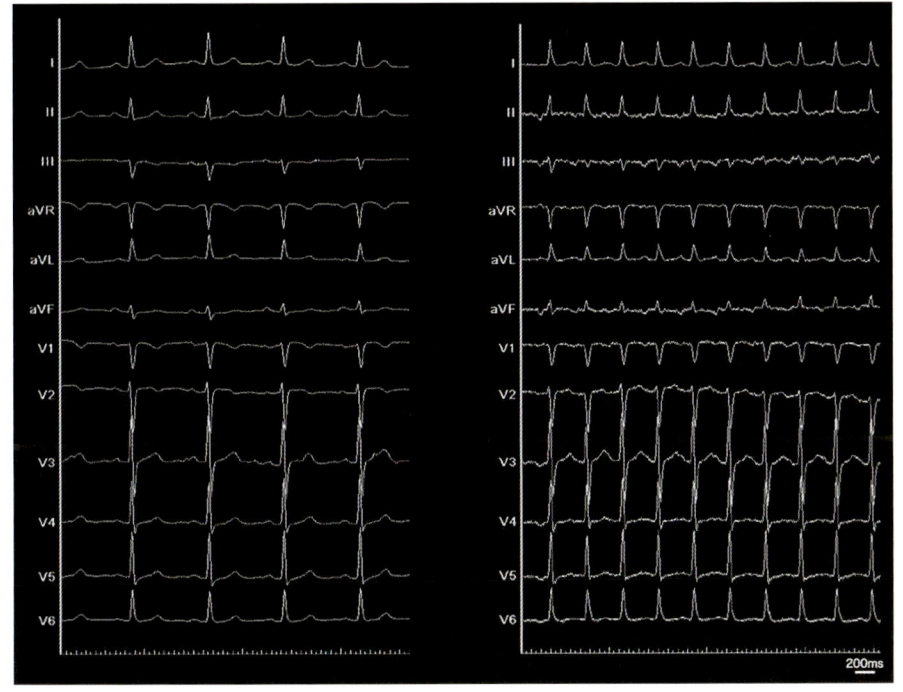

ここに注目
PJRTは，1975年にCoumel[2]によってはじめて報告された減衰伝導特性を有する副伝導路を介したAVRTです。

図1 Long RP'頻拍①
70歳代，女性。傍His束起源心房頻拍の体表面心電図。
（a）洞調律時の心電図（b）頻拍発作時の心電図を示す。発作中のP波は明瞭に認められ，洞調律中のP波の形態と異なる。RP間隔はPR間隔より長く，long RP'型頻拍と診断される。

心臓電気生理学的検査

- long RP'型頻拍において鑑別対象となる房室結節近傍起源の心房頻拍，atypical fast-slow AVNRT（bystander NFAPを有する頻拍も含む），PJRT，の鑑別法を中心に解説します。洞調律時の心内心電図，各種プログラム刺激の所見，頻拍中の心房・心室プログラム刺激に対する頻拍の反応から鑑別診断をしていきましょう。
次に洞調律時，頻拍発作時の心臓電気生理学的検討項目をまとめています。

＜洞調律時＞
1. 洞調律時の刺激伝導系評価
2. 高位右房からのプログラム刺激による順行伝導特性
3. 右室心尖部からのプログラム刺激による逆行伝導特性
4. 頻拍と同周期での右室心尖部からの頻回刺激法
5. Para-Hisペーシング法

＜頻拍発作時＞
1. 頻拍時の心房シークエンスの観察
2. 頻拍時のA-His間隔，V-A間隔，His-A間隔の計測
3. 高位右房からの頻回刺激法
4. 右室心尖部からの頻回刺激法
5. His束が不応期のタイミングでの心室プログラム刺激（リセット現象）

- これらから得られた刺激伝導系の情報（房室結節二重伝導路や副伝導路の有無）や，頻拍に対するプログラム刺激の反応などを参考に鑑別診断を進めていきます。まず，洞調律時の心内心電図から，AH，HV時間を計測し，続いてプログラム刺激で，順伝導・逆伝導における二重伝導路の有無を確認します。
- 頻拍と同周期で右室心尖部から頻回刺激を行い，心房シークエンスが頻拍時のものと同一である場合，房室結節遅伝導路，減衰伝導特性を有する副伝導路を介したSVTの可能性が示唆されます。Long RP'型頻拍で，頻拍中の心房最早期部位がHis束の場合，1997年に家坂らが報告したアデノシン三リン酸（ATP）感受性心房内リエントリー性頻拍[3]を考慮します。ATP感受性心房頻拍は，房室ブロックに至らない程度の少量ATPで停止することが報告されています（平均3.9±1.2mg）。

- 心房頻拍の特徴としては，洞結節近傍起源のものでない限り頻拍時のP波の形は洞調律時のものと異なる，頻拍は房室伝導に関係なく誘発され・持続する，心室からの頻拍誘発時もしくは頻拍中の心室ペーシングにおいて「V→A→A→V」興奮を示す（図2），頻拍と同周期での心室ペーシングによる逆伝導の心房シークエンスが異なる，A-A間隔が次に続くV-V間隔に影響する，心房期外刺激で頻拍はリセットされ次に続く心房波は直前の心室波との関連性がない，頻拍時の心室プログラム刺激で心房が興奮して頻拍が停止する，などにより診断されます。
- 逆伝導がSPを伝導する場合や減衰伝導特性のある副伝導路を伝導する場合には，偽性「V→A→A→V」興奮を示すことがあり注意が必要です。図1の症例は，下壁誘導（Ⅱ，Ⅲ，aV_F）で陰性であり，「V→A→A→V」興奮で頻拍が誘発され（頻拍周期 332msec）（図3），心房最早期がHis束であり，少量ATP（2.5mg）で頻拍が停止しており（図4），前述のATP感受性心房頻拍が考えられます。

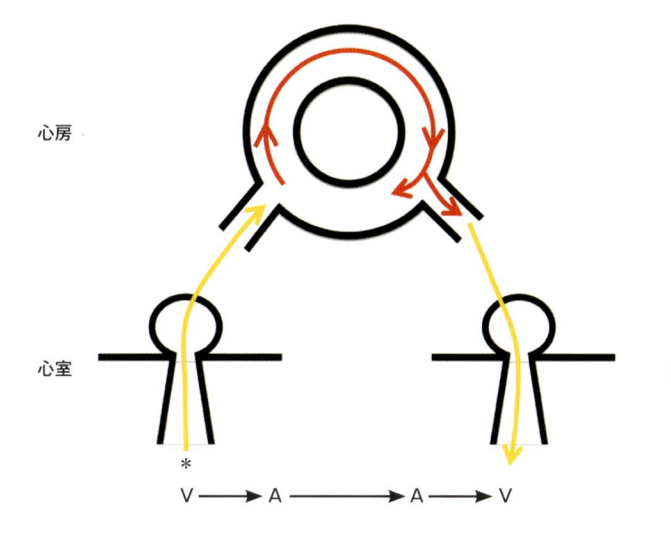

図2 「V→A→A→V」興奮の模式図

心房内リエントリー性頻拍を例に「V→A→A→V」興奮を示す。「＊」から興奮が始まり「心室」→「心房内リエントリー」→「心室」の伝導様式を示している。

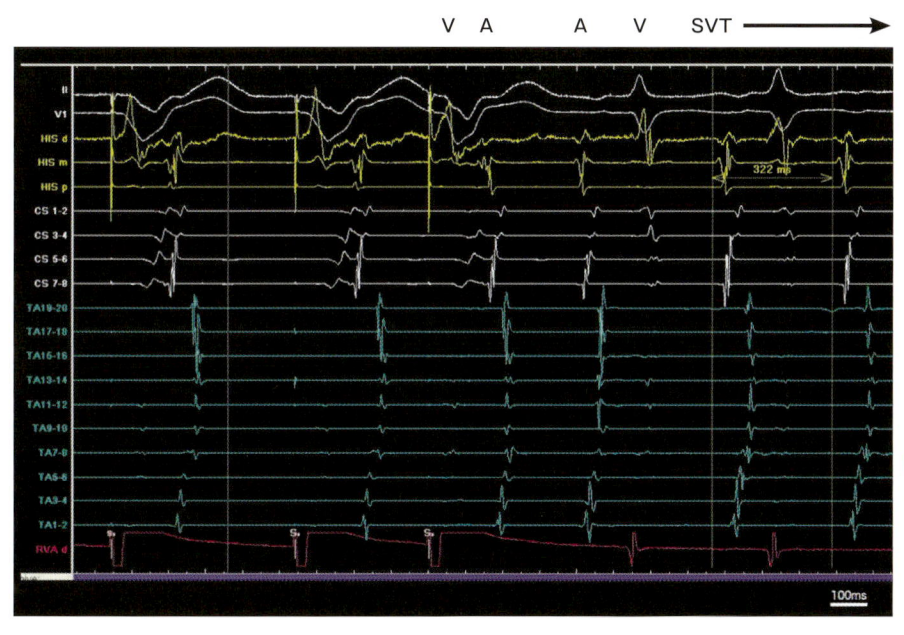

図3 頻拍誘発時の心内心電図

心室期外刺激により頻拍が誘発され、いわゆる「V→A→A→V」興奮を示している（頻拍周期 332msec）。HIS：His束電位、CS：冠状静脈電位、TA：三尖弁輪電位、RVA：右室心尖部電位。

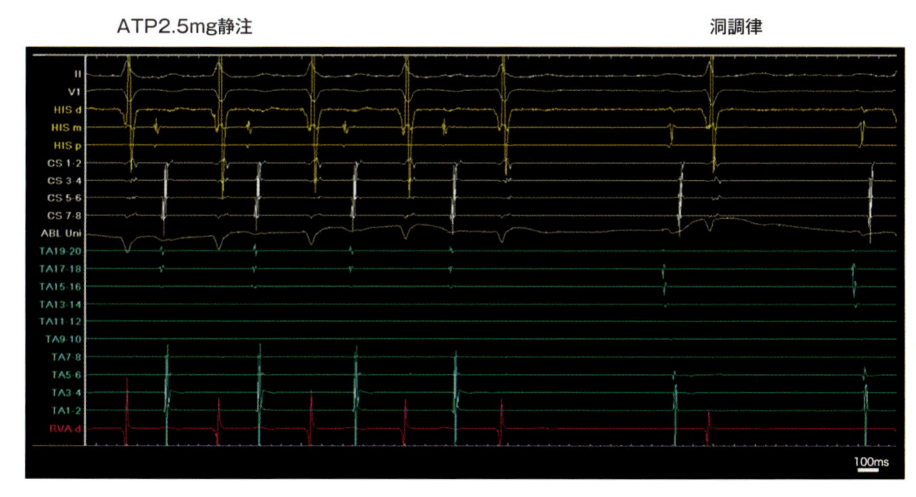

ここに注目

房室結節に明らかな逆伝導がない場合でも、自律神経緊張の度合いで変化するため、isoproterenol投与を検討してください。

図4 アデノシン三リン酸（ATP）急速静注に対する反応

心房最早期興奮部がHis束近傍で、頻拍中に少量ATP（2.5mg）を静注することで速やかに頻拍が停止していることから、家坂らが報告したATP感受性心房頻拍と診断される。

- 続いて，房室結節関連のlong RP'型頻拍の鑑別法について考えてみましょう。Atypical fast-slow AVNRT（bystander NFAPを有する頻拍も含む）・NFRTとPJRTとの間で最も異なる点は，房室結節との関連性です。Atypical fast-slow AVNRT（bystander NFAPを有する頻拍も含む）・NFRTでは1：1の房室伝導の関係性は必要なく，それに対してPJRTは房室結節を順行伝導するため1：1の関係性が必要です。NFRT，PJRTにおいては，His束が不応期のタイミングでの心室プログラム刺激によって頻拍はリセットされ，心房を早期捕捉する現象が観察されます。ただし，PJRTに関連する副伝導路は減衰伝導特性を有していますので，外見上，頻拍がリセットされていないように見える場合もあり注意が必要です。
- Para-His束ペーシング法[4]も有用で，逆伝導路が房室結節もしくは副伝導路経由なのかについて鑑別することができます。Para-His束ペーシング法は，His束波が記録される電極から出力を変えながら刺激を行い，心室興奮過程を変化させて逆伝導の変化を見る手法です（詳しくはp.31を参照してください）。
- 右室ペーシングでのエントレインメントを行うと，atypical fast-slow AVNRTではHis束をorthodromic captureすることはありませんが，PJRT，NFAPをbystanderとして回路を形成するatypical fast-slow AVNRT，NFRTではHis束をorthodromic captureします。さらに，頻拍回路に脚枝を含むSVT（PJRT，NFRT）は，頻拍中の脚ブロックによって頻拍周期に影響を受けることが知られています（Coumel現象）。頻拍中に右室心尖部から10～40msec短めの周期でペーシングを行い，ペーシング終了後（頻拍は持続）の第1拍目までのV-V間隔（**PPI**）が115msec以上であればatypical fast-slow AVNRT（bystander NFAPを有する頻拍も含む）を考慮します[5]。
- ΔAH（頻拍周期と同等の心房ペーシングから得られたAH間隔－頻拍中のAH間隔）が20msec以下の場合，PJRTが考えられます。40msec以上であれば，atypical fast-slow AVNRT（bystander NFAPを有する頻拍も含む），NFRTを考慮します[6]。
- 図5に別のSVT症例（60歳代，男性）の12誘導心電図を示します。頻拍時（図5b）は，385msecの頻拍周期で，四肢誘導のP波はT波と重なり不鮮明ですが，long RP'型頻拍を呈しており，下壁誘導（Ⅱ，Ⅲ，aV_F）で陰性であり，洞調律時（図5a）のものとは

> **ここに注目**
>
> リセット（心房早期捕捉）現象：SVT中にHis束が不応期のタイミングでの心室プログラム刺激によって，期外刺激を挟んだA-A間隔が短縮する場合に「頻拍のリセットあり」と判断します。つまり，副伝導路を介するAVRTである可能性が示唆される所見です。

PPI：post pacing interval

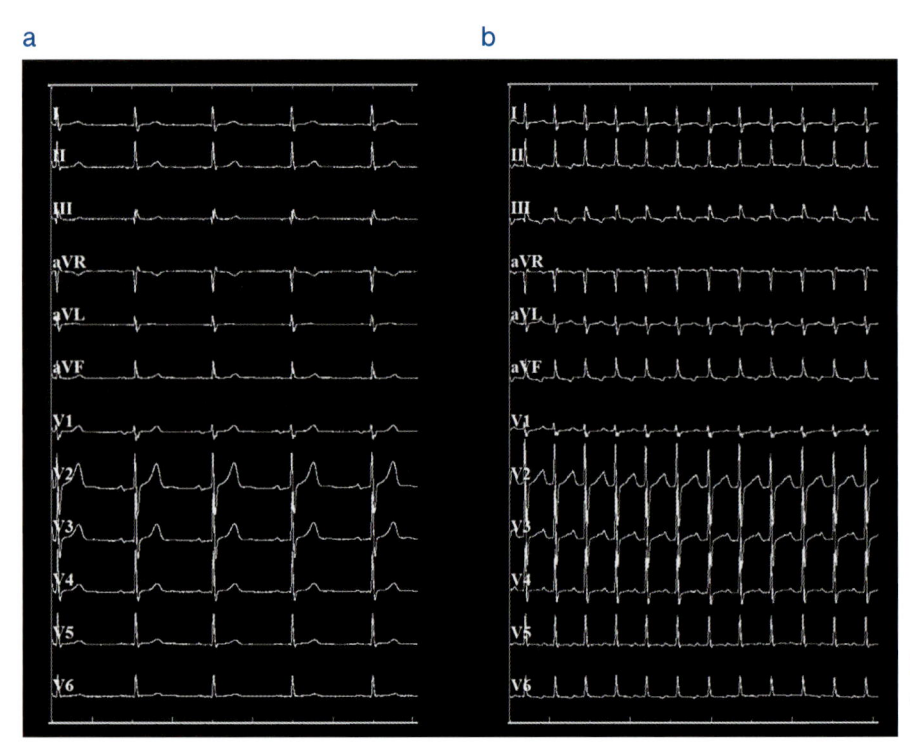

図5 Long RP'頻拍②
60歳代，男性。（a）洞調律時の12誘導心電図。（b）頻拍発作時の12誘導心電図。

異なります。頻拍発作は，「V→A→V」興奮パターンで誘発されました(図6)。心内心電図(図7)を見ると，CS入口部が心房最早期部位です。His束が不応期のタイミングでの心室プログラム刺激によって頻拍はリセットされず(図8)，Para-Hisペーシング法(図9)でも房室結節パターンを示しており，atypical fast-slow AVNRTと診断されます。

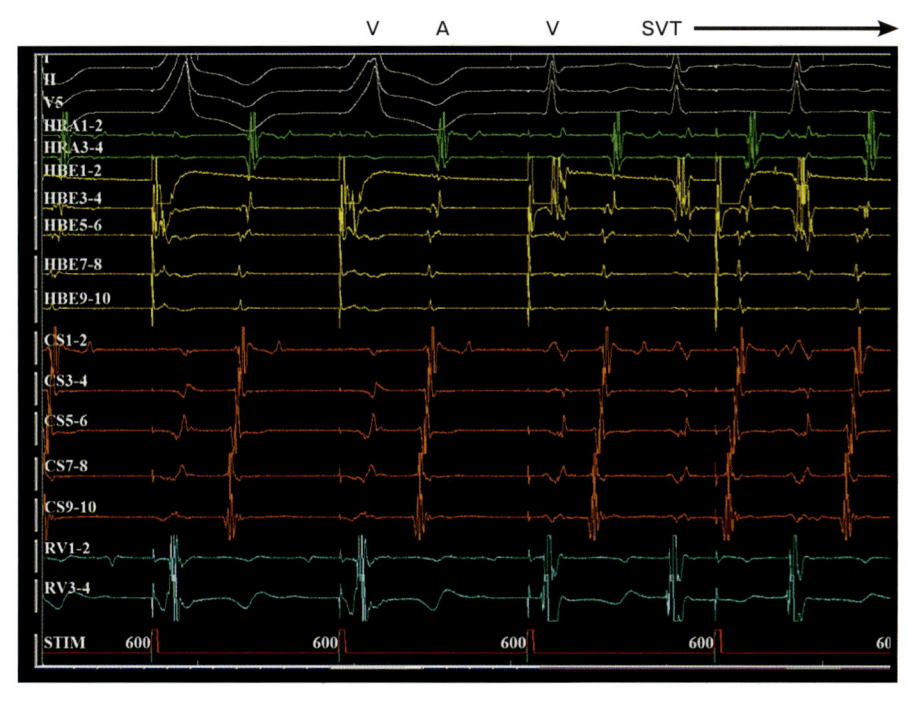

図6　頻拍誘発時の心内心電図

右室心尖部頻回刺激により「V→A→V」興奮でSVTが誘発されてる。HRA：高位右房，HBE：His束電位，CS：冠状静脈電位，RV：右室心尖部電位。

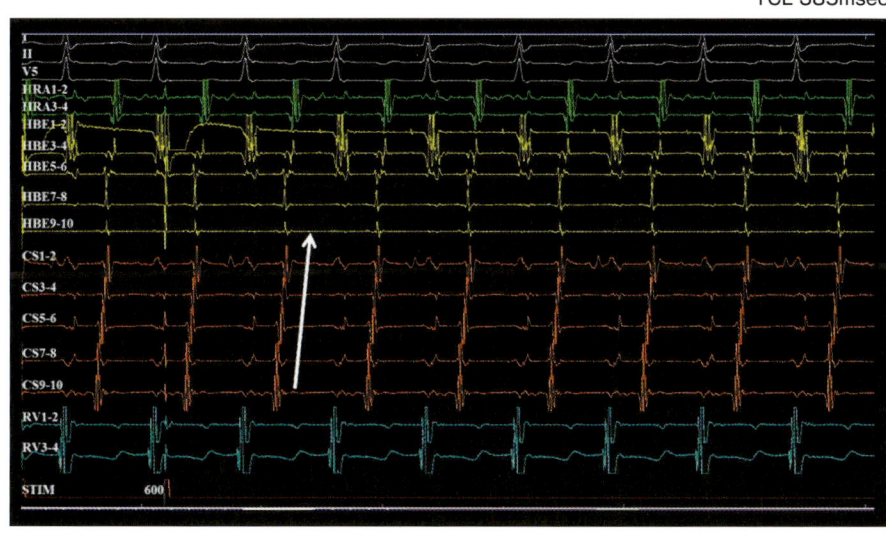

図7　頻拍時の心内心電図

頻拍時の心内心電図を示す。頻拍周期は385msecで，CS入口部が心房最早期部位。

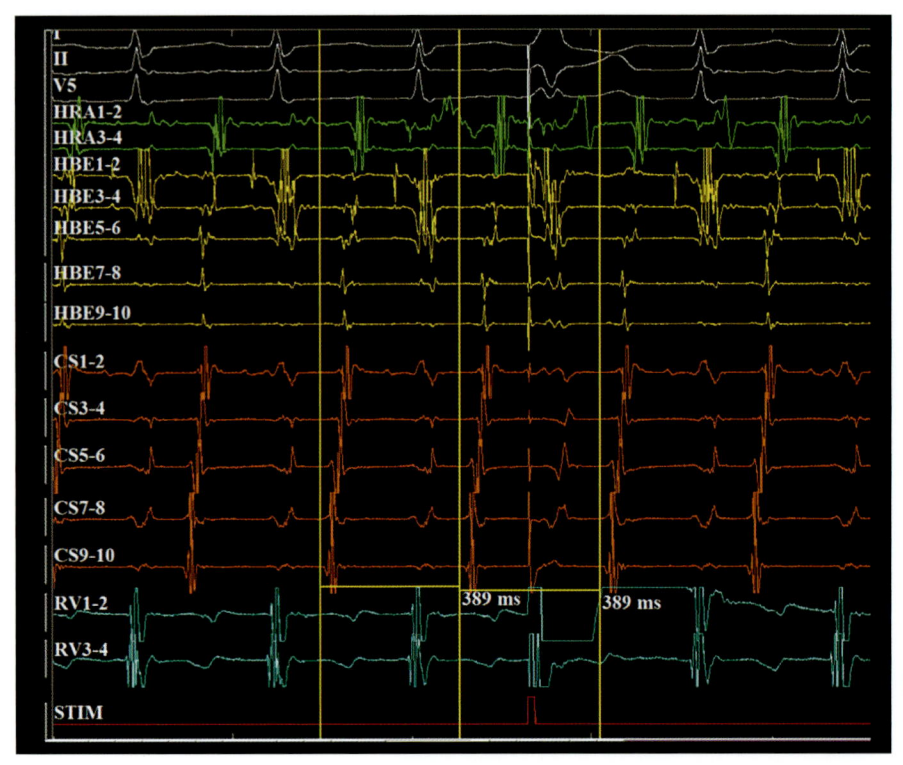

図8 頻拍のリセット

His束が不応期のタイミングでの心室プログラム刺激により頻拍はリセットされていない。

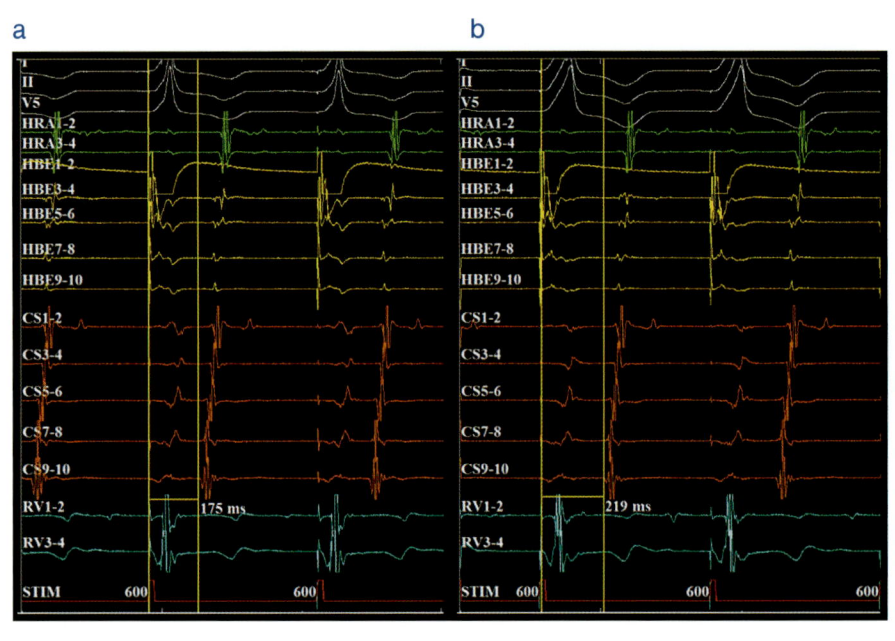

図9 Para-Hisペーシング法

a：高出力ペーシングによって局所心室筋および刺激伝導系を捕捉している（スパイクから最早期A波は175msec）。
b：低出力ペーシングになると局所心室筋のみを捕捉しており、スパイクから最早期A波は219msecと延長していることがわかる。したがって、逆行性心房興奮は副伝導路を介してではなく、房室結節を介して逆伝導していることが示される。

One Point Advice

● 上室頻拍の鑑別診断には心内心電図の電位が重要です。特にHis束電位は頻拍の鑑別診断に重要ですので、His束電位がきちんと記録できる場所に置くように心がけましょう。

参考文献

1) Kistler PM, Roberts-Thomson KC, Haqqani HM, et al：P-wave morphology in focal atrial tachycardia: development of an algorithm to predict the anatomic site of origin. J Am Coll Cardiol 48：1010-1017, 2006.
2) Coumel P：Junctional reciprocating tachycardias. The permanent and paroxysmal forms of A-V nodal reciprocating tachycardias. J Electrocardiol 8: 79-90, 1975.
3) Iesaka Y, Takahashi A, Goya M, et al：Adenosine-sensitive atrial reentrant tachycardia originating from the atrioventricular nodal transitional area. J Cardiovasc Electrophysiol 8：854-864, 1997.
4) Hirao K, Otomo K, Wang X, et al：Para-Hisian pacing. A new method for differentiating retrograde conduction over an accessory AV pathway from conduction over the AV node. Circulation 94：1027-1035, 1996.
5) Michaud GF, Tada H, Chough S, et al：Differentiation of atypical atrioventricular node re-entrant tachycardia from orthodromic reciprocating tachycardia using a septal accessory pathway by the response to ventricular pacing. J Am Coll Cardiol 38：1163-1167, 2001.
6) Ho RT, Frisch DR, Pavri BB, et al：Electrophysiological features differentiating the atypical atrioventricular node-dependent long RP supraventricular tachycardias. Circ Arrhythm Electrophysiol 6：597-605, 2013.

8 エントレインメントペーシング(entrainment pacing)ってなんだろう？ 方法とその解釈

北村　健　東京都立広尾病院循環器科

エントレインメント現象を理解し，実際にエントレインメントペーシングを行い，解釈ができるようになりましょう。

Point まずはこれだけ押さえよう

1. エントレインメント現象が1つでも見られれば，その頻拍の機序はリエントリーです。
2. エントレインメントペーシング(PPI)の測定により頻拍回路，至適通電部位の同定が可能です。
3. コンシールドエントレインメントとマニフェストエントレインメントの違いを把握しましょう。
4. エントレインメントペーシングはすべての頻拍には有用ではないのでその限界を把握しましょう。

PPI：post pacing interval

エントレインメントペーシングとは

- エントレインメントペーシングはリエントリーを発生機序とする頻拍で，①頻拍の機序がリエントリーであると診断すること，②リエントリー回路の同定，③至適通電部位のマッピングを可能とする，頻拍中に行うペーシング手技です。実際の臨床では，①を前提としてアブレーション至適部位の同定法として②，③を用いることが一般的です。
- エントレインメント(乗り込み)現象はWaldoらによって1977年に初めて心房粗動に対する高頻度心房ペーシングにより報告され[1]，Okumura，Waldoらによって現在広く知られている下記の4つの診断基準が提唱されました[2]。

エントレインメント現象

①コンスタントフュージョン(constant fusion)

頻拍中に頻拍周期より短い周期でペーシングを行ったとき，ペーシングによって捕捉された心拍のQRS波形(あるいはP波や心内電位波形)は頻拍波形とペーシング波形との融合波形(fusion)を呈し，最後の1拍を除いて常に一定で形を変えないという現象です(図1b，図4)。図1bにコンスタントフュージョンとなっている際の頻拍回路の模式図を示します。

②プログレッシブフュージョン(progressive fusion)

頻拍中にペーシング周期を徐々に短くすると，fusionの波形の程度が変わるために，本来の頻拍波形からペーシング波形に近づいたfusionした心電図波形となります(図

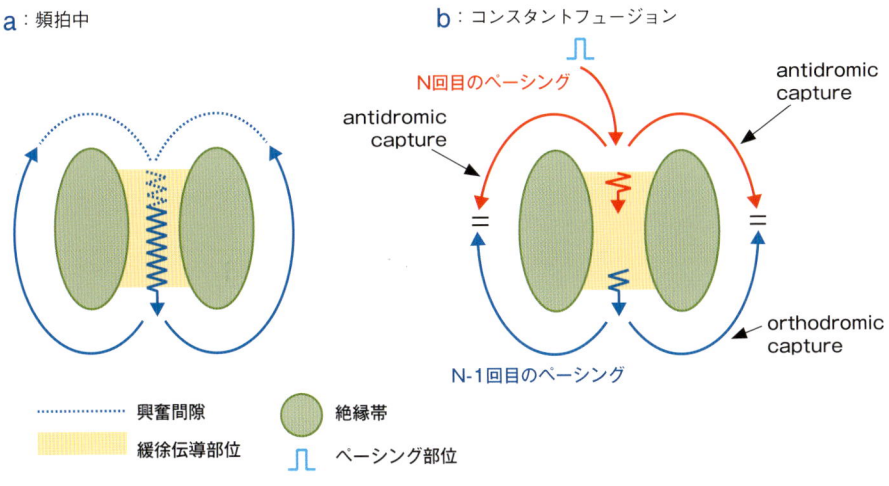

図1 コンスタントフュージョンの模式図

エントレインメントペーシングにはaの点線で示された，興奮間隙とよばれる頻拍中に回路上の興奮可能な領域が必須である。頻拍中に頻拍の回路外から頻拍周期より短い周期（20〜30msecほど）でペーシングを行うと興奮間隙に入ることができれば入口から興奮が進入し，頻拍と同じ方向（orthodromic capture）と反対方向（antidromic capture）へと進む。赤で示されたN回目のペーシングの興奮は頻拍と反対方向に進む（antidromic capture）と青で示されたN-1回目のペーシングの興奮と衝突する。一方で，頻拍と同じ方向で進んだ興奮（orthodromic capture）は，緩徐伝導部位を進み，次の（N+1回目の）ペーシングと衝突する。これが定常状態となるとコンスタントフュージョンの所見である。この際の回路上の興奮間隔は例外を除きすべてペーシング周期と一致している。

a：頻拍中
b：コンスタントフュージョン

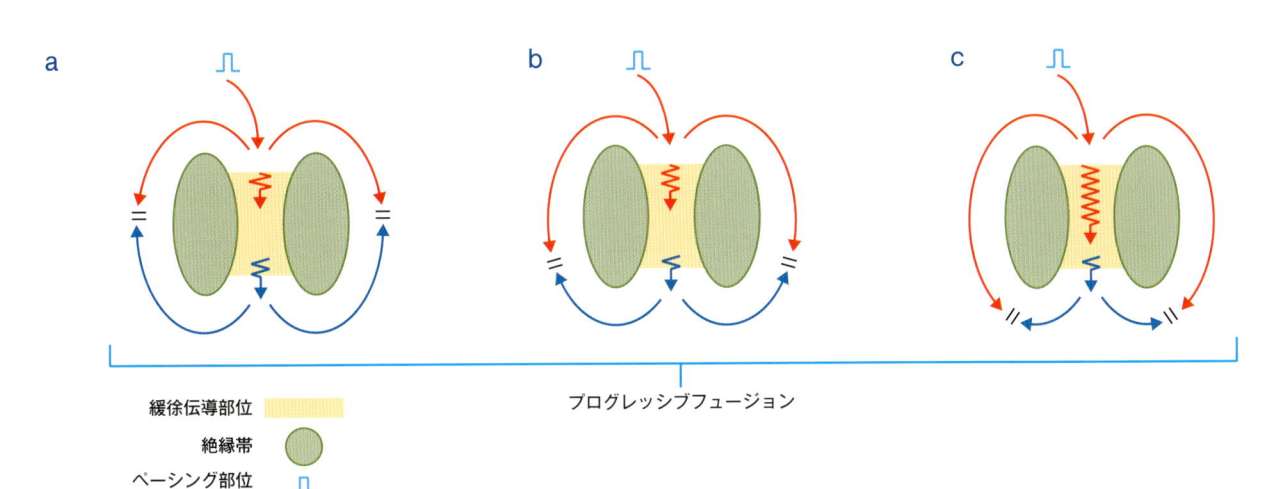

- …… 興奮間隙
- ● 絶縁帯
- ▨ 緩徐伝導部位
- ⊓ ペーシング部位

図2 プログレッシブフュージョンの模式図

図1bで見られたコンスタントフュージョンが得られた際のペーシング周期をさらに短くすると，bのようにペーシングによる興奮がより回路に進入するようになり，さらに周期を短くするとcのようにさらにペーシングによる興奮が回路を支配していく。この所見をプログレッシブフュージョンとよぶ。

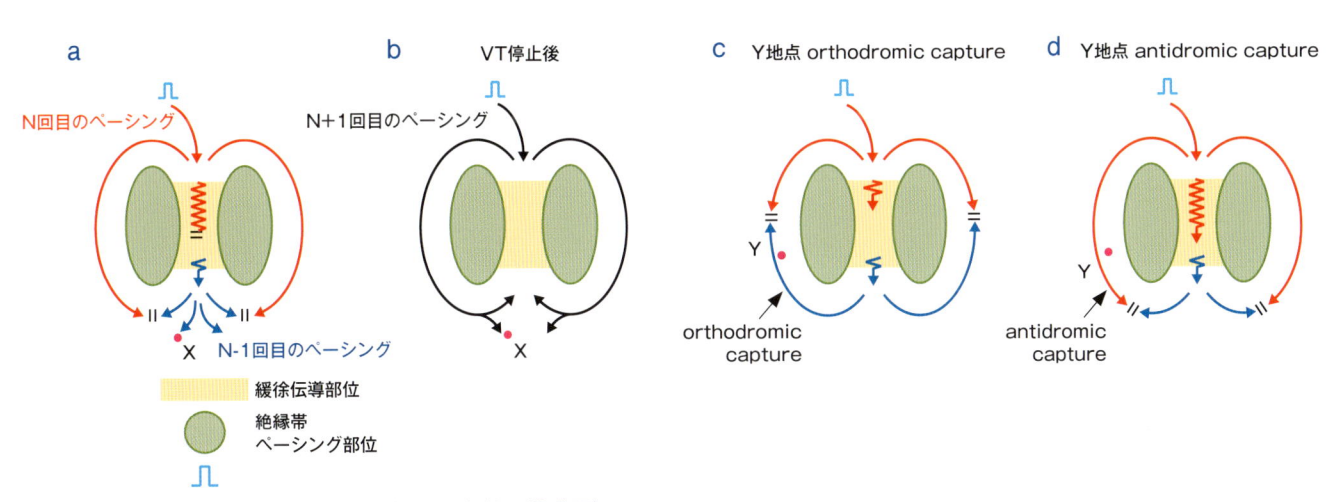

図3 エントレインメント現象（第3，4条件の模式図）

a：図2cの際のペーシング周期をさらに短くするとN回目のペーシングでは緩徐伝導部位でブロックが生じ，N-1回目のペーシングもN回目の興奮と衝突するため頻拍は停止する。地点XではN-1回目までペーシング地点から緩徐伝導部位を通って興奮が伝わってきていたが，N回目のペーシングによる緩徐伝導部位でのブロックのため，N回目のペーシングによる興奮が認められなかった。そのため，この部位でブロックが起こったと表現された。
b：黒で示されるその次のN+1回目のペーシングは頻拍停止後であり，ペーシングのみの興奮に支配された。地点Xではそれまで緩徐伝導部位を通って興奮が伝導していたのが，異なる方向から興奮し，かつ緩徐伝導部位を通らずに興奮が伝わるためより早いタイミングで興奮する。これをエントレインメントの第3条件という。
c：Y地点は頻拍と同じ方向からくるペーシングの興奮が進入し興奮している（orthodromic capture）。
d：ペーシング周期を短くするとペーシングによる興奮が回路により進入するためY地点は頻拍とは反対方向から来る興奮により興奮している（antidromic capture）。このようなペーシング周期が異なる際の局所での電位，伝導時間の変化をエントレインメントの第4条件という。

I 心臓電気生理学的検査

エントレインメントペーシング（entrainment pacing）ってなんだろう？ 方法とその解釈

2a～c, 図5）。模式図（図2a～c）ではペーシングを短くすることで頻拍回路へペーシングの興奮がより進入していることがわかります。

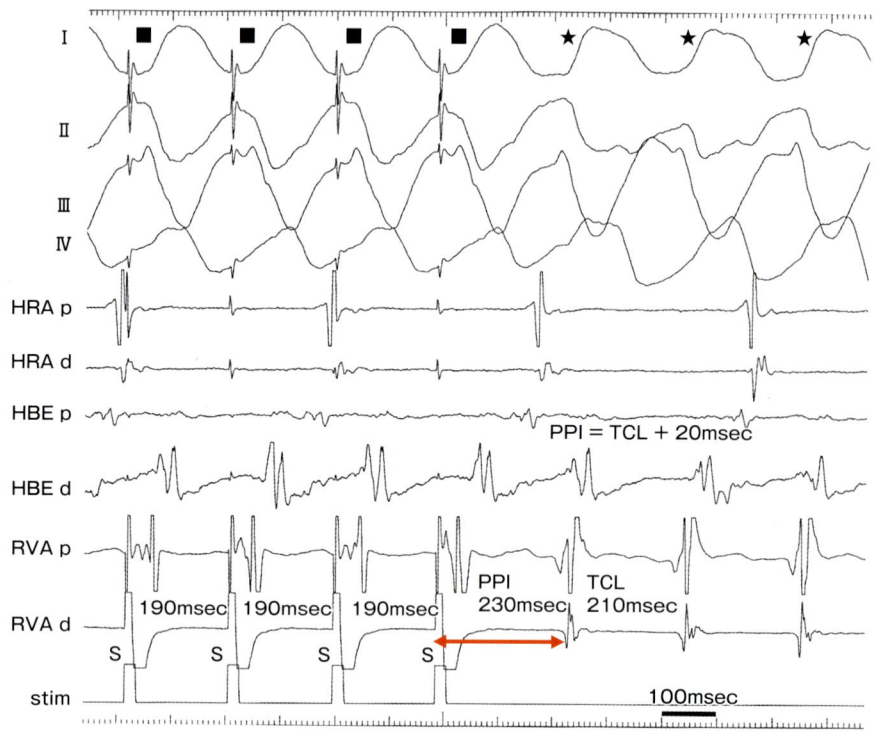

図4 コンスタントフュージョンの実例

心室頻拍中（頻拍周期210 msec）に右室心尖部から加えたペーシング周期190msecでの連続刺激によるエントレインメントペーシングの実例。ペーシング中のQRS波形（■）はVT波形とペーシング波形の融合波となり，右室心尖部RVA d以外の電極の心室波はペーシング周期と一致している。また，ペーシング中はRVA dの局所の心室波はペーシングにより捕捉され記録されなくなっている。

■はエントレインメント中のQRS波，★はVT中のQRS波形。PPIは230msecであり，マニフェストエントレインメントであることから，ペーシング部位は頻拍回路上のouter loopにあると想定される。

HRA：high right atrium, p：proximal, d：distal, HBE：his bundle electrogram, RVA：right ventricular apex, PPI：post pacing interval, TCL：tachycardia cycle length

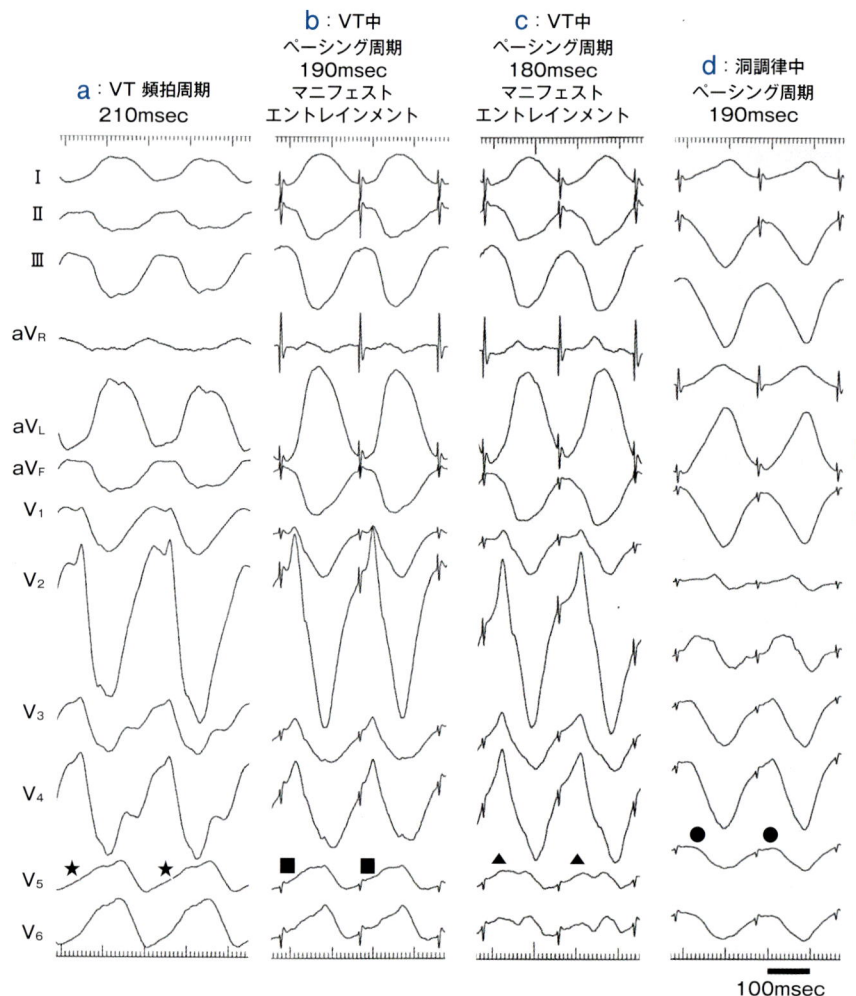

図5 プログレッシブフュージョンの実例

aが心室頻拍波形，bが頻拍周期210msecに対して右室心尖部から加えた190msecのペーシングでコンスタントフュージョンが得られている所見（図1），cがペーシング周期を180msecに短縮した際のエントレインメントペーシングの際の所見である。dは洞調律中の右室心尖部でのペーシング波形である。

特にV5誘導に注目すると，bに比べよりdで見られる洞調律中の右室心尖部からのペーシング波形に近づいていることがわかる（★：VT中のQRS波形＞■：BCL 190msecでのエントレインメント＞▲：BCL 180msecでのエントレインメント＞●：ペーシングのみで形成されたQRS波形）。これをプログレッシブフュージョンとよぶ）。

VT：ventricular tachycardia, BCL：基本刺激周期

③ペーシングにより頻拍が停止

ペーシングにより頻拍が停止した場合，ペーシング中に局所の伝導ブロックが認められます．その後のペーシングではブロック部を異なった方向からより短い伝導時間で興奮させるため，電位の波形が変化します．模式図を示します(図3a, b)．頻拍回路外のexit近傍の地点Xでは，伝導ブロック後にペーシングによる興奮が伝導遅延部位を通らずにより早いタイミングで興奮し，かつ異なる方向から伝導が来るため電位の波形が変化します．

④電位の波形と伝導時間の変化

頻拍より早い周期ですが頻拍が停止しない程度の2つの周期でペーシングを行うと，ある記録部位では電位の波形と伝導時間が変化します．模式図を示します(図3c, d)．エントレインメントペーシングのペーシング周期を変えると，図3cでは地点YがVTと同じ方向から伝播してきた興奮により興奮している(orthodromic capture)のに対し，ペーシング周期を短くした図3dでは地点YがVTの際とは逆方向から伝播してきたペーシングによる興奮により興奮しています(antidromic capture)．

エントレインメントペーシングの実際

- 頻拍がエントレインされているかどうか，すなわち頻拍がエントレインメントペーシングにより捕捉されているか否かは，
  ①ペーシング周期と一致して心内電位が興奮しているか否か
  ②ペーシングしている局所の電位が捕捉され，ペーシング後にペーシングを行っている局所の電極上捕捉した電位が認められていなくなっているか否か
  ③マニフェストエントレインメントの場合，頻拍波形とペーシング波形の融合波となっているか

  を確認することで判断します．ペーシング出力により捕捉する局所の電位が異なることがあるので注意が必要です．

- 実際にはしばしば頻拍中にペーシングを加えた際にペーシング中に頻拍が停止し，ペーシング中の波形が完全なペーシング波形となり，その後に頻拍が再誘発あるいは再開することがあるので注意が必要です．これは洞調律中のペーシングのQRS波形あるいはP波や心内電位と比較することで判別が可能です．

- コンシールドエントレインメントの場合融合波形は見られず，エントレインメント中も頻拍波形と同一ですので，コンシールドエントレインメントの所見のみからはエントレインメント現象とはいえません．

通電至適部位，頻拍回路の同定法としてのエントレインメントペーシング

- エントレインメント現象が確認された場合，エントレインメントペーシングを複数の異なる部位で行うことはリエントリー回路の同定，至適通電部位の同定を行う上でのマッピング法として有用です．

マニフェストエントレインメントとコンシールドエントレインメント

- エントレインメントが確認された場合にマニフェストエントレインメントとコンシールドエントレインメントとよばれる2つのエントレインメントがあります．

- マニフェストエントレインメントとはエントレインメントペーシングを行った際にペーシングによって捕捉された心拍のQRS波形あるいはP波や心内電位が頻拍波形とペーシング波形の融合波となっていることをいいます．このとき，ペーシング部位はリエントリー回路外(図6A)であるか，あるいはリエントリー回路のouter loop(図6C)であると診断されます．

- 一方でコンシールドエントレインメントは，ペーシングサイトがリエントリー回路の出口を含む上流からペーシングを行ったときにペーシングによって捕捉された興奮は頻拍と同一の出口から同一の回路を伝播するため心拍のQRS波形，あるいはP波や心内電位が頻拍波形とペーシング波形の融合波とならず，頻拍と同じ波形のままであることをいいます。そのため，厳密にはエントレインメント現象の診断基準をみたさず，コンシールドエントレインメントのみでは頻拍の機序がリエントリーであることは証明しえません。このとき，ペーシング部位はリエントリー回路内の出口（図6D），あるいは必須緩徐伝導部位（図6E, F），inner loop（図6G），blind alley（図6B）であると診断されます。

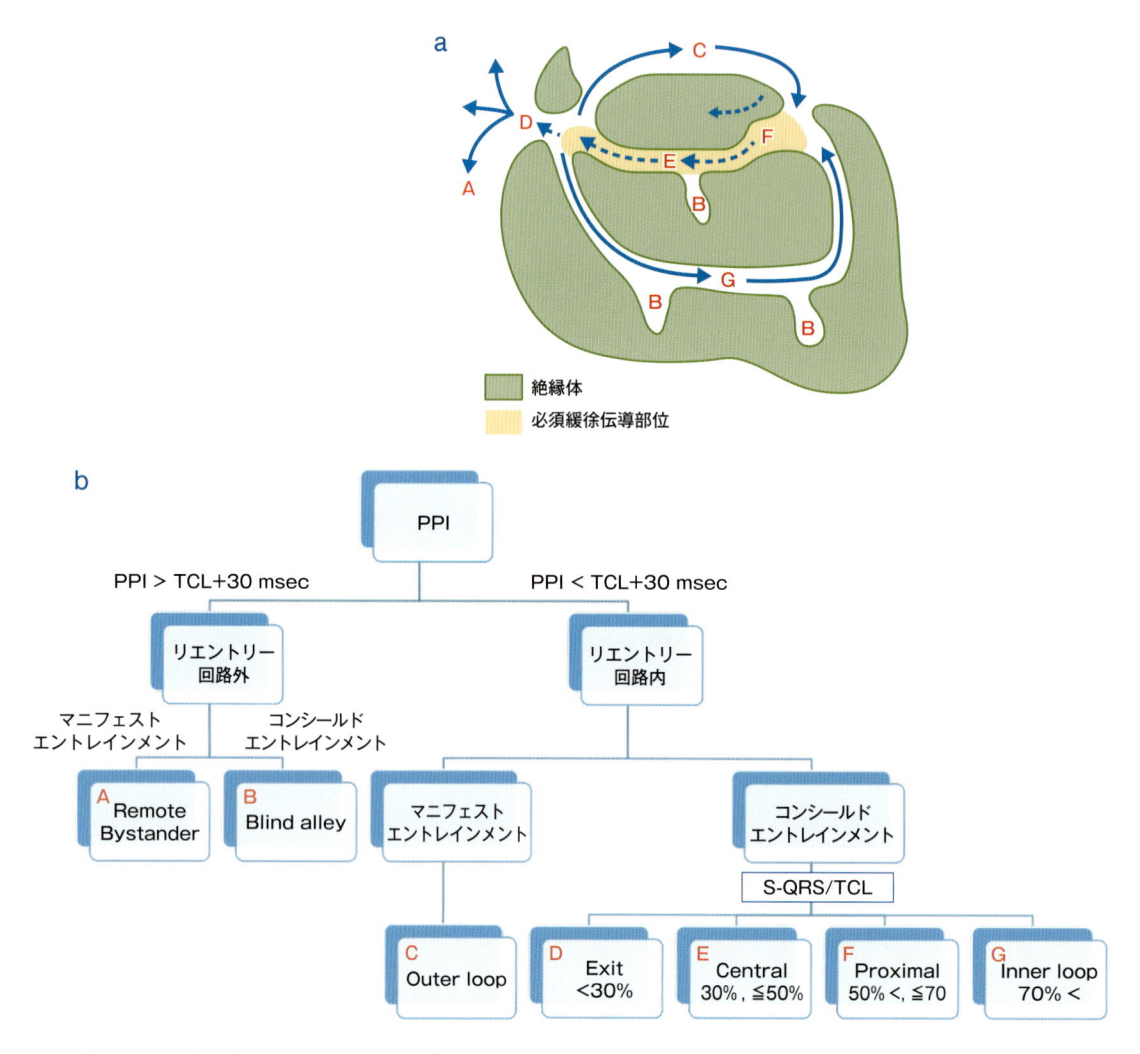

図6 エントレインメントペーシングとPPIマッピングを用いた頻拍回路同定のアルゴリズム
a：器質的心疾患におけるVT回路の模式図
b：頻拍回路同定のアルゴリズム
PPI：post pacing interval，TCL：tachycardia cycle length，S-QRS：stimulus-QRS duration

PPI（ポストペーシングインターバル）

- PPIとは，エントレインメントペーシングが確認された際にペーシング部位でのペーシングから次の電位が確認されるまでの時間を測定し，その時間から頻拍回路とペーシング部位の位置関係を同定するマッピング法です。PPIが頻拍周期に加えて20～30msec以内を回路上とし，それ以外であればペーシング部位は回路外であると診断されます。

PPI：post pacing interval

エントレインメントペーシングとPPIを併用したアブレーション至適部位の同定

- 図6bにエントレインメントペーシングとPPIを併用したアブレーション至適部位の同定法を示します。
- ある部位からのPPIが頻拍周期±20〜30msecであった場合，その部位はリエントリー回路であると同定されます。この際マニフェストエントレインメントであれば，outer loop，コンシールドエントレインメントであれば必須緩徐伝導部位の近位部，必須緩徐伝導部位，exitと診断され，頻拍周期に対する刺激からQRS波形までの時間の割合が30%未満をexit，31〜50%を必須緩徐伝導部位，51〜70%を必須緩徐伝導部位の近位，それ以上の71%以上をinner loopと診断します。このうち，必須緩徐伝導部位がしばしばアブレーション至適部位としてtargetとなります[3]。
- PPIが頻拍周期より30msec以上長い場合，その地点はリエントリー回路外であると診断され，コンシールドエントレインメントかマニフェストエントレインメントかによりblind alleyもしくはbystanderであると診断されます。
- 実際の症例で心尖部瘤を基質とした症例を図7に示します。

ここに注目

3Dマッピングシステムで頻拍回路の想定がついたとしても真の回路同定，リエントリー回路に必要な必須緩徐伝導部位の同定は困難なことがあり，エントレインメントマッピングがその同定に重要です。図8に実例を示します。

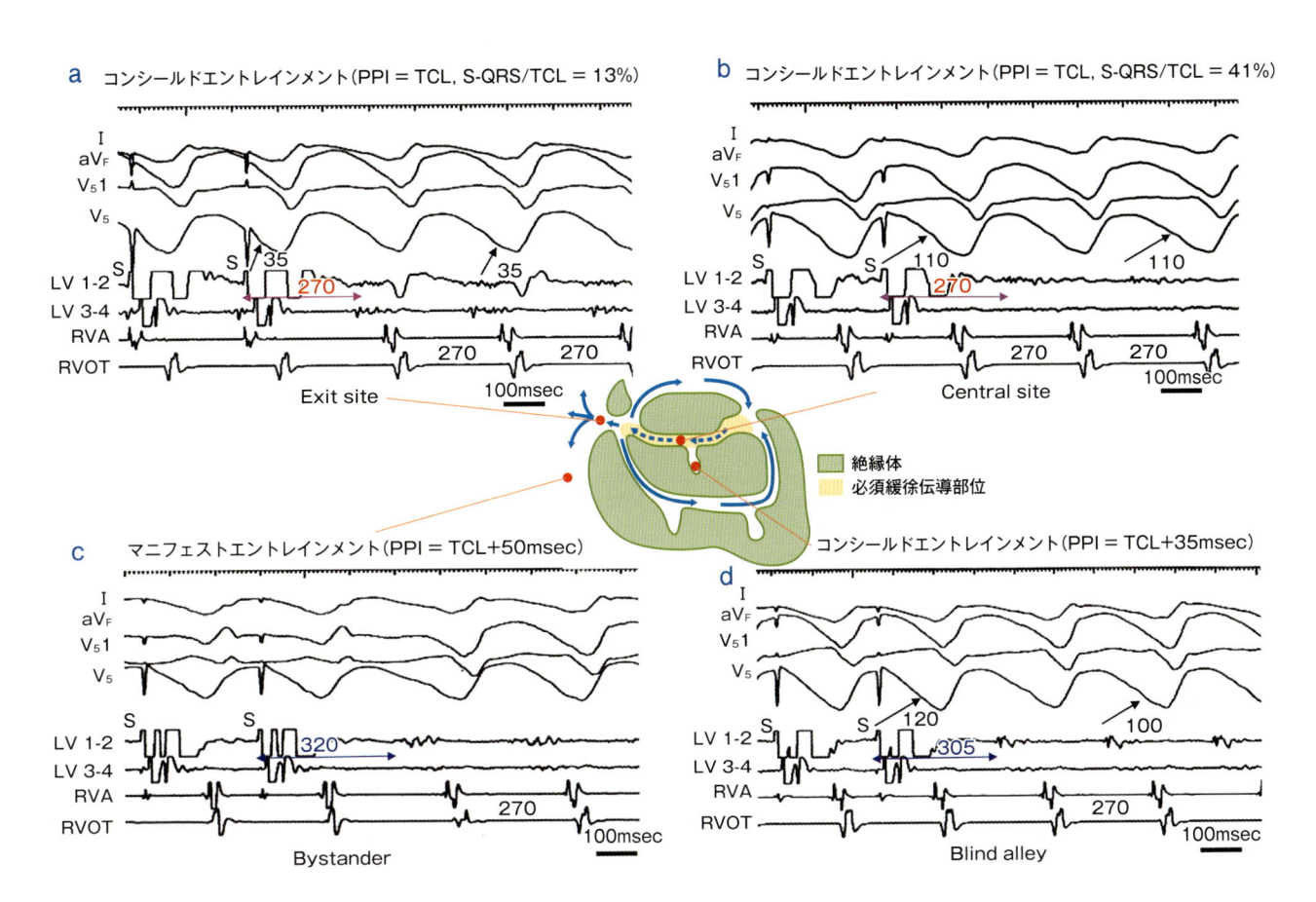

図7 マニフェストエントレインメントとコンシールドエントレインメントの実際

左室心尖部に頻拍回路をもつVT中に各所で頻拍中にペーシングを行った様子を示す。Exit(a)，必須緩徐伝導路(b)ではコンシールドエントレインメントの所見が得られているのに対し，Bystander(c)，Blind alley(d)ではマニフェストエントレインメントの所見となっている。必須緩徐伝導部位(b)ではペーシングからQRS波形までの時間は110msecであり，S-QRS/TCL =0.41で必須緩徐伝導路であることがわかる。この頻拍はこの部位(b)で通電を行い停止した。
PPI：post pacing interval，TCL：tachycardia cycle length，LV：left ventricle，RVA：right ventricular apex

エントレインメントマッピングの限界

- 頻拍中にペーシングを加え連続して安定した融合波形とならない場合，すぐにペーシングで頻拍が停止あるいは変化してしまう場合には有用ではありません。また，ペーシングにより頻拍が停止したにもかかわらず，ペーシング中に再誘発された場合には一見エントレインメントされているかのように見えるため，注意深い観察が必要です。
- 心室頻拍では血行動態が安定していることが前提条件であり，血行動態の不安定な頻拍では用いることは適切ではないため，サブストレートマッピング(substrate mapping)やペースマッピングを用いた治療法を選択します。

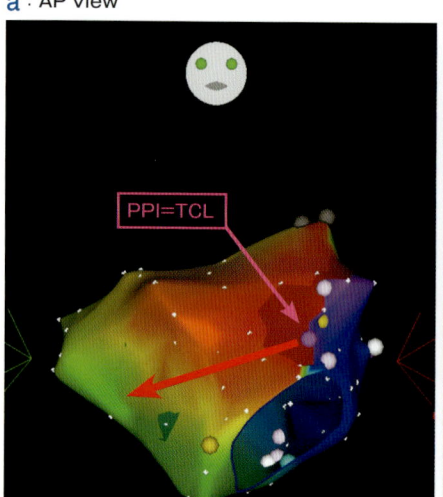

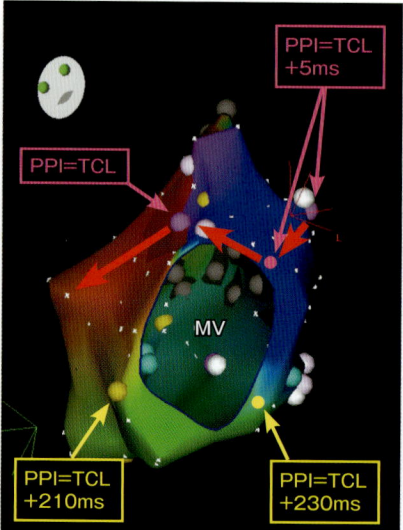

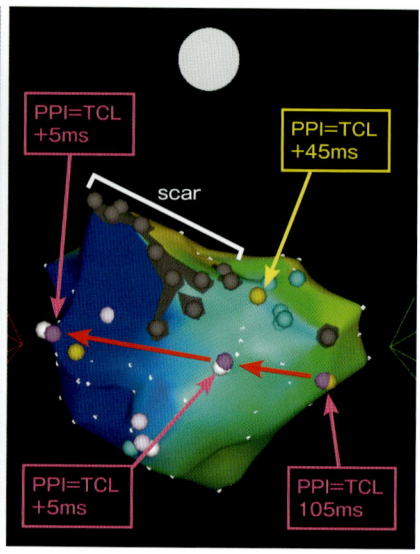

図8　非通常型心房粗動の1例におけるPPIマッピングの実例

心房細動アブレーション後（肺静脈隔離術，天蓋部線状焼灼，僧帽弁左下肺静脈狭部線状焼灼後）の非通常型心房粗動（TCL290msec）症例。3DマッピングシステムでのアクチベーションマップではLAOで一見左房の僧帽弁輪を旋回する頻拍に見えるが，PPIを測定したところ，僧帽弁輪の5時方向，7時方向ではPPIが一致せず，僧帽弁輪の上半分を通り，左房の前壁，左房中隔，後壁ではPPIがTCLにほぼ一致した。左房の僧帽弁輪の11から3時方向を通り，左房の前壁，左房中隔，後壁をベルト状に旋回する頻拍と診断した。僧帽弁左下肺静脈狭部に線状焼灼を加え頻拍は停止し，両方向性ブロックを確認し，以後頻拍は誘発されず，その後再発を認めなかった。

AP：anteroposterior，LAO：left anterior oblique，PA：posteroanterior，PPI：post pacing interval，TCL：tachycardia cycle length

参考文献

1) Waldo AL, MacLean WA, Karp RB, et al：Entrainment and interruption of atrial flutter with atrial pacing：studies in man following open heart surgery. Circulation 56：737-745, 1977.
2) Henthorn RW, Okumura K, Olshansky B, et al：A fourth criterion for transient entrainment：the electrogram equivalent of progressive fusion. Circulation 77：1003-1012, 1988.
3) Stevenson WG, Friedman PL, Sager PT, et al：Exploring postinfarction reentrant ventricular tachycardia with entrainment mapping. J Am Coll Cardiol 29：1180-1189, 1997.

9 ペースマップってどうやって行うの？

増田慶太　筑波大学医学医療系循環器内科

ペースマップのしくみと限界を理解しておきましょう。

Point　まずはこれだけ押さえよう

1. アブレーションの前に，標的となる不整脈の12誘導心電図波形をあらかじめ入手しておきましょう。

2. ペースマップが一致した部分は不整脈の起源である可能性が高いです。

3. アブレーション中に不整脈がなかなか誘発できないときは，ペースマップが威力を発揮します。

4. ペースマップは参考所見の1つにすぎません。電位所見も見ながら総合的に判断していきましょう。

ペースマップとは？

- ペースマップとは，心内に挿入したアブレーションカテーテル，あるいは電極からペーシングを行い，それによって得られた12誘導ペーシング波形を，あらかじめ用意しておいた標的不整脈の12誘導波形と比べることで，不整脈の起源を同定する検査方法のことです。
- **ペーシングした部位が不整脈の起源に近ければ近いほど，ペーシング波形は標的の不整脈の波形に近くなります**（図1）。

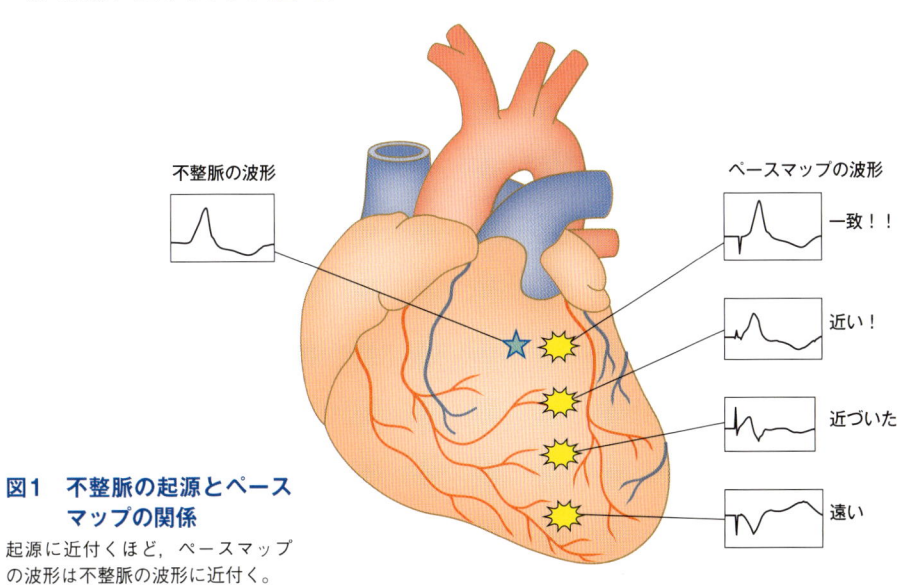

ここに注目

ペースマップの波形を比較するときは，波形の高さや深さ，notchの有無など，細かい違いを見逃さないように，一つひとつの誘導を注意深く観察することが大切です。

図1　不整脈の起源とペースマップの関係
起源に近付くほど，ペースマップの波形は不整脈の波形に近付く。

- ペースマップが完全に一致した場合を「perfect pacemap」と表現し，その場所は不整脈の起源そのものである可能性が高いと考えられます．完全ではないもののかなり近似している場合は「good pacemap」「11/12で一致した」などと表現し，起源が近傍にあることを意味します(図2)．

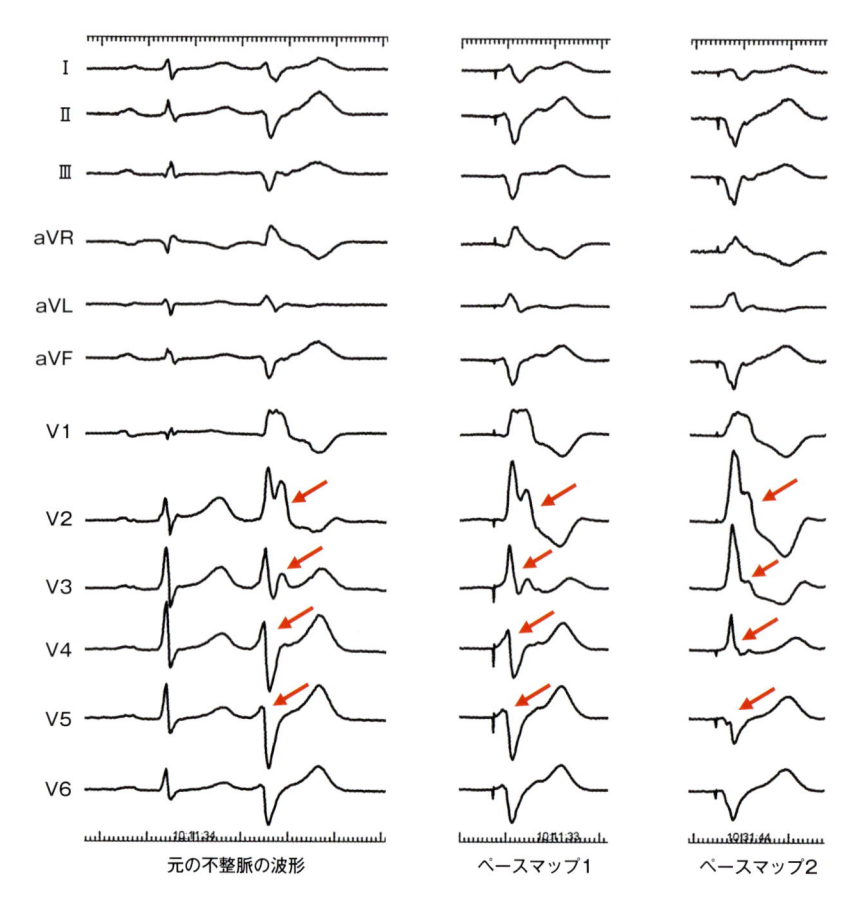

図2　12誘導心電図を用いたペースマップの比較

ペースマップ1は元の不整脈波形とほぼ同じであり，perfect pacemapといえる．一方，ペースマップ2は，似てはいるがよくみるとV2-5の波形が少し異なっており，パーフェクトとはいえない．

ペースマップはどんなときに使いますか？

- ペースマップの手法がよく使われる不整脈は，心室期外収縮(**PVC**)や心室頻拍(**VT**)のアブレーションです．
- 広い心臓の中でどのあたりに起源があるのか，12誘導波形からもある程度推定できますが，心内各所の電極からペースマップを行うことで，起源の場所をさらに絞り込んでいくことができます．
- **不整脈の数が少ない場合や，誘発困難な場合，血行動態が破綻する頻拍などでは，電位指標のアブレーションが困難になりますので，ペースマップが特に威力を発揮します．**
- 心房期外収縮や心房頻拍など，上室性不整脈のアブレーションでも，ペースマップを用いることがあります．しかし，QRS波に比べてP波は小さいため形の比較が難しいことがあり，より注意深い観察が必要になります．
- ペースマップを行う前にしておくべき最も大切なことは，**標的となる不整脈の12誘導心電図を用意しておくこと**です．この心電図を大もとにして治療が進んでいきますので，何がなんでもこれは入手するようにしてください．事前の準備が治療の結果を大きく左右するといえるでしょう．

ここに注目

アブレーション中，不整脈がどうしても出てくれない，ということは時々あります．そんなときはペースマップが唯一の方法になりますので，ターゲットの不整脈の心電図が手元にないと治療にならないことがわかると思います．

PVC：premature ventricular contraction
VT：ventricular tachycardia

One Point Advice

- 心臓カテーテル室に入りアブレーションが始まったら，心臓カテーテル室で記録された不整脈の12誘導波形を治療のテンプレートとしてなるべく使用するようにしましょう。心電図の波形は，誘導を貼る位置によって微妙に変化することがあるからです。心臓カテーテル室入室後に不整脈がまったく出ない場合は，事前に用意した心電図と，洞調律の波形がなるべく近くなるように心電図を貼るとよいでしょう。

電極の配置

- 対象となる不整脈がなにかにもよりますが，PVCやVTの場合，例えば以下のような電極配置がよいでしょう。
    His電極（His束付近の情報が得られる）
    RV電極（右室下壁〜心尖部付近の情報が得られる）
    CS電極（左室側（僧帽弁輪付近）の情報が得られる）
- 前述した固定電極に加えて，アブレーションカテーテルを右室あるいは左室へ挿入し，起源と思われる部位から直接ペーシングを行って絞り込んでいきます（図3）。

ここに注目

不整脈の種類によって，使用するカテーテル・電極は異なります。起源と想定される部分の近くに電極が集まるように配置すると，情報が増えて治療がうまくいくと思います。

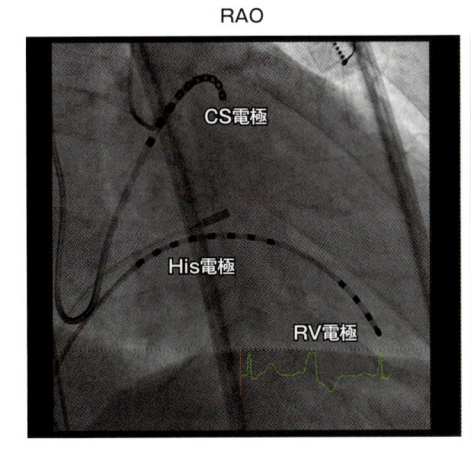

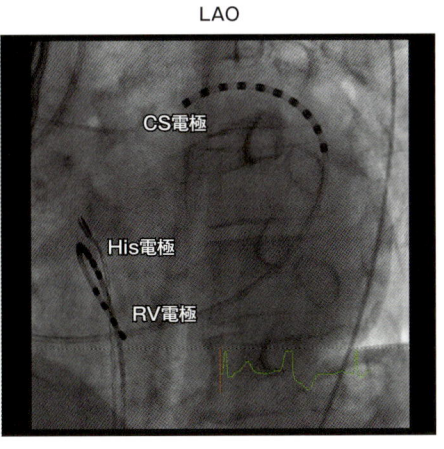

図3 電極配置の1例
（注：画面では，His電極とRV電極が1本になった電極を使用）

ペースマップを用いたアブレーションの例

症例1

- 特に既往のない60歳代，男性。多発するPVCとそれに伴う動悸症状のためにアブレーションを行うことになりました。
- PVCの12誘導心電図をみると，下方軸であることから心室の流出路付近に起源を有することが推定されます。胸部誘導では移行帯がV_{1-2}ですので，左室側に起源がある可能性があります（ただし，本当に左室側に起源があるかどうかは，やってみないとわかりません）（図4）。
- まず，右室心尖部にあるRV1-2と，冠状静脈洞（CS）遠位部の大心静脈（GCV）にあるCS 1-2からペースマップを行いました。CS1-2からの波形はかなり似ていますが，よくみるとI誘導とV_1が若干違うようです（図5）。しかし，起源が流出路付近にあることは間違いないようです。

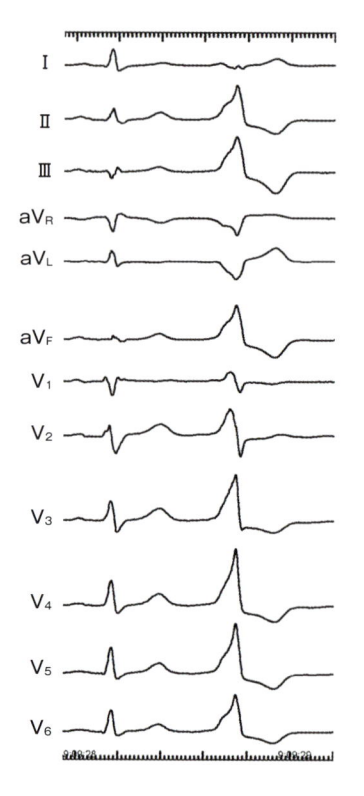

図4 ターゲットのPVC波形
軸と移行帯からは左室流出路付近に起源があることが推定される。

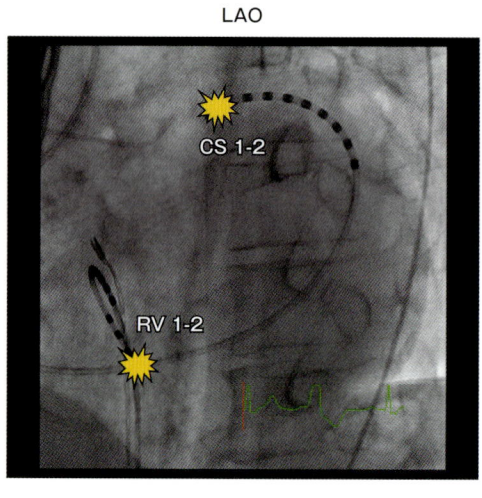

図5 右室心尖部と冠状静脈洞遠位部からのペースマップ
CS1-2からのペースマップはターゲットPVCによく似ているが，ⅠとV₁の形が少し異なる。

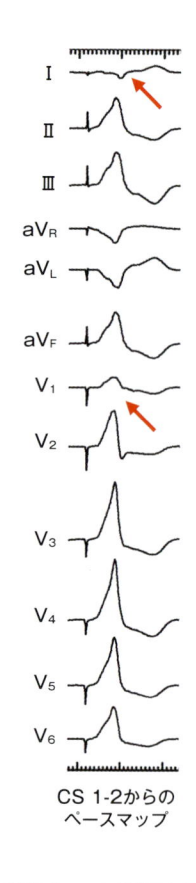

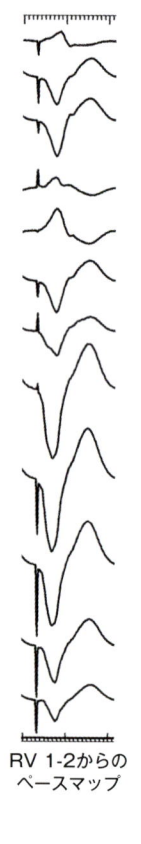

CS 1-2からのペースマップ

RV 1-2からのペースマップ

- 続いて，アブレーションカテーテルを経大動脈的に左室側に挿入し，大動脈左冠尖と左室内流出路でペースマップを行いました(図6)。しかし，これらの波形はあまり良好ではなく，依然としてCS1-2からのペースマップのほうが近いようです。試しにGCV内にアブレーションカテーテルを挿入して通電してみましたが，PVCは消失しませんでした。
- 最終的にこの患者さんは，右室流出路側の図7の位置からペースマップを行ったところ，ほぼパーフェクトとなりました。電位の早期性もよく（−31 msec），ここで通電を行ったところPVCは消失し，根治に至ることができました。PVCの起源は左室側ではなく右室側にあったようです。

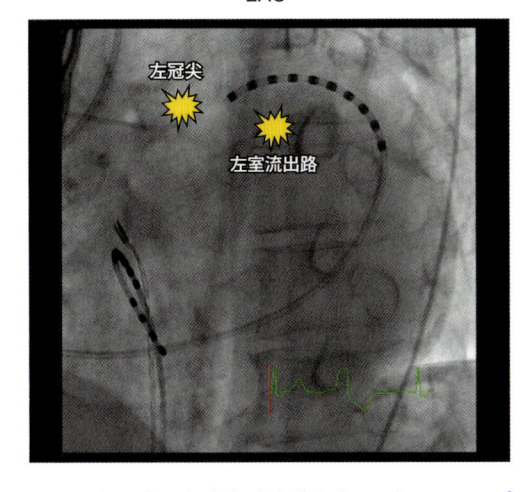

図6　左冠尖と左室内流出路からのペースマップ
左冠尖と左室内流出路からのペースマップは，CS1-2からのペースマップほど似ていないようである。

左冠尖からの
ペースマップ　　　左室内流出路からの
　　　　　　　　　ペースマップ

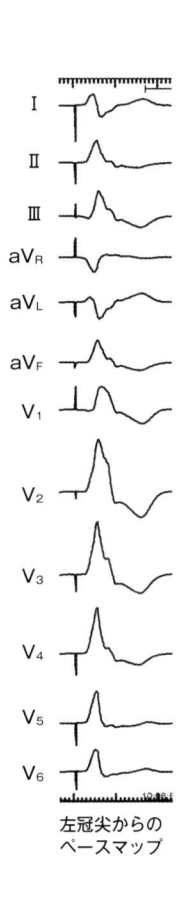

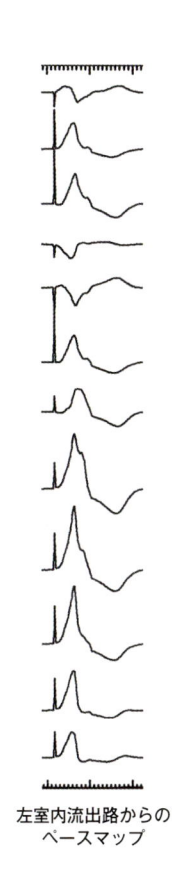

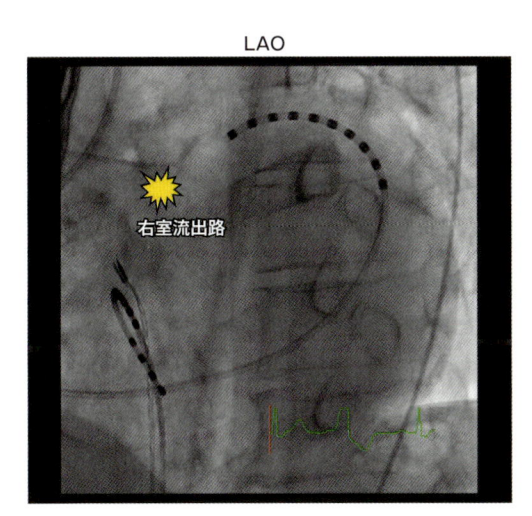

図7　成功通電部位
右室流出路からのペースマップは，これまでで一番ターゲットPVCに一致している。

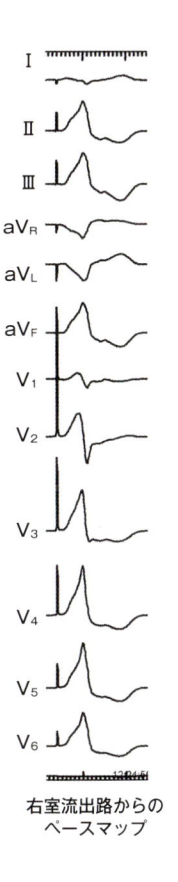

右室流出路からの
ペースマップ

症例2

- 前壁中隔心筋梗塞の既往がある80歳代，男性。VTに対して植込み型除細動器（**ICD**）移植術後で，今回ICDの作動が頻回であったことから，アブレーションを行うことになりました。標的となるVTは図8のようでした。
- アブレーションカテーテルを左室内へ挿入し，まずVTの誘発を行いましたが，もともとの低左心機能のためかVTが出ると容易に血圧が下がり血行動態が破綻してしまうた

ICD：implantable cardioverter defibrillator

め，VT中のペーシングスタディや電位評価は困難でした．そこで，ペースマップを中心とした起源の同定に切り替えることにしました．
- 心筋梗塞の影響もあるため，VT波形のみからの起源の同定は難しいですが，下壁誘導（Ⅱ，Ⅲ，aV_F）の初期成分は陰性であり，下壁側に起源がある可能性があります．また，胸部誘導は左脚ブロック型であり，右室と左室のいずれの可能性もありますが，V_1〜V_2までQSの成分が強く，心尖部寄りに起源がありそうです．
- 左室下壁の心尖部付近にカテーテルをもっていくと，そこは心筋梗塞に伴う低電位領域でした．丁寧にカテーテルを動かしてペースマップを行うと，図9の部分でVT波形とペースマップがperfect pacemapとなりました．VT回路の全貌は明らかではありま

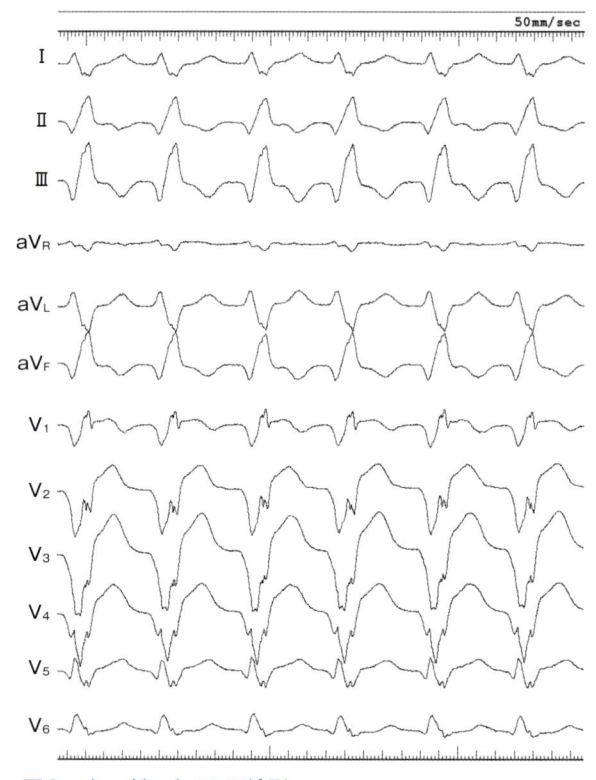

図8 ターゲットのVT波形
左室下壁の心尖部付近に起源があることが疑われる．

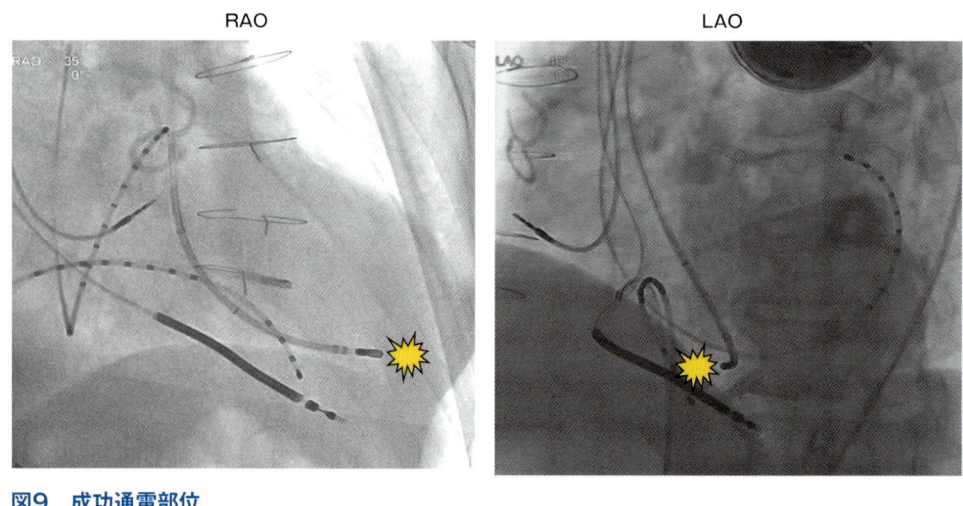

図9 成功通電部位
成功通電部位は左室下壁の心尖部で，心室中隔に近い側にあった．

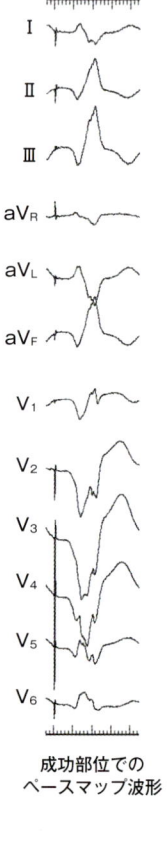

成功部位での
ペースマップ波形

せんが，このあたりにexit siteがある可能性があります。同部位にカテーテルを置いたまま再びVTを誘発すると，VT中の拡張期にfragmentした拡張期電位が記録され，そのままアブレーションを行うとVTは停止し，以後誘発不能となりました。周囲の，低電位領域と健常心筋の境界部分を念入りに焼灼してセッションを終了しました。退院後はICDの作動は一度もみられなくなり，元気に外来通院されています。

ペースマップの限界

- ペースマップも万能ではなく限界がありますので注意が必要です。
- ペースマップは，捕捉された心筋の量によって形が変化します。高すぎる出力でペーシングをすると，周囲の余計な心筋まで捕捉してしまい，不整脈の起源に近かったとしてもペースマップが狂ってしまうかもしれません。一般には，なるべく低い出力で(＝ペーシング閾値に近い出力で)ペーシングを行ったほうがよいとされます。
- 逆に，心筋梗塞や心筋症に伴う線維化・低電位領域などでは健常な心筋が少ないために，起源のそばであったとしてもペーシングで心筋を捕捉することが困難で，ペースマップがうまくできないときがあります。単純にカテーテルや電極の固定が悪く，先端が心筋に当たっていないために，ペーシングができないときもあります。
- ペーシングができないときは，まずその理由を考えてみましょう。線維化や低電位領域では，ペーシングそのものが難しいときがありますので，出力を高くしたり，カテーテルの先端位置を動かしたりといった対応が必要です。健常心筋であれば通常は心筋捕捉できますので，単純にカテーテルの固定が悪いだけである可能性を考えて，カテーテルを少し押すなど微調整をすることでペーシングが行えるようになります。
- アブレーションをしていると，ペースマップが一致しない部位の焼灼で根治に至る症例や，焼灼の結果波形が変わりexitが移動したと思われる症例などに，ときに遭遇します。不整脈の起源が心筋の深部にある場合，心内膜表面の心筋まで距離があるため(その通り道をpreferential conduction pathwayとよんだりします)，出口の心筋(Breakout)だけ焼灼しても根治には至らないと考えられています(図10)。このような場合，より深部の起源に近づけるよう焼灼位置を変えたり，電位を詳細に観察したり，治療に工夫を加える必要があります。
- **ペースマップはあくまでもアブレーションを行ううえでのツールの1つです。盲信しすぎることなく，参考所見の1つとして捉え，電位所見も見ながら総合的に治療を行っていくことが大切といえるでしょう。**

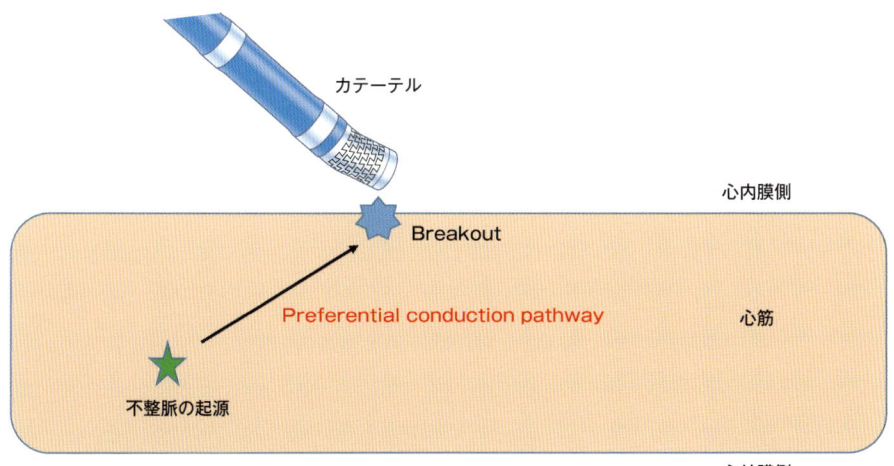

図10　不整脈の起源とBreakoutの関係

知っ得 3Dマッピングによっては，元となる心電図とペースマップの一致率を数値化して，定量的に評価する機能を備えているものがあります（Paso™）。ペースマップがどれだけ一致しているのか，客観的な評価を行うにはよい方法かもしれませんね（**図11**）。

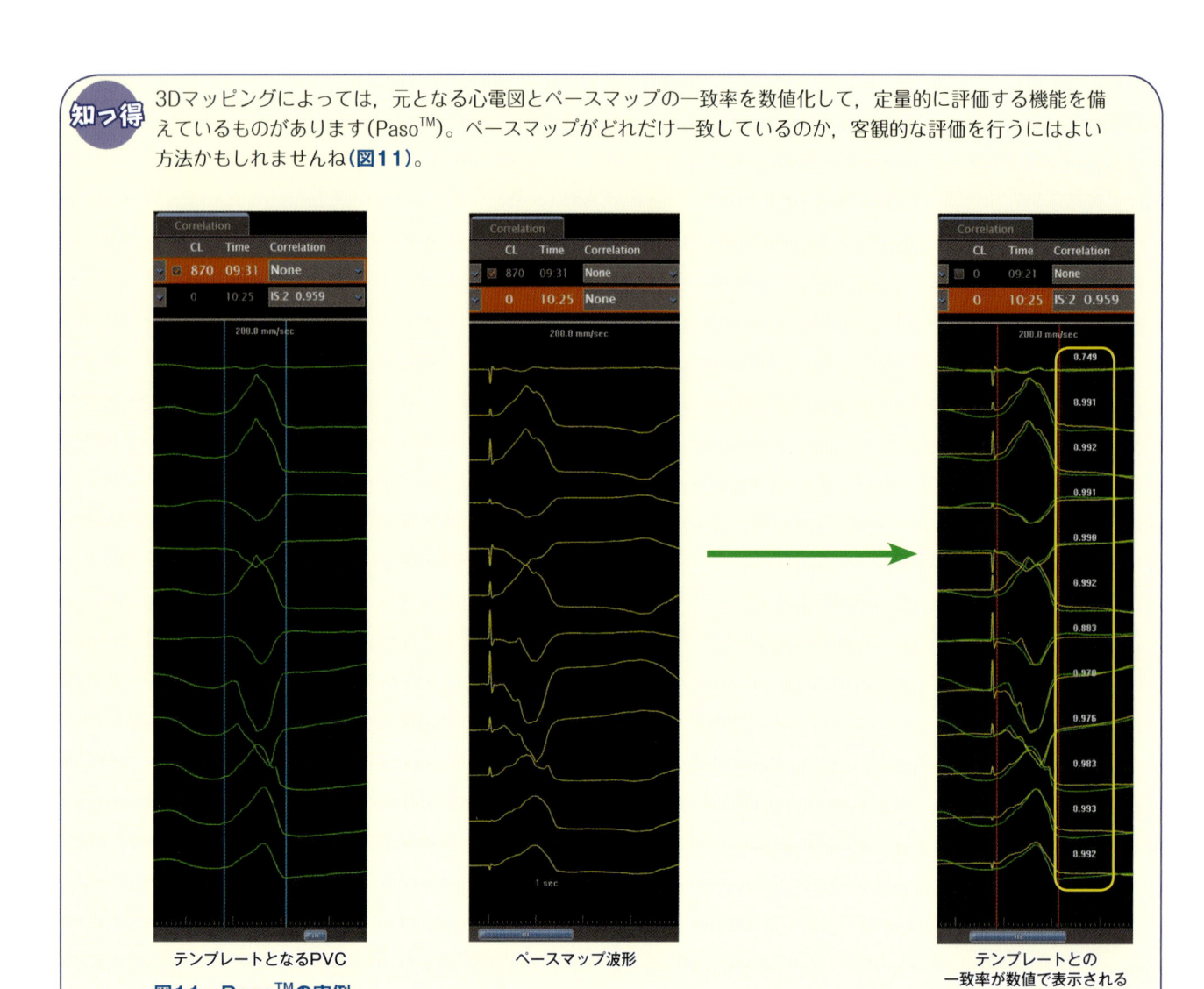

テンプレートとなるPVC　　　ペースマップ波形　　　テンプレートとの一致率が数値で表示される

図11　Paso™の実例

10 3Dマッピングを使うとなにがわかるの？

深谷英平　北里大学医学部循環器内科学

複雑な不整脈の伝播様式を可視化できるため，上手に使い治療に役立てましょう．

Point　まずはこれだけ押さえよう

1. 3Dマッピングシステムの特徴を知りましょう．
2. 3Dマッピングで何が見たいのか明確にしましょう．
3. 3Dマッピングだけに頼らず，心内心電図を見ることも大事です．

各システムの基本原理

CARTO®システム

- CARTO®システムはGPSの原理を応用し，カテーテルの位置情報を3次元で表示します．3次元マッピングを最初に可能にしたのがこのCARTO®システムです．また，電極カテーテルを用いて局所の電位と3次元の位置情報を併せて表示する，いわゆるelectro-anatomical mappingと表現されます．
- 基本原理は，患者の背部に3つの異なる周波数の磁場発生装置（ロケーションパッド）を固定し，カテーテルでその磁場を感知することで3次元の位置を確認します．**磁場を用いるため，その位置情報はより正確で，平均誤差は1mm以内といわれています．**
- CARTO XP®システムからは事前に施行したCTの3次元データを取り込み，CARTO®のナビゲーションシステムと統合（CARTOMERGE™）することにより，そのCT画像上でリアルタイムのカテーテルを表示させ，より正確な解剖情報を利用することができるようになっています．
- さらに最近のCARTO®システムでは，カテーテルから微弱電流を流すことで，複数の電極をCARTO®上に表示することも可能になりました．また，心腔内エコー（SOUNDSTAR®）で得られたリアルタイムでの解剖学的情報をジオメトリーとして取り込むことも可能になり，より活用の幅が広がりました．

EnSite™システム
- EnSite™では大きく分けて以下の2つの異なる機能が使用可能です。

①EnSite Array™システム
- EnSite Array™システムは64個の電極を表面に有するMulti-Electrode Array(MEA)を用いて，心内膜面に接触することなく3,360点の仮想電位(virtual mapping)を得る，ノンコンタクトマッピング(non-contact mapping)です。特徴としては，**頻度が少なく一瞬しか出現しない不整脈や，血行動態が維持できず長時間のマッピングができないような不整脈に対し，1心拍のみでvirtualの興奮伝播が得られるのが特徴です。**
- このシステムにおける空間精度は，MEAの電極から4cm以内であれば，約1mm以内といわれています。つまりより正確な3Dマッピングを得るためには，MEAが目標とする不整脈の発生部位の近くにあることが前提条件となります。

②EnSite NavX™システム
- EnSite NavX™システムは，Arrayシステムとは異なり，体表面にX軸，Y軸，Z軸に相当する3対の電極パッチを貼り，そこから微弱電流を流すことで，カテーテルの位置を認識し，3次元化していきます。また，実際の電極を心筋に当てて局所電位を記録するコンタクトマッピング(contact mapping)が基本となります。**任意のカテーテルから最大で128極の電極を同時に表示，記録でき，通常の心臓電気生理学的検査で使用するカテーテルはほぼすべて同時に表示できるため，放射線透視時間の低減にも有益なシステムといえます。**またCARTO®同様，CTで得られた3次元データを取り込み，活用することができます(EnSite Fusion™)。

3Dマッピングシステムでわかること

アクチベーションマップ・プロパゲーションマップ
- 不整脈の基本原理には大きく，リエントリー，撃発活動(triggered activity)，異常自動能の3つがありますが，そのいずれにおいても3Dマッピングは有用です。電位基準を体表面心電図，もしくは固定のよい電極(CSカテーテルなど)とし，そこからの時間位相のずれを記録し，これにより興奮伝播の順序，興奮伝播様式が同定できるため，リエントリーにおける頻拍回路の同定，撃発活動や異常自動能における最早期興奮部位の同定が可能になります。不整脈が発生し，その電気的興奮が伝播してく様子を順次色づけして視覚的に表示できる方法がアクチベーションマップです(図1)。
- リエントリー性頻拍であれば，1周して返ってくる様子がわかりますし，局所異常興奮であれば，不整脈発生部位を中心に広がっていく様子が記録されます。さらに興奮伝播様式を動画のように見ることができるのがプロパゲーションマップです(図2)。詳細はp.72「実際の症例で見てみましょう」に症例を提示します。

ボルテージマップ
- 不整脈の発生において，器質的な心筋障害が寄与することがあります。特に陳旧性心筋梗塞に伴う心室頻拍や，弁置換術に伴う心房切開線，人工心肺のカニュレーション挿入部位などが頻拍回路の必須緩徐伝導路になっていることがあり，障害心筋部位を同定することは，特にリエントリー性不整脈の回路同定に重要です。ボルテージマップは局所心筋の電位波高(voltage)を指標にして障害心筋部位を3次元的に評価することができます(図3)。作成されたボルテージマップは，ほかの画像診断ツールで得られた障害心筋部位と一致していると報告されており，器質的な心筋障害部位を知る重要なツールとなります。こちらも以下の症例で詳細を示します。

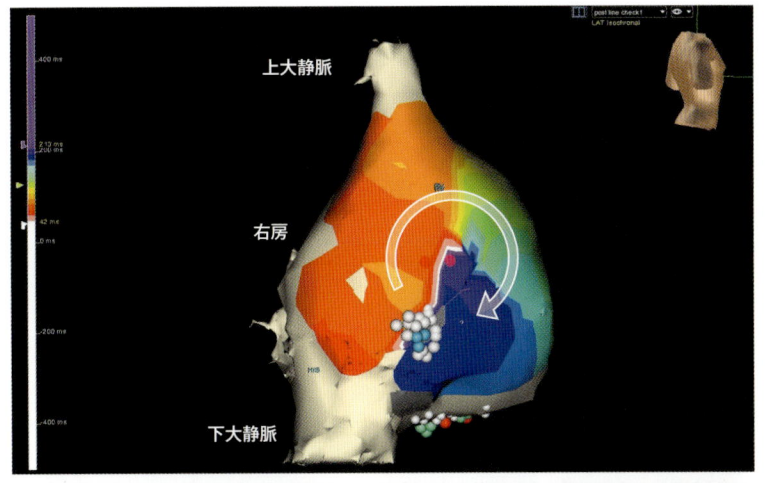

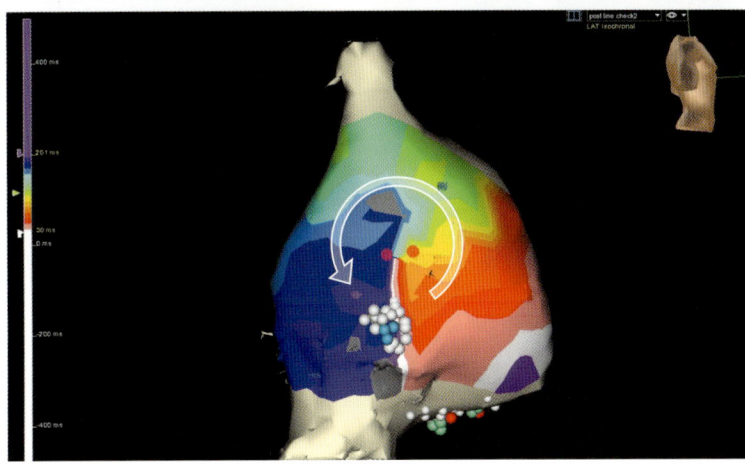

図1 非通常型心房粗動のアクチベーションマップ

Ensite NavX™で得られた非通常型心房粗動(Incisional atrial flutter)のアクチベーションマップ。右側面から右房を見ている像である。中心に切開瘢痕部位と思われるscarを認め、そこを中心に、上段は時計方向、下段は反時計方向に2種類の頻拍が誘発された。アクチベーションマップにより興奮様式がより詳細に理解でき、またアブレーションラインをどこに作成すべきか、という治療戦略にも有用である。

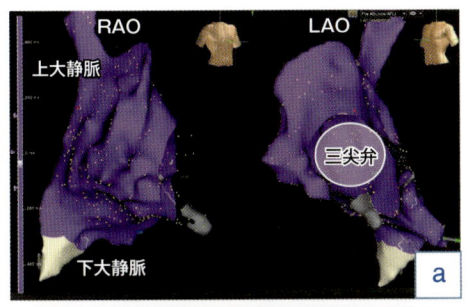

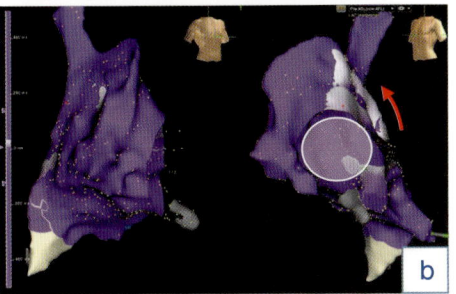

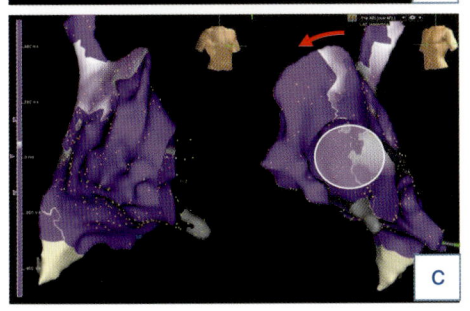

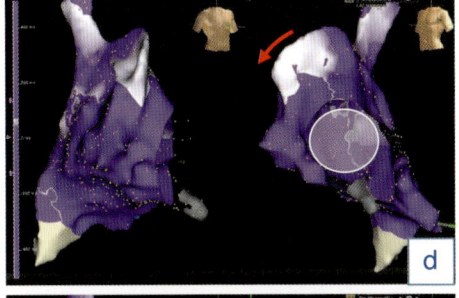

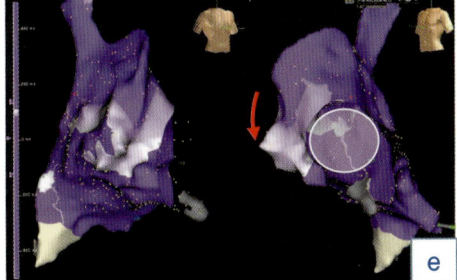

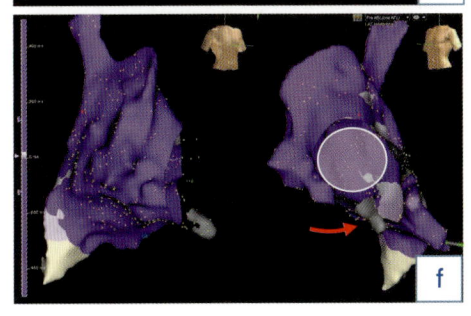

図2 通常型心房粗動で得られたプロパゲーションマップ

EnSite NavX™で得られた通常型心房細動のプロパゲーションマップを示す。左前斜位(LAO)で正面に見える三尖弁輪を中心に、白色で示される心筋興奮部位が反時計回転に回旋している様子がわかる。

I 心臓電気生理学的検査 3Dマッピングを使うとなにがわかるの？

71

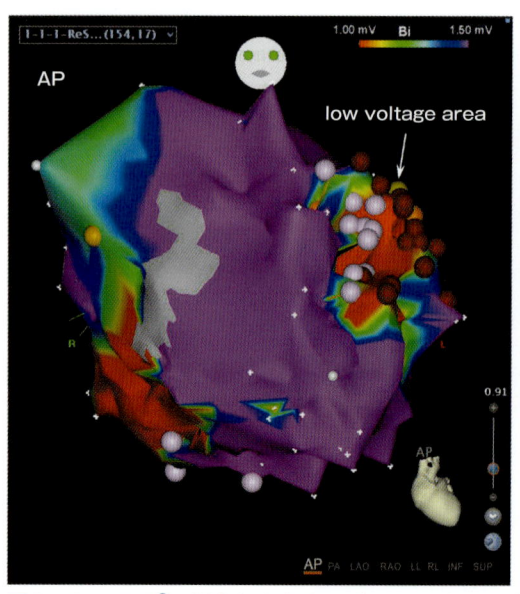

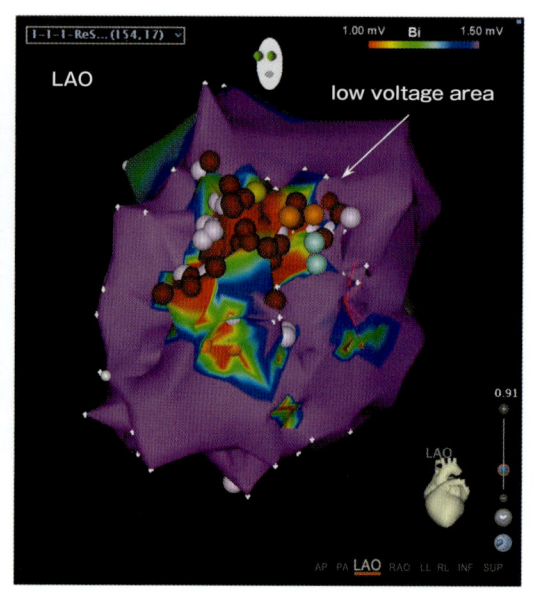

図3 CARTO®で得られた左室のボルテージマップ

心サルコイドーシスに合併した心室頻拍の症例。CARTO®で得られた左室内のボルテージマップを示す。本例は心室頻拍中には血行動態が保てず、頻拍のアクチベーションマップは記録できなかった。ボルテージマップにより左室前壁にlow voltage areaを認め、同部位で得られたdelayed potential記録部位への焼灼により、心室頻拍は誘発不能となった。

実際の症例で見てみましょう

リエントリー性頻拍の回路同定

- リエントリー性頻拍に対し、3Dマッピングシステムは特に有用なツールになります。3Dマッピングシステムを用いて得られたリエントリー性頻拍の実例を示します。

①通常型心房粗動

- マクロリエントリーの代表的な疾患です。三尖弁周囲を順次興奮伝播する様子が観察されます。図2に、持続性通常型心房粗動患者においてEnSite NavX™で得られたプロパゲーションマップ（図2a〜f）を示します。それぞれ左に右前斜位（**RAO**），右が左前斜位（**LAO**）の画像です。特にLAOで正面に見える三尖弁（TV）の周囲を中心に、反時計方向回転に興奮伝播している様子が記録されています。通常型心房粗動の場合、頻拍回路はあらかじめ想定されているため、三尖弁輪周囲や、治療のターゲットとなる三尖弁下大静脈峡部（**CTI**）をより詳細にマッピングすることが重要です。頻拍周期、この場合は心房粗動の粗動周期と3Dマッピングで得られた頻拍の周期が一致することも重要な所見です。本例はCTIに対する線状アブレーションで頻拍の停止を得ました。

RAO：right anterior oblique
LAO：left anterior oblique

CTI：cavo-tricuspid isthmus

②非通常型心房粗動（incisional atrial flutter）

- 図1の症例は、幼少期に心房中隔欠損症に対する修復術を施行していますが、その際の右房切開線の瘢痕を中心に頻拍が回旋する、いわゆるincisional atrial flutterを呈しています。**上段は切開線を時計方向に、下段は同回路を反時計方向に回旋するアクチベーションマップが白→赤→橙→黄→緑→青→碧→紫へと色づけされ表示されています。**右房切開線と思われる部位では局所の電位波高はほとんど検出されず、瘢痕部位（scar area）と考えられます。本例は瘢痕部位から下大静脈方向に線状アブレーションとCTIに対する線状アブレーションを行うことで頻拍の誘発が不能になりました。

- このような非通常型心房粗動における3Dマッピングの有用性は非常に高く、頻拍回路の同定、通電部位の決定に非常に有用です。

③心室頻拍
- 心室頻拍，特に器質的心疾患を有する症例に伴った心室頻拍では，3Dマッピングは特に有用です。図3で示した症例は，心サルコイドーシスに合併した左室起源の持続性心室頻拍の症例です。左が正面像(AP)，右が左前斜位(LAO)のCARTO®画像です。本例の心室頻拍は，プログラム刺激で誘発可能であったものの，血行動態が破綻してしまうため，頻拍のアクチベーションマップは不可能でした。器質的異常を伴う心室頻拍であったため，左室のボルテージマッピングを作成しています。
- 図3はCARTO®でのボルテージマップで，1.0mV以下を瘢痕(scar)，1.5mV以上は定義上正常心筋としていますが，左室前壁領域に低電位領域(low voltage area)を認め，同部位にいわゆる遅延電位(delayed potential)を認めました。詳細は他項に譲りますが，同部位の通電(図の赤茶色のタグ)により心室頻拍は誘発不能となりました。
- このように，**器質的疾患がある場合はボルテージマッピングにより回路の推定が可能ですし，本例のように頻拍自体のアクチベーションマッピングが不可能な場合は，ボルテージマップによる回路推定が非常に有用です。**

異常自動能・triggered activity起源の同定

①右室流出路起源心室期外収縮
- 流出路起源の特発性心室頻拍・心室期外収縮は，異常自動能や撃発活動(triggered activity)を基盤とする不整脈ですが，この場合も3Dマッピングは有用です。図4はEnsite Array™を用いて得られた右室流出路起源の心室期外収縮の興奮伝播を示しています。左が正面(AP)，右が左前斜位(LAO)の画像です。右室流出路のみを描出しているため，全体像はわかりにくいですが，図4aに示す右室流出路後側壁側より興奮が開始され，それが図4b～fと徐々に興奮伝播していく様子がわかります。
- **Ensite Array™はすでに述べたように，1拍の不整脈だけでもその興奮伝播様式を確認することができます。**本例は図4aで描出された最早期興奮部位への通電で焼灼に成功しています。なおアブレーションの基本であり注意すべき点ですが，あくまでvirtualで得られた範囲内での最早期興奮部位であって，心筋深層や対側に不整脈起源がある場合には同部位の通電のみでは焼灼しえない症例もあることに注意が必要です。

解剖・位置情報としての有用性

①心房細動
- 現在の心房細動治療の基本手技となる肺静脈隔離術においても，3Dマッピングシステムは有用です。より正確な位置情報が得られる，CARTO3®システムを用いて行った肺静脈隔離術の画像を示します(図5)。事前に施行したCT画像をCARTOMERGE®して，肺静脈隔離術を施行しています。**CT画像とCARTO®システムによるアブレーションカテーテルの位置情報を用いて，放射線透視をほとんど使用することなく，目的としたアブレーションラインを正確にイメージできます。**左に正面視(AP)，右に背面視(PA)やや上方からの画像を提示します。本例では両側とも1周の通電でそれぞれ上下肺静脈の同時隔離に成功しています。また通常は通電により局所心筋の電位は減高しますが，治療部位のボルテージマップを併用することでも通電不十分な部位を同定することもでき，隔離不成功例ではそのような使い方も有用です。

最後に

- これらの3Dマッピングシステムにより不整脈の興奮伝播様式，最早期興奮部位の同定，またボルテージマッピングによる障害心筋の推定ができるようになりました。また，位置情報を認識することでより正確，安全に手技が可能になっています。電気生理の基本となる局所心内電位と併せて，より安全，確実な治療に役立てましょう。

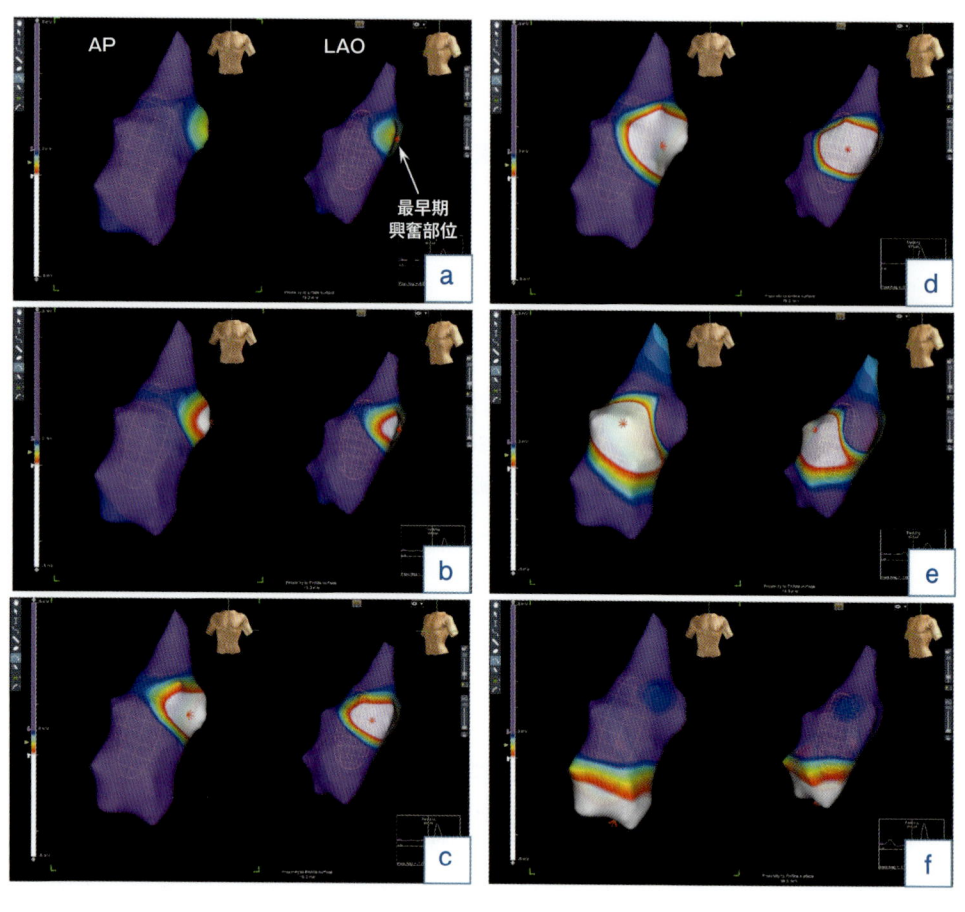

図4 EnSite Array™で得られた右室流出路起源心室期外収縮

EnSite Array™で得られた右室流出路起源の心室期外収縮の興奮伝搬様式を示す。aで示した最早期興奮部位から，興奮を示す白色の部分が放射状に広がり(b〜c)，下方に伝播していく(d〜f)様子がわかる。EnSite Array™はノンコンタクトマッピング(non-contact mapping)で，あくまでvirtualな興奮伝播ではあるが，頻度が少ない不整脈に関しては1心拍のみで起源の同定が可能になる。

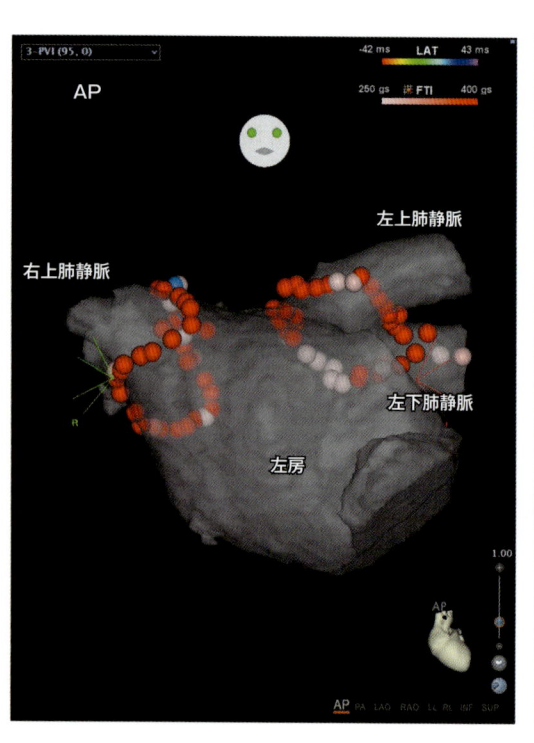

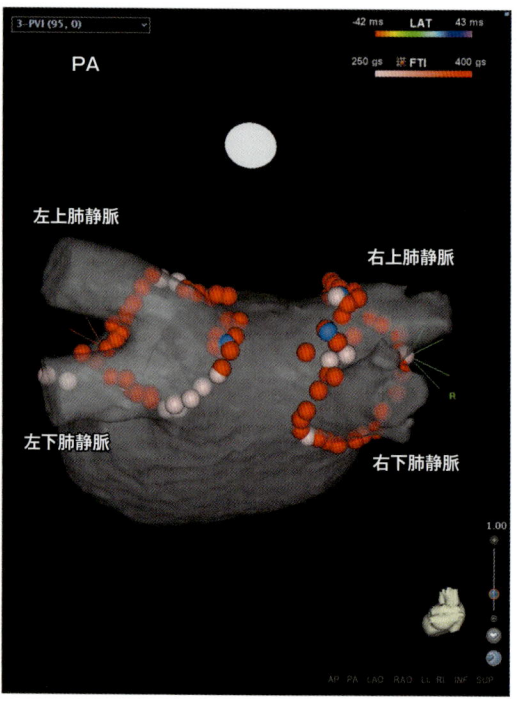

図5 発作性心房細動例におけるCT MERGE®の有用性

発作性心房細動の症例で，事前に施行した肺静脈・左房の3次元CT画像をCARTO®に取り込み(CARTO MERGE®)，両側拡大肺静脈隔離を実施した症例である。タグで示したアブレーション実施ポイントをより正確に認識でき，手技時間の短縮，アブレーション精度向上に役立つ。本例は両側とも1周の通電で隔離に成功している。また，より正確な解剖がわかるため，アブレーション中はほぼX線を使用せずに実施でき，放射線被ばく量が軽減できる。

II

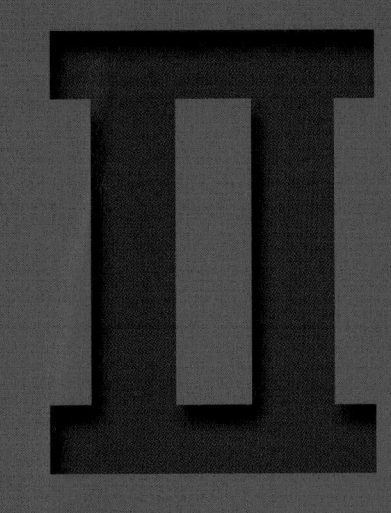

カテーテルアブレーション 上室頻拍

WPW症候群：診断，アブレーションのピットフォール

元木康一郎　近畿大学医学部循環器内科学

II　カテーテルアブレーション　上室頻拍

WPW症候群のアブレーションは基本ですが，難治症例にも遭遇します。しっかり診断し，適切に治療しましょう。

Point　まずはこれだけ押さえよう

1. 体表面心電図，心内心電図から副伝導路（AP）の場所を同定しましょう。

2. 可能な限り頻拍（SVT）を誘発しましょう。

3. アブレーションを開始しましょう。左側APの場合は，アブレーションカテーテルのアプローチを経大動脈か，経中隔でアプローチするかを決定しましょう。中～上中隔APである場合，アブレーションするかどうかも含めて治療法を考えましょう。

4. アブレーションに成功する部位，電位を理解しましょう。

AP：accessory pathway
SVT：supraventricular tachycardia

副伝導路の部位診断

顕性WPW症候群の心電図診断

右側APの体表面心電図（図1）
　QRS波形は左脚ブロック，下方軸であり，V₁誘導で小さなR波があります。右房前壁のAPが推測されます。

左側APの体表面心電図（図2）
　QRS波形は右脚ブロック，正常軸であり，I誘導でデルタ（Δ）波がありません。左房側壁のAPが推察されます。

中隔APの体表面心電図（図3）
　QRS波形は左脚ブロック波形であるが，V₁誘導で陰性Δ波であり，II誘導は陽性Δ波です。前～中中隔APが推察されます。

● 詳細なAP付着部位の鑑別は成書に譲りますが，おおまかなAP部位を把握してアブレーションに臨みましょう。

WPW症候群の心内心電図診断・心臓電気生理学的検査を始めましょう

● まずは通常の発作性上室頻拍のカテーテルセッティング，すなわち高位右房（HRA），His束，右室心尖部（RVA），冠状静脈洞（CS）内にカテーテルを留置しましょう。CSはできれば鎖骨下静脈や内頸静脈からのsuperior approachからの挿入のほうが，カテー

HRA：high right atriogram
RVA：right ventricular apex
CS：coronary sinus

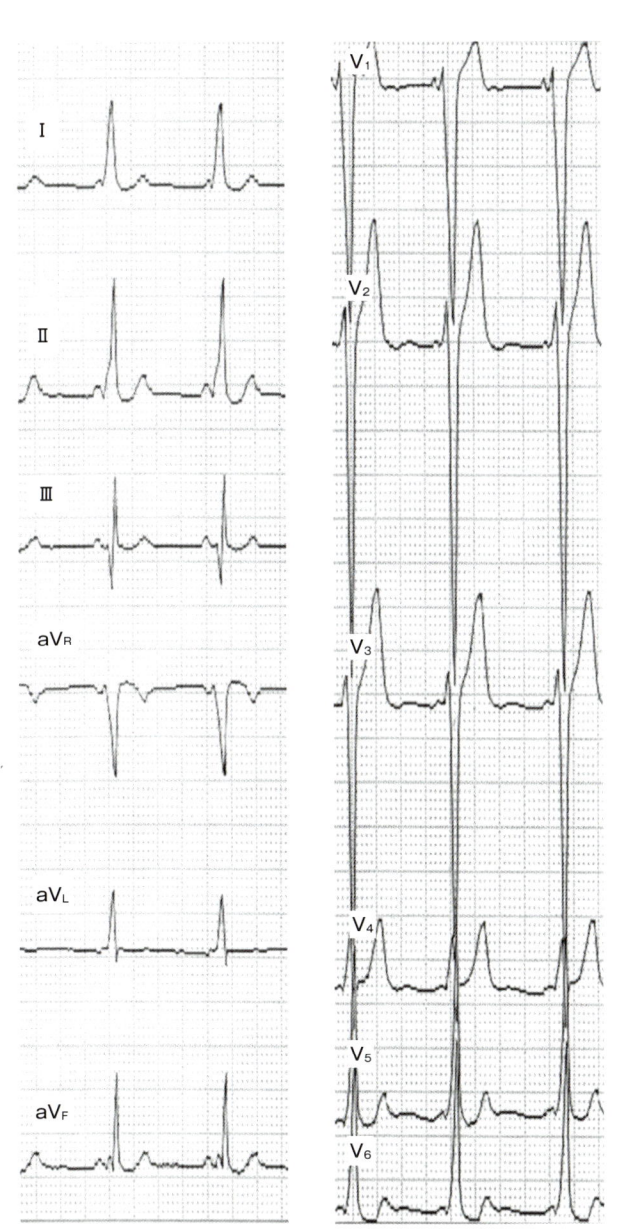

図1　右側APの体表面心電図

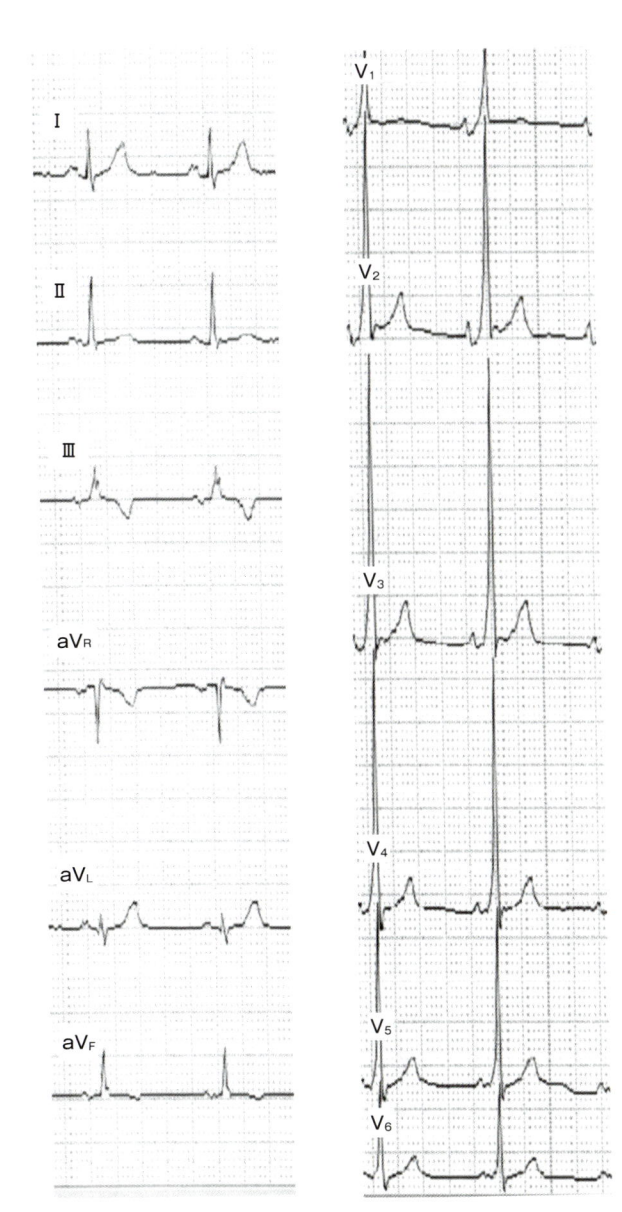

図2　左側APの体表面心電図

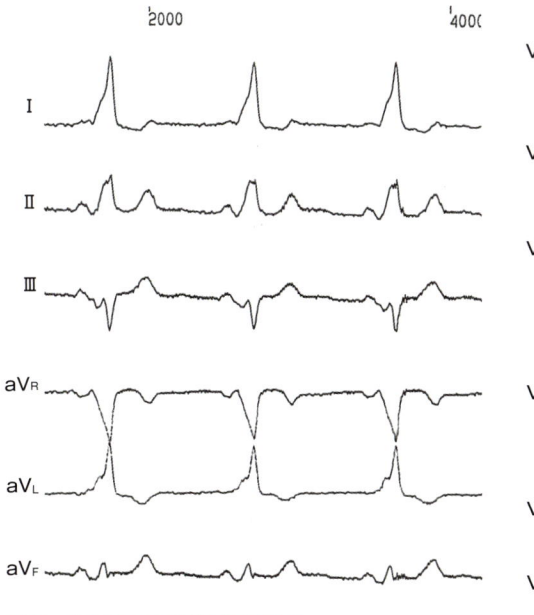

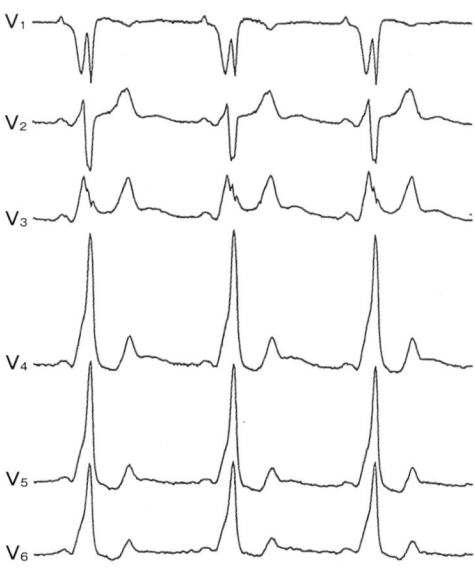

図3　中隔APの体表面心電図

テルが安定しかつ大心静脈まで容易に挿入できます。カテーテル留置において，右前斜位（RAO）はCSカテーテルが透視に対して直交するように，左前斜位（**LAO**）はHisカテーテルが透視に対して直交するように透視パネルの角度を調節しましょう。そうすれば立体的に心臓を把握しやすくなります（図4）。

LAO：left anterior oblique

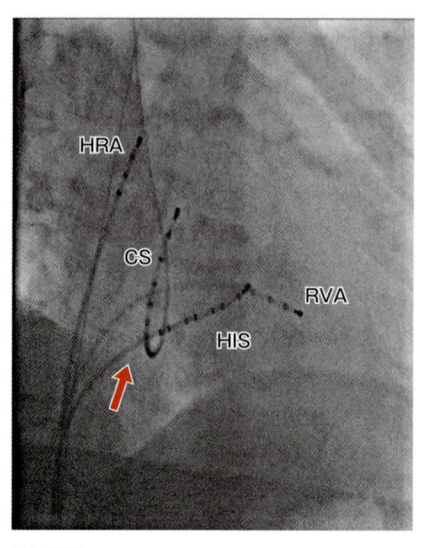

a：RAO
CSカテーテルが直交するよう透視パネルを調節する。最も平面的に心房，心室を見ることができる。

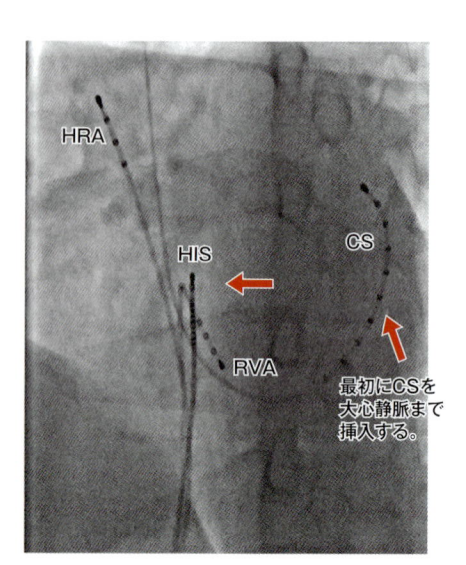

b：LAO
Hisカテーテルが直交するように透視パネルを調節する。最も平面的に弁輪部を見ることができる。

最初にCSを大心静脈まで挿入する。

図4 透視パネルの調節

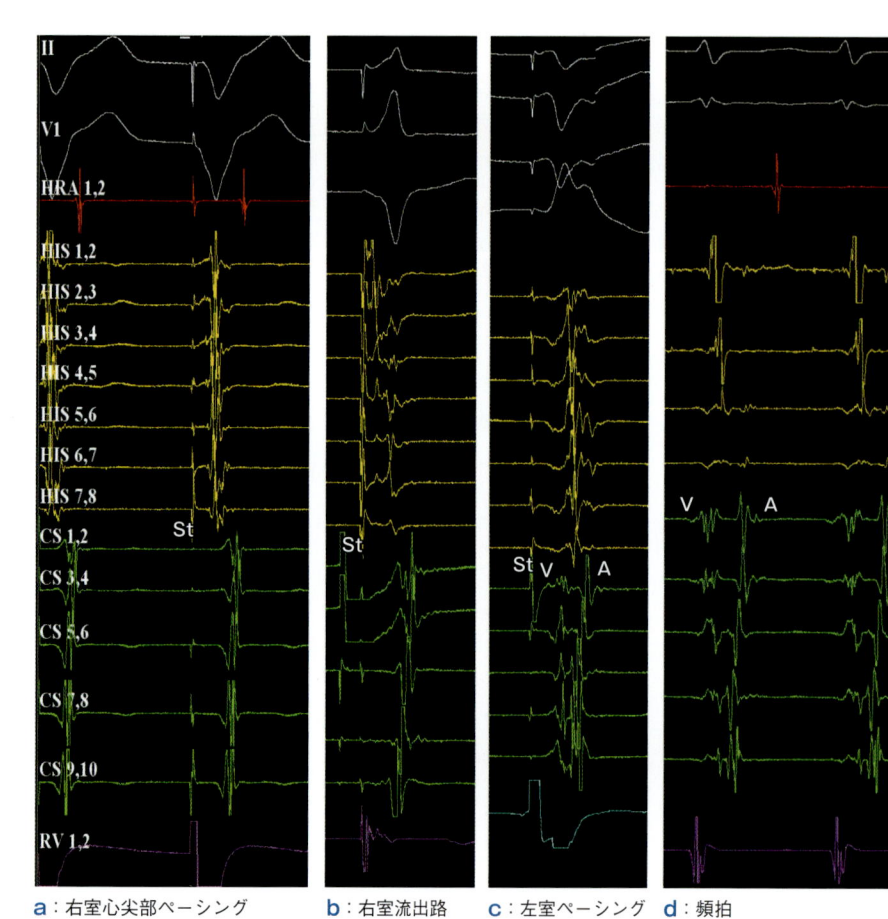

a：右室心尖部ペーシング
b：右室流出路ペーシング
c：左室ペーシング
d：頻拍

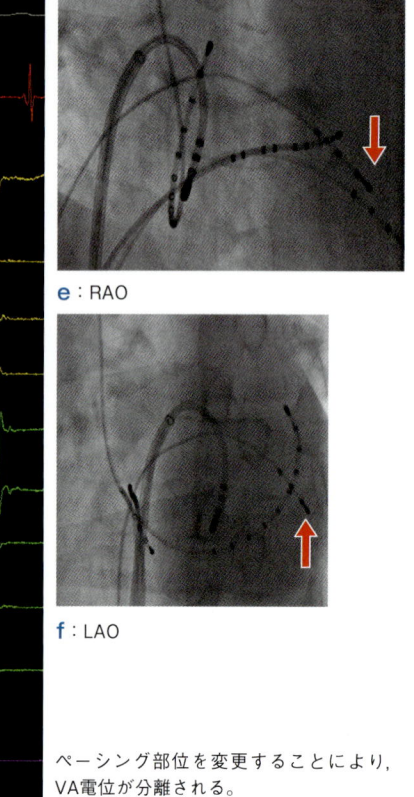

e：RAO
f：LAO

ペーシング部位を変更することにより，VA電位が分離される。

図5 ペーシング部位の変更

- カテーテル留置後，まず心室ペーシング（Vペーシング）をしてみましょう。
  ①右側APの心内心電図は，右房が心房最早期興奮部位（最早期A波）となります。
  ②左側APの心内心電図では，左房に最早期A波が確認できます。
  ③中隔APの心内心電図では心房中隔，すなわちHisカテーテルで最早期A波が確認できます。房室結節（**AVN**）を伝導したものかどうかの判定は困難です。後述するPara-HisペーシングやATPの投与によるAVN伝導の薬物的離断などが必要となります。

AVN：atrio-ventricular node

One Point Advice

- 右室心尖部でのVペーシングでは，斜走のため，AP付着部位の同定が困難な場合があります。その場合は，右室流出路あるいは左室ペーシングなど，ペーシング部位を変更すると心房波と心室波が分離され，APの部位診断が容易になることがあります（図5）。

可能な限りSVTを誘発しましょう

- 次に頻拍を誘発しましょう。多くは心房（A）からの連続あるいは期外刺激ペーシングで誘発されますが，まれにVペーシングのほうが誘発可能な場合があります。誘発は最低でも心房，心室ともに2カ所（HRAあるいはCS，RVAあるいは右室流出路）から施行し，誘発を試みるようにしましょう。
- 誘発されたら，頻拍中にVから期外刺激をHis束の不応期のタイミングで施行し，A電位がリセットされることを確認しましょう。房室回帰性頻拍であることの証明になります（房室結節回帰性頻拍や心房頻拍ではないことの証明になります）。頻拍を誘発すると，Vペーシングではなかなか困難なAPの部位診断が，頻拍を誘発することで，V電位とA電位が分離され，AP付着部位がより明瞭になります（図5）。またまれではありますが，顕性WPW症候群において，順行性AVN伝導がない症例などがあります。順行性房室回帰性頻拍が誘発されれば，順行性AVN伝導は問題なく存在することの証明となります。
- 頻拍が誘発できたら，次にAPの不応期（**ERP**）を調べましょう。まれにERPの異なる2本以上の複数のAPの存在が明らかになることがあり，アブレーションの助けとなります。

ERP：effective refractory period

アブレーションを開始しましょう

- アブレーションは安定した心拍のもとで施行すべきです。安定した洞調律か心房ペーシング（Aペーシング）あるいはVペーシング下が推奨されます。極端な徐脈や期外収縮が多い心拍下では，施行しないようにしましょう。

One Point Advice

- APのマッピングは，右側も左側も，基本的に心室側へカテーテルを挿入した後，心房側へ引いてくる過程でマッピングを行うほうが容易です。心房側から押すような操作でのマッピングは過度な押しつけになることがあり，またカテーテル操作の自由度も限られるためです。カテーテルを押す操作は，カテーテル固定の際に行うほうが安全です。

右側APの場合

- まず三尖弁輪部に沿うように電極カテーテル（いわゆるHaloカテーテル，20極以上の多電極カテーテルが望ましい）を留置し，AP部位を大まかに把握することをお勧めします。そしてアブレーションカテーテルを挿入しマッピングを開始します。このときロングシース（SL-0）などを用いてアブレーションカテーテルを挿入したほうがカテーテル

> **ここに注目**
>
> 潜在性WPW症候群において，Vペーシング下でアブレーションを開始すると，副伝導路離断とともにVA伝導が消失し，VA解離となってカテーテルが安定しなくなります。このような場合はAP伝導消失とともにAペーシングを開始すれば，アブレーション開始時と変わらぬ心収縮を維持でき，成功につながります。

の固定が容易となります。ほとんどの場合4mmチップで焼却可能ですが、カテーテルチップの温度上昇のため焼却不十分な場合は、8mmチップあるいはイリゲーションカテーテルへの変更もよい方法です。

> **One Point Advice**
>
> - 前側壁の右側のアブレーションの場合、焼却中にカテーテルが容易に中隔側へずれることがあります。そうすると、誤って房室結節を焼却する可能性があるので、常にカテーテル位置を透視あるいは3Dマッピング下で確認しておくことが必要です(図6)。

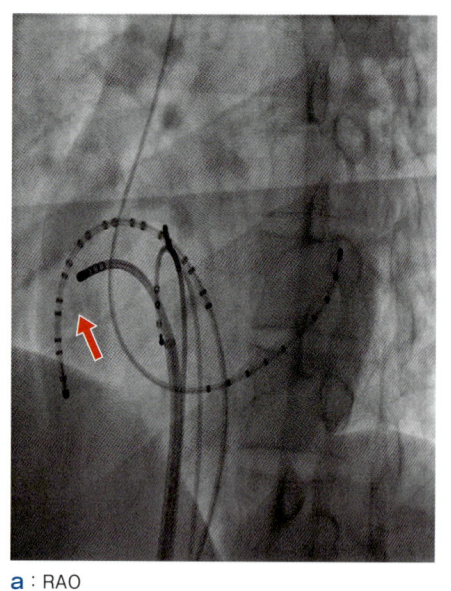

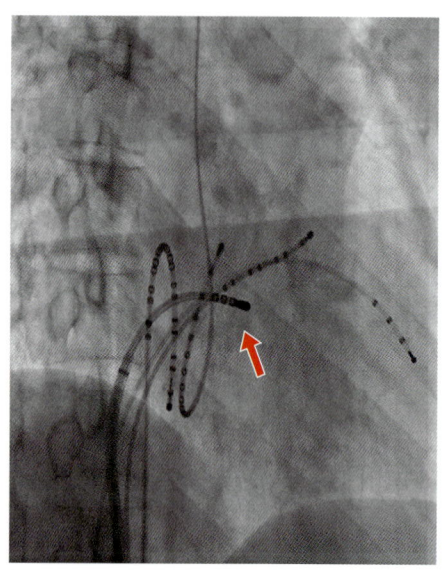

図6 三尖弁輪に留置したHaloカテーテル
右房前壁にAPがある場合、アブレーションカテーテルが心房中隔側へ容易に偏移するので注意する。

a：RAO　　b：LAO

左側APの場合

- まずは経中隔アプローチか経大動脈アプローチかを選択します。心房中隔穿刺(Brockenbrough法)が容易になった今、特別な症例でなければ、まずは経中隔アプローチが推奨されます。考えられる特別な背景は、以前、経中隔アプローチでアブレーションが不成功である、心房中隔欠損術後、前〜中中隔APを左側からアブレーションする、弁下のアブレーションを選択する場合などです。
- 経中隔的にアブレーションする場合、Brockenbroughに使用したロングシース(SL-0)をそのまま使用しアブレーションカテーテルを挿入します。CSの電極カテーテルは最初可能な限り大心静脈の奥まで挿入しておいたほうが、前側壁APの部位診断が容易になります。

> **One Point Advice**
>
> - 左側下部中隔APの場合、アブレーションカテーテルを曲げただけではコンタクトが弱く、成功しない場合があります。このような場合はAgilis™シースなどの可変型シースを用いて左房に大きなループをつくったほうが、コンタクトがよくなり成功が容易になります(図7)。

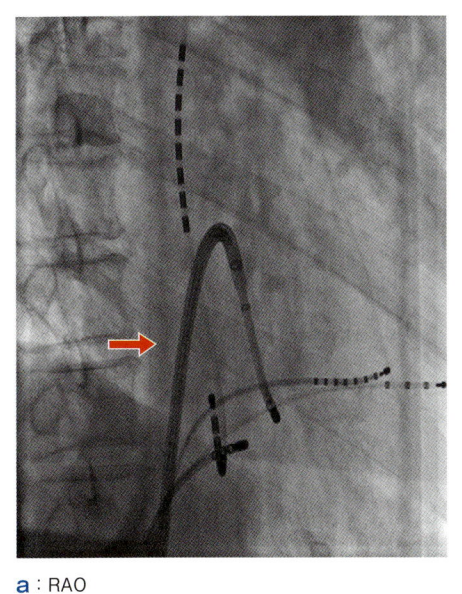

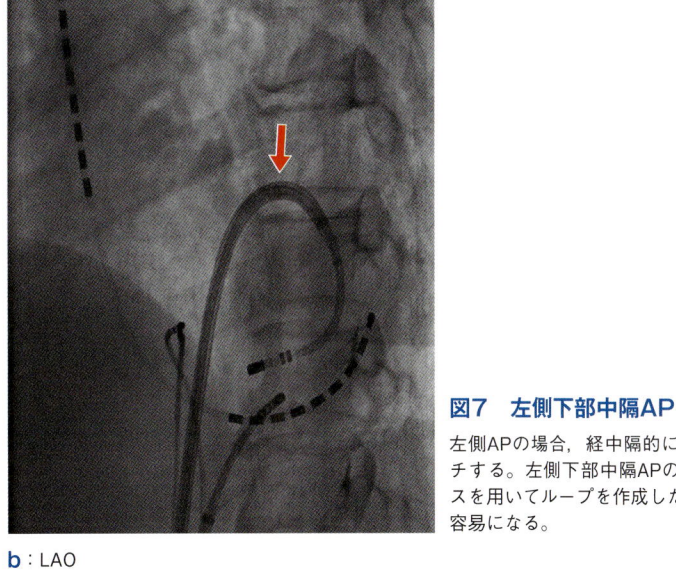

図7　左側下部中隔AP
左側APの場合，経中隔的に左房にアプローチする。左側下部中隔APの場合，可変シースを用いてループを作成したほうが，固定が容易になる。

a：RAO　　b：LAO

中隔APの場合

- 下部中隔APは心外膜AP(いわゆるepi AP)との鑑別が困難な場合もあります。まずCS造影を行い，CS入口部とmiddle cardiac veinとの関係を解剖学的に理解することが重要です(図8)。そして丁寧に右房中隔とCS内およびmiddle cardiac veinをマッピングし，最早期興奮電位を見つけます。Epi APであれば，middle cardiac vein内での通電で成功しますが，イリゲーションカテーテルを使用すべきです(図9)。しかしパワーは30Wまでに留めましょう。それ以上のパワーを必要とする場合は，異なる場所からの通電で成功する可能性があることを考えましょう。

- Middle cardiac veinでの通電は，静脈穿孔の可能性が高くなることを考慮しながら施行しましょう。また，CSの筋層(CS musculature)がAPに連絡している場合もあり，この筋層を広範囲に離断しないと成功しない場合もあります。それでも基本は丁寧に最早期A波あるいはV波をマッピングし，可能な限りnearな電位(dullではなくsharpな最早期興奮部位)を探し出し，通電することで成功します(図10)。

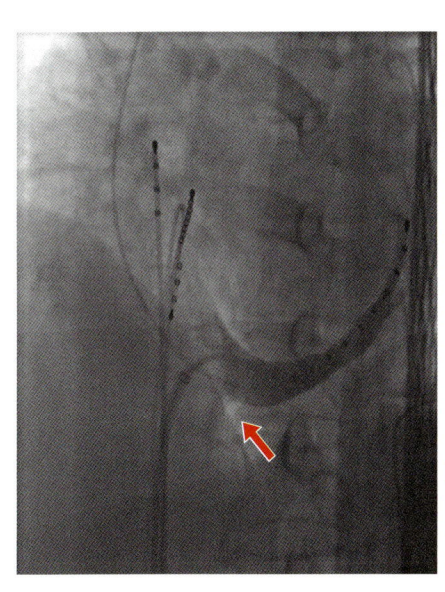

図8　下部中隔APの場合のCS造影(LAO)
CS入口部やmiddle cardiac veinの位置を把握する。

a：RAO　　　b：LAO

図9　Epi APのアブレーション

Middle cardiac veinにイリゲーションカテーテルを挿入。静脈穿孔に注意する。コンタクトフォースも併用すべきである。

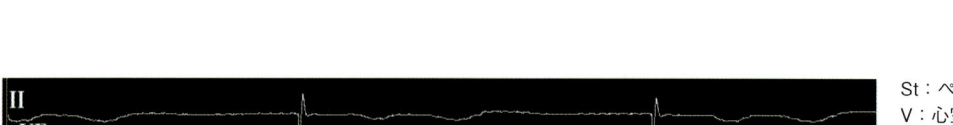

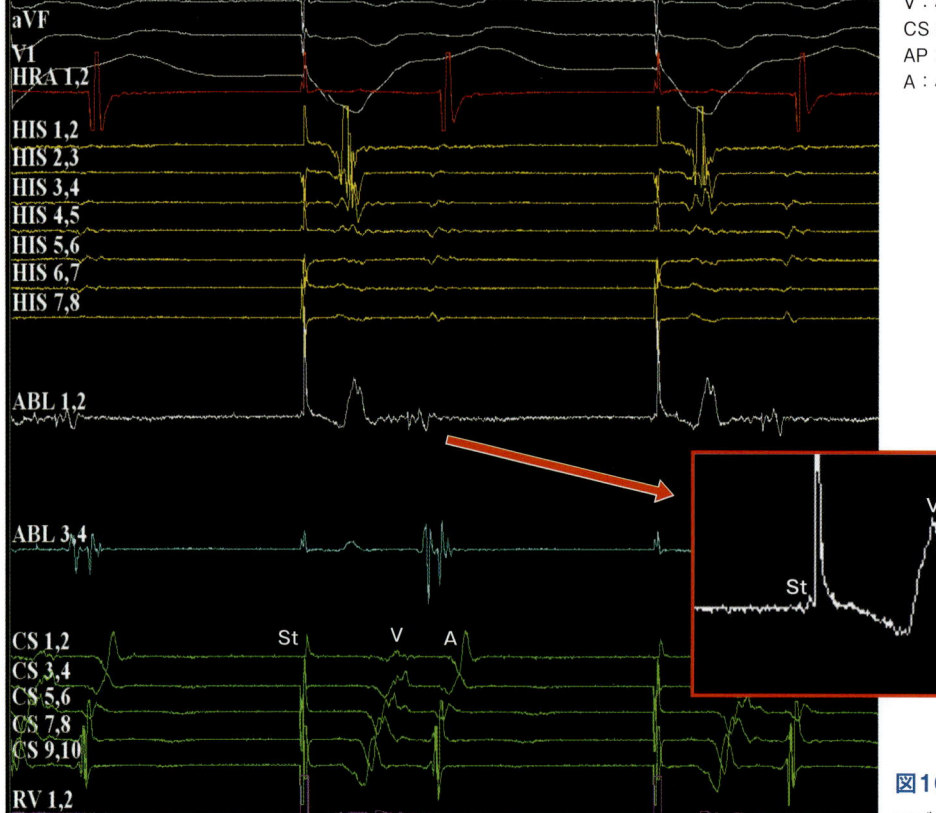

St：ペーシング刺激
V：心室電位
CS：CS musculature電位
AP：AP電位
A：心房電位

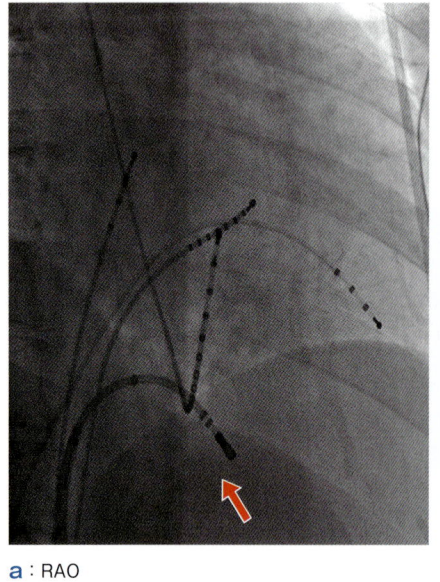

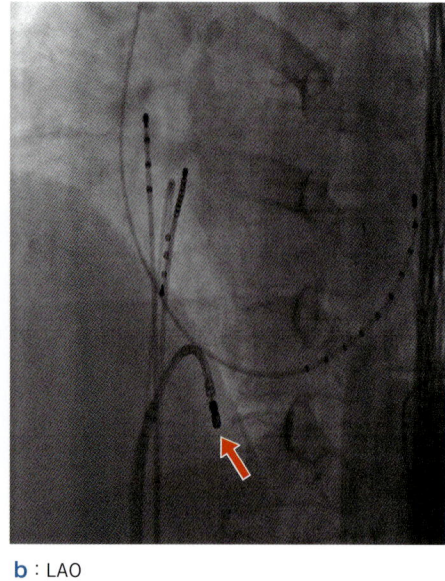

図10　Epi APのアブレーション

アブレーションカテーテルで，farな電位を示すCS musculature，そしてnearな電位のAP電位が確認でき，至適通電部位である。

- 中〜上中隔APである場合は，VペーシングのA波がAPによるものかAVNによるものかの判定が困難です．この場合，Para-Hisペーシングが有用です．詳細は成書に譲りますが，His束電位の記録できるカテーテルでペーシングします．高出力ペーシングでのnarrow QRSと，低出力ペーシングでのwide QRSの2つの波形による刺激—A波までの時間を計測します．刺激—A時間が同じであればAP伝導，刺激—A時間が延長すればAVN伝導です(図11)．アデノシン三リン酸(**ATP**)の静脈内投与とともに，AP伝導の存在の有無を評価できます．

- 中〜前中隔APのアブレーションは，房室ブロックの危険が高くなります(図12)．このため，経験のない場合や患者に十分な説明ができていない場合はまずはいったんアブレーションを中止し，十分な説明の後に再試行することもお勧めします．中隔APをアブレーション中にjunctional beatsが出現する場合は，AVNを障害しています．この場合は通電部位をより心室側に変更し，AVN障害を避けます．やむを得ずjunctional beats出現部位を通電する場合には，AペーシングをしながらAH時間を確認しつつ，注意深く通電を続けます．通電中にAH時間が延長するようであれば，すぐに中断すべきです．経大動脈的に無冠尖(**NCC**)から通電し成功する場合もあります(図13)．

ATP: adenosine triphosphate

NCC: noncoronary cusp

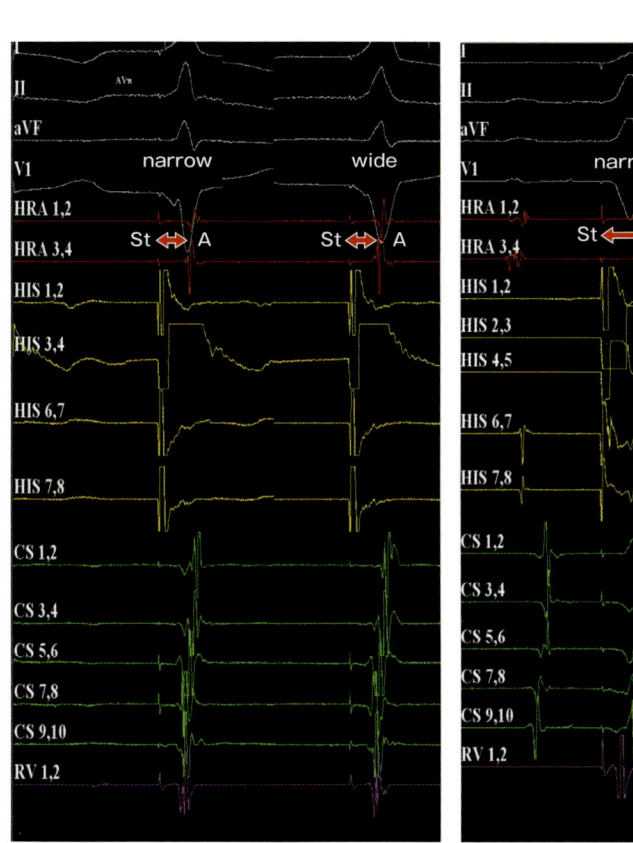

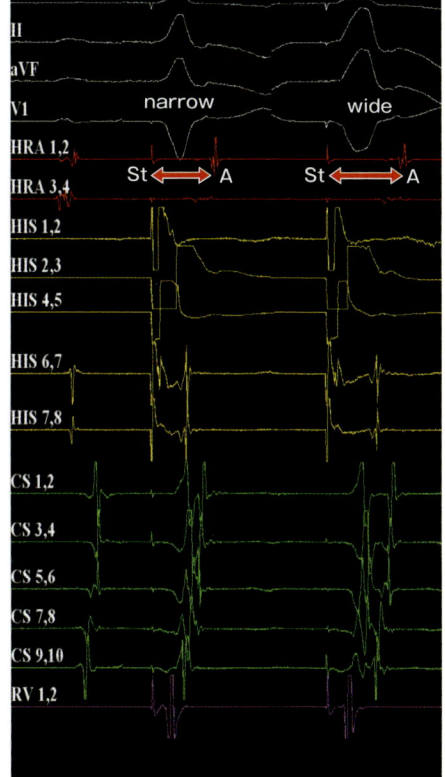

a：APパターン
VA伝導がAPの場合，narrow QRSとwide QRSともに刺激(St)-A時間は同一．

b：AVNパターン
VA伝導がAVNの場合，wide QRSでの刺激(St)-A時間が延長する．

図11 Para-Hisペーシング

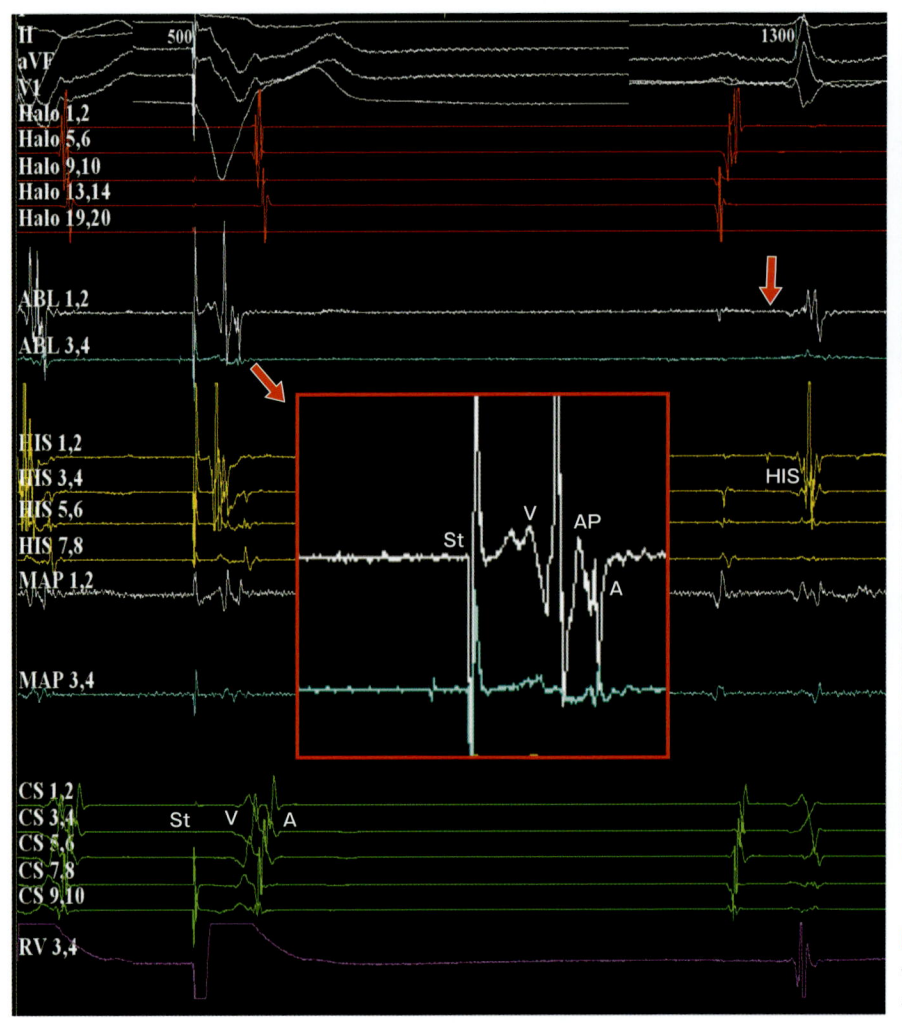

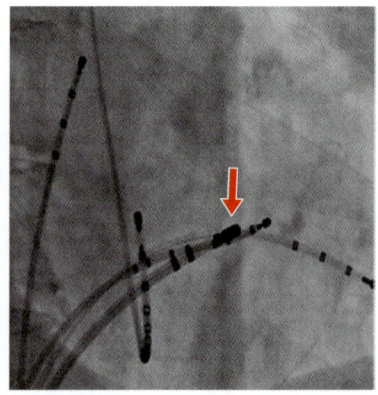

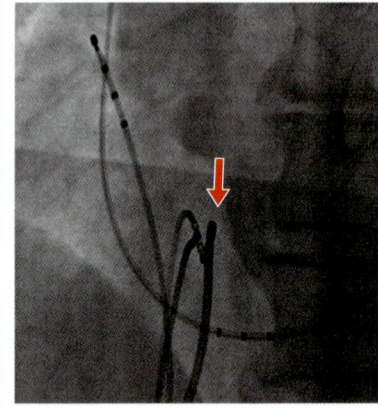

図12 潜在性中隔APの至適通電部位

Vペーシング時にはAP電位を確認でき，洞調律時にはHIS電位の見えない場所を通電する。

a：RAO
b：LAO

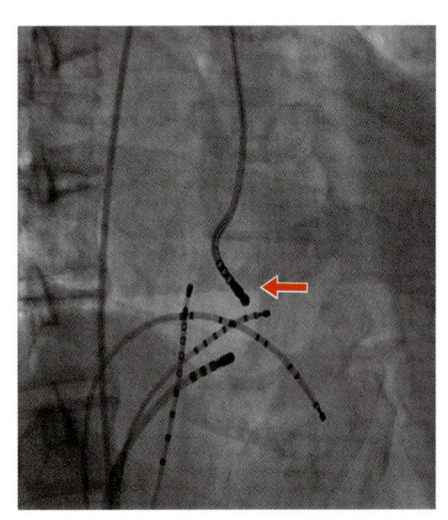

図13 無冠尖（NCC）からの中隔APの通電

右房や左房からのアプローチで，どうしてもAVNを障害する場合にはオプションとして試してみる。成功する場合がある。
中隔APのアブレーションの場合，10～15W程度から徐々にパワーを上げていくようにする。

a：RAO
b：LAO

アブレーションに成功する部位，電位

- アブレーションの成功には，AP電位が記録される部位での通電が大事です(図14)。これは洞調律中またはVペーシング中でも，どちらでも同じです。このため，AP電位のマッピングを注意深く行います。次に，やや心室側(V電位がA電位より比較的大きい)での通電を目指します。固定が困難であれば，やむなく心房側での通電となりますが，最初は心室側での通電をしましょう。さらに心拍や呼吸変動下でもカテーテルが安定してAP電位を記録できるようにします。
- AP電位が記録できない，あるいはAP記録部位でもアブレーションが成功しない場合には，ペーシングスパイクから最短のA波あるいはV波が記録できる部位をターゲットとします(図15)。通電は30W程度から開始し，最終的には40〜50Wまでパワーを上げます。理想的には通電開始後10秒以内のAP離断を目指します。遅くとも15〜20秒程度でAP電位に変化がなければ，速やかに通電を中止し，マッピングを再開すべきです。良好にAP離断されれば，90秒程度の通電を2〜3回追加し，再発を防ぎます。その後，イソプロテレノールを1〜2μg投与し，AP伝導が再開しないかを確認します。そして理想的にはAP離断後30分間待機し，再発がなければ終了とします。VA伝導がAPとAVNと両方存在し，Vペーシングのみでは離断されているかどうか判定困難な場合には，ATPを20mg急速静注し薬物的にAVNをブロックさせ，アブレーション成功を確認します。

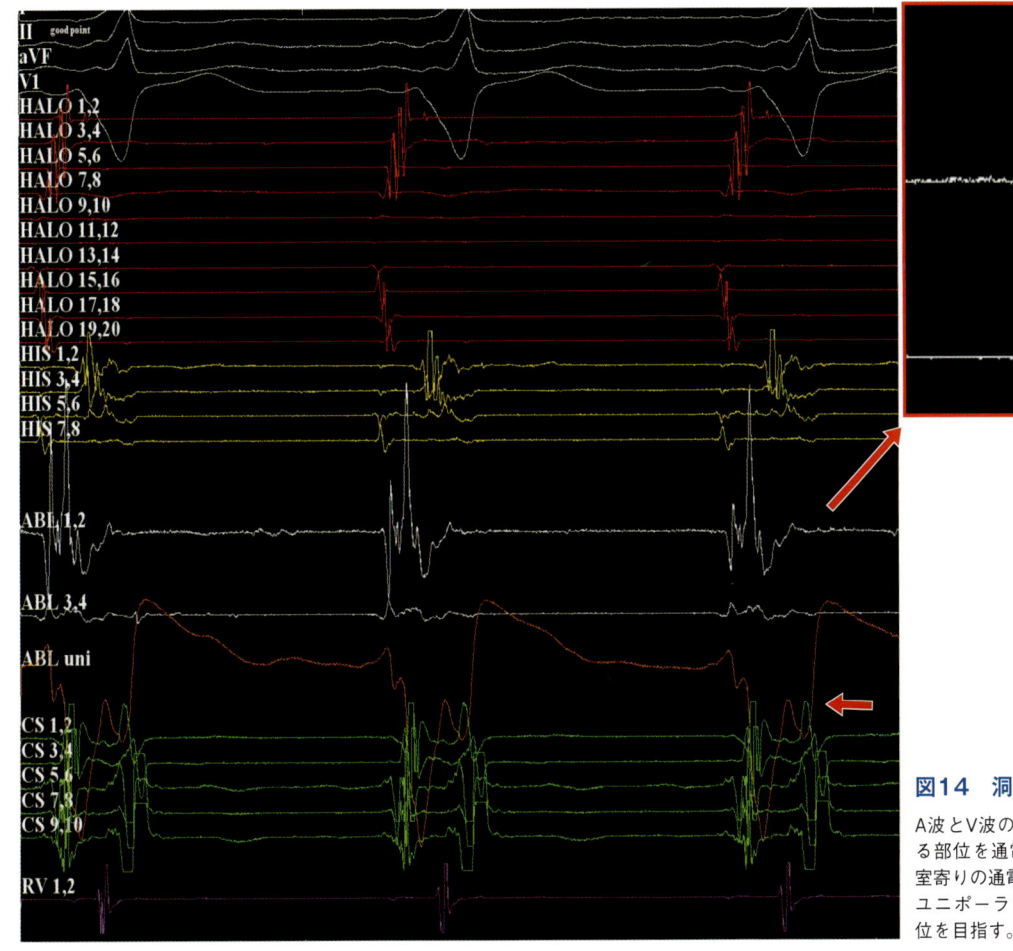

図14 洞調律中での至適通電部位
A波とV波の間にsharpなAP電位が記録できる部位を通電する。A波よりV波が大きい心室寄りの通電を目指す。
ユニポーラではV波がQSパターンとなる部位を目指す。

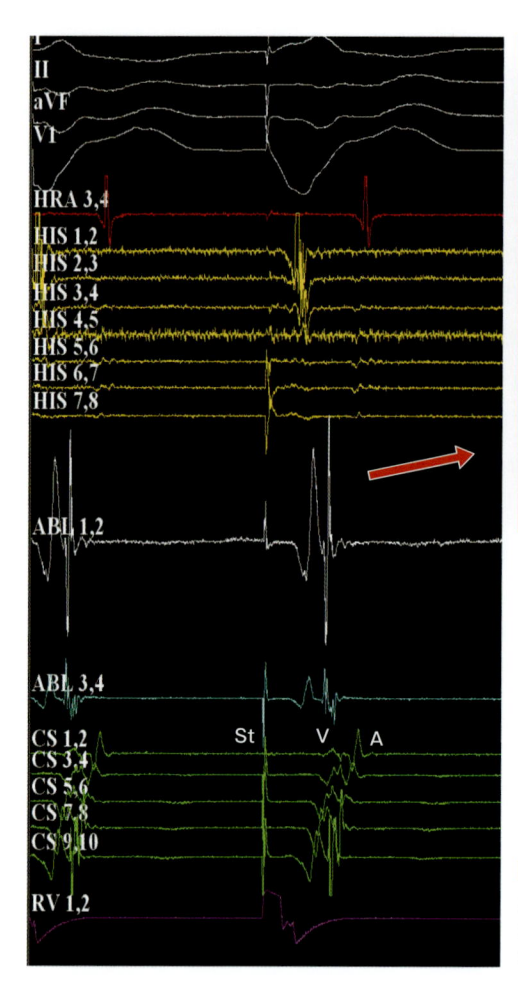

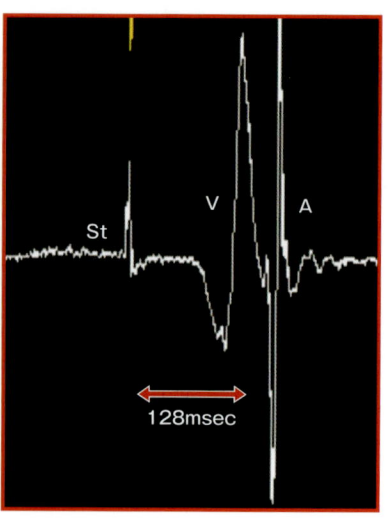

図15 Vペーシング下でのマッピング

V波とA波の間にAP電位は確認できない場合，V波から最早期A波ではなく，ペーシング刺激から最早期A波を選択し通電する。この症例の場合，ペーシング刺激から最早期A波まで128msecであった。

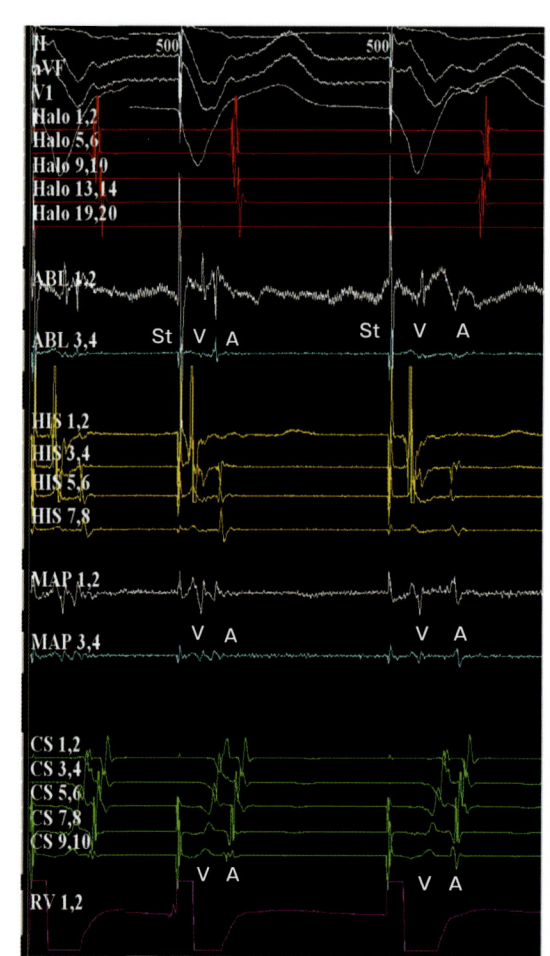

図16 中隔APのVペーシング下でのアブレーション

通電中にA波がわずかに変化し，最早期A波は中隔からCSに変化している。そして，CSのA波もわずかに変化している。このような変化を見逃さないようにする。

One Point Advice

- APが複数存在する症例もあります。特に多いのは，左側に2本あるいは広い範囲に存在する場合です。この場合多くは2本とも同じERPを呈するため，心臓電気生理学的検査では判定不能です。Vペーシング中にアブレーションすると，逆行性A波がわずかに変化する場合があり，多くはAVN伝導によるものですが，まれに2本目のAPであることがあります。このため，通電中の電位変化には注意を払い，電位が変化した場合はその通電で効果があったものと考え，しっかり追加通電すべきです(図16)。その後残存したAPをマッピングしますが，多くは1本目の近傍に存在します。

最後に

- WPW症候群のアブレーションは確立されたものですが，困難症例に遭遇することもまれではありません。うまく成功しない場合には，シースやアブレーションカテーテルを変更したり，マッピングを再度丁寧に行うなど冷静に対応し，無意味な通電を続けないようにしましょう。

II-2 カテーテルアブレーション 上室頻拍

特殊な副伝導路

北條林太郎　東京都立広尾病院循環器内科

まれな副伝導路ですが，鑑別疾患として重要ですので，その特徴を把握しましょう。

Point　まずはこれだけ押さえよう

1. 特殊な副伝導路はその付着部位によって分類されます。
2. 左脚ブロック型のwide QRS頻拍の鑑別として重要です。
3. 副伝導路でありながら房室結節様の伝導特性を有します。
4. 特殊な副伝導の一部は頻拍回路の形成に寄与しません。

特殊な副伝導路の種類

- 伝導時間が遅く，減衰伝導特性をもつ副伝導路は1938年にMahaimらによって報告され，"Mahaim fiber"とよばれています。当初，報告された副伝導路は房室結節と心室をつなぐ副伝導路でした。その後の報告からこれらの特殊な副伝導路は，①Atriofascicular（AF）pathway，②Atrioventricular（AV）pathway，③Nodofascicular（NF）pathway，④Nodoventricular（NV）pathway，⑤Fasciculoventricular（FV）pathwayに分類されています（図1）。上記の副伝導路のなかで頻度の高い**AF pathwayを慣例的にMahaim束と呼称することがありますが，本来のMahaim束はNVもしくはNF pathwayであり，本書ではAtriofascicular pathwayと，また，特殊な副伝導路の電位は従来どおりMahaim potentialと表記します。**

AVN：atrioventricular node（房室結節）
RBB：right bundle branch（右脚）
RA：right atrium（右房）
RV：right ventricular（右室）

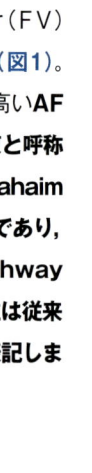

図1　特殊な副伝導の種類
赤線が特殊な副伝導路を示す。

①Atriofascicular　②Atrioventricular　③Nodofascicular　④Nodoventricular　⑤Fasciculoventricular

Atriofascicular(AF) pathwayの解剖および心臓電気生理学的特徴

- AF pathwayは副伝導路症例の2〜3%を占め，心奇形(Ebstein病など)，他の副伝導路の合併，家族内発症が報告されています。まれな症例を除き，右側に存在し，心房端が三尖弁輪の自由壁側，心室端は右脚に付着します。心室端は約0.5〜2cmの広がりをもって付着しているため，心房端のほうがアブレーションに適しています。

- AF pathwayの特徴は
  ①順行性の伝導のみで，
  ②伝導時間が長く，
  ③減衰伝導特性を有し，
  ④アデノシン三リン酸(**ATP**)で伝導ブロックを生じます。これらの伝導遅延は心房端で生じると報告されています。順行性伝導のみを有するため，頻拍回路を形成した場合は，wide QRS頻拍を呈します。頻拍中もしくはAF pathwayの順行性の心電図の特徴は，左脚ブロック，左軸偏位であり，移行帯がV₄移行，QRS幅が150msec以下と報告されています(図2)。

ATP：adenosine triphosphate

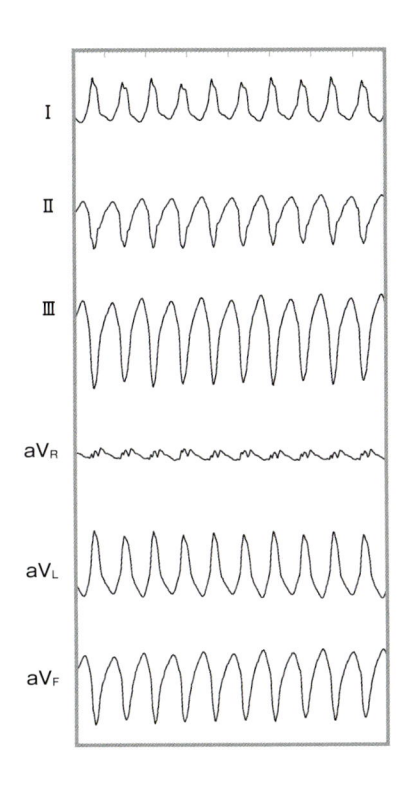

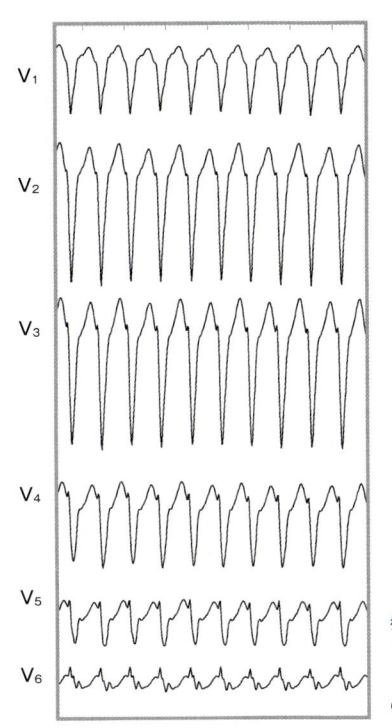

図2　AF pathwayを介したantidromic AVRTの12誘導波形
頻拍周期は220回/分で左脚ブロック，左軸偏位を呈している。
(山口大学大学院医学系研究科器官病態内科学　上山剛　先生のご厚意により提供)

- それでは実際の症例(図2と同一症例です)を見てみましょう。図3ではAF pathwayの副伝導路電位(Mahaim potential)は三尖弁輪の自由壁側で記録されています。3DマッピングシステムではAF pathwayを介した心室内の興奮伝播を示していますが，右室心尖部から中隔にかけて最早期興奮部位を認めます。

- 図4は，AF pathway症例において洞調律時および心房頻回刺激時の体表面および心内心電図を示したものです。洞調律時にHis束はHis 7-8(心房側)から His 1-2(心室側)へと興奮しています。図の点線は，His 7-8心房側のHis束の興奮のタイミングを示しています。心房頻回刺激を行うと，刺激部位が洞結節より副伝導路付着部に近いため副伝導路優位の興奮となります。そのため，AV間隔は短縮し，また，体表面心電図ではAF pathwayを伝導した波形を呈します。刺激頻度を増加させることにより，房室結節で伝導遅延を生じ，AH間隔の延長し，より副伝導路優位の伝導となります。そのため，

His束は心室側から心房側方向へ興奮します(図4 →)。この際にAF pathwayもその減衰伝導特性から，伝導遅延を生じてAV間隔が延長します。前述のように伝導遅延は心房端で生じます。

- 図5はAF pathwayを三尖弁輪の心室側で離断した後にMahaim potentialが残存した状態です。減衰伝導の際には，心房-Mahaim potentialが延長していることがわかります。

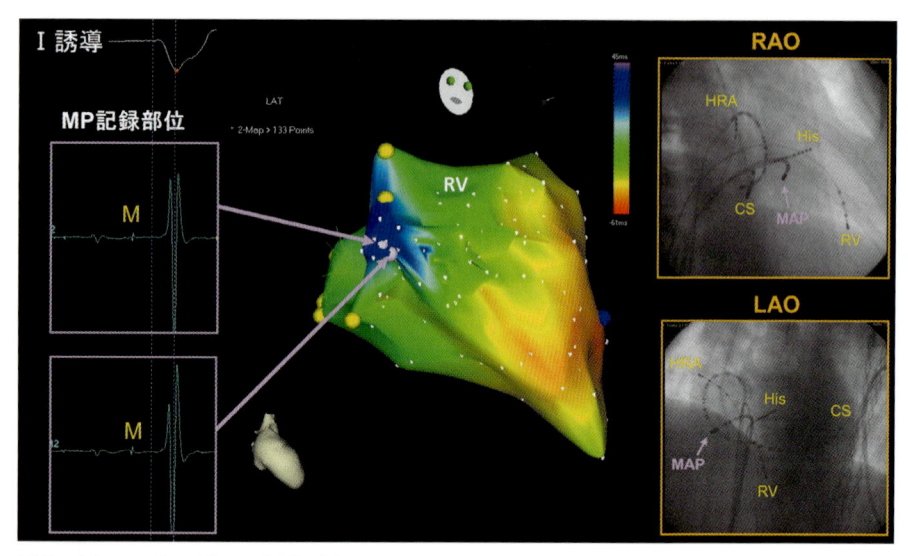

RAO：right anterior oblique, LAO：left anterior oblique
MP：Mahaim potential

ここに注目
心室の再早期興奮部位は不明瞭であり，心室端が複数存在することを示唆しています。

図3　副伝導路電位の記録部位
Mahaim potentialは三尖弁輪の自由壁側で記録されている。3DマッピングシステムではAF pathwayを介した心室内の興奮伝播を示している。右室心尖部から中隔にかけて最早期興奮部位を認める。

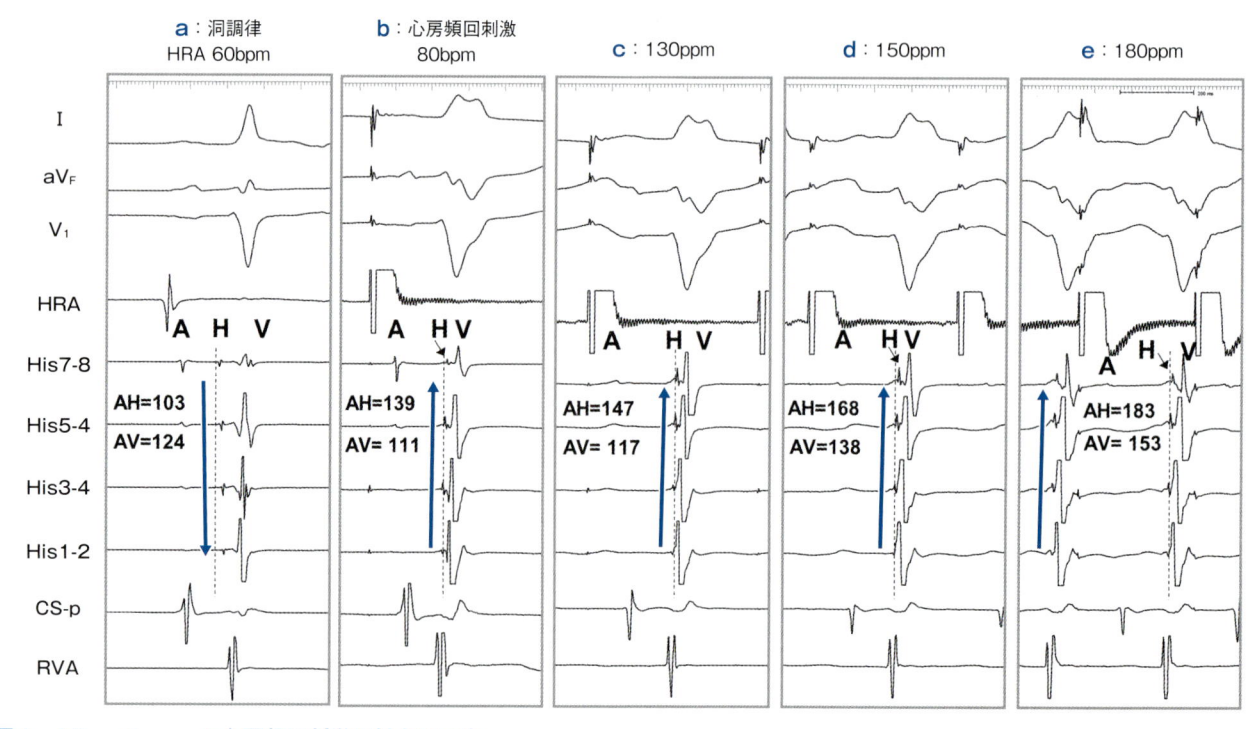

図4　AF pathwayの心房頻回刺激に対する反応
カテーテル配置は図3と同様。
HRA：high right atrium, RVA：righ ventricular apex, CS：coronary sinus

ここに注目
右脚電位を記録することでAF pathwayとの鑑別が行えます。

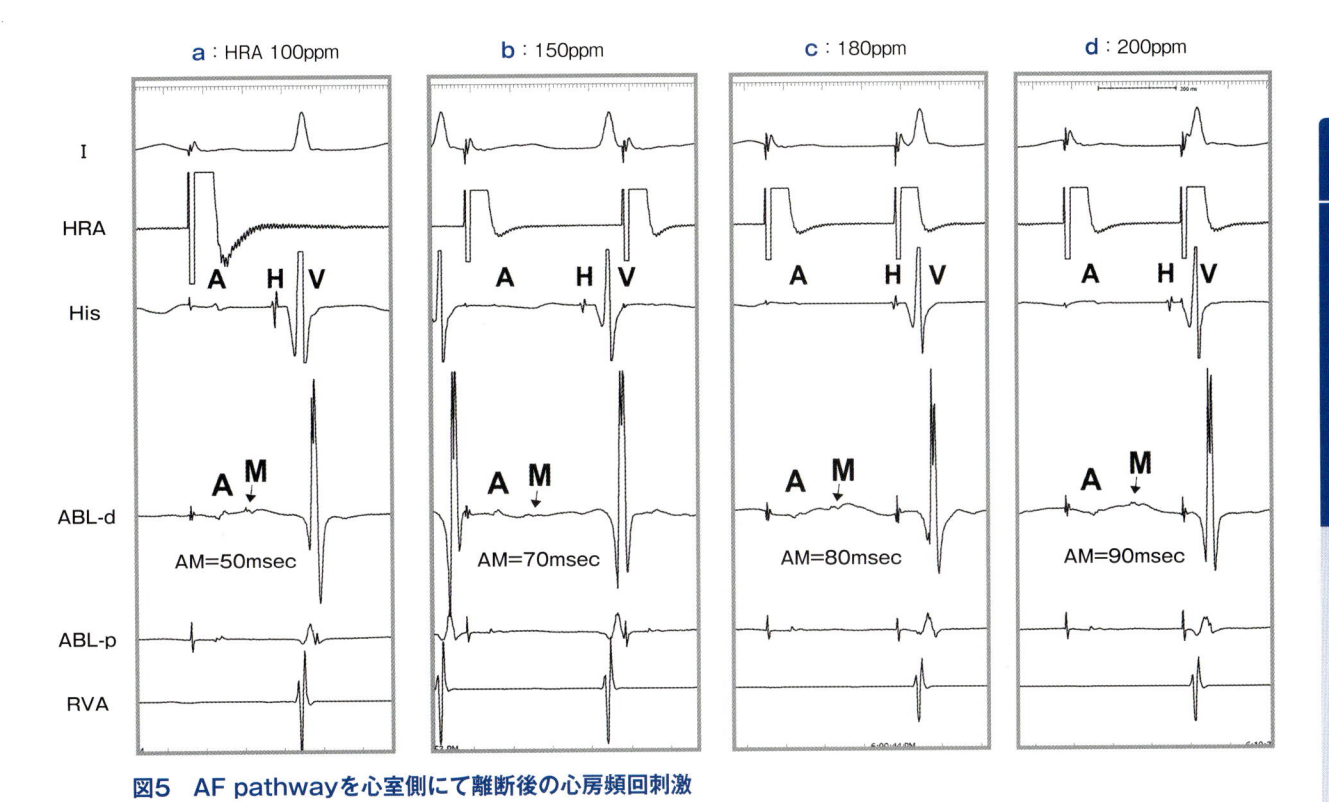

図5 AF pathwayを心室側にて離断後の心房頻回刺激

Atriofascicular（AF）pathwayのカテーテルアブレーション

- マッピング方法としては以下の4つが挙げられます。

①三尖弁輪でMahaim potentialを検出する方法

②三尖弁輪の心房側より刺激を行い，心房-心室伝導時間が最短となる部位を検出する方法

　図4で示したように副伝導路の心房端に近い部位から刺激を行うことにより，短い心房－心室間隔が得られます。同様の考え方で，頻拍中に心房期外刺激を行い，リセット現象により刺激の次のQRSのタイミングを最も早めることができる部位が心房付着端と考えられます。

③心室のアクチベーションマップを作成し，心室付着端を同定する方法

　他の方法でマッピングが行えない場合の方法となります。心室端は広く刺激伝導系と付着しているため，後述するように(図7)治療部位として適していません。

④機械刺激で副伝導路の伝導途絶を起こした部位を同定する方法

　AF pathwayは，心内膜側を伝導しているためマッピング中に機械的な刺激で伝導が途絶することがあります。しかし，アブレーション前に治療効果を判定するため伝導の回復を待つ必要があり，ときに長時間の観察を必要とします。実際，図3の症例ではMahaim potentialが記録された部位で一過性の伝導途絶が生じ，回復を待って治療を行っています。アブレーション部位としてはMahaim potentialの記録部位が最も適していますが，必ずしも記録ができない症例もあります。図6は右胸心を合併したAF pathwayの症例です。三尖弁輪をマッピングしましたがMahaim potentialは検出されず，心室端へのアブレーションを行っています(図7)。アブレーション開始時の最早期興奮部位は心尖部中隔側であったものが，通電を行うことにより最早期興奮部位が心基部側へと移行し，それに伴い頻拍時の12誘導心電図波形も変化しています。本症例では3Dマッピングシステムを併用することで治療が行えていますが，やはり**心室端はアブレーションには適さない部位**と考えられます。

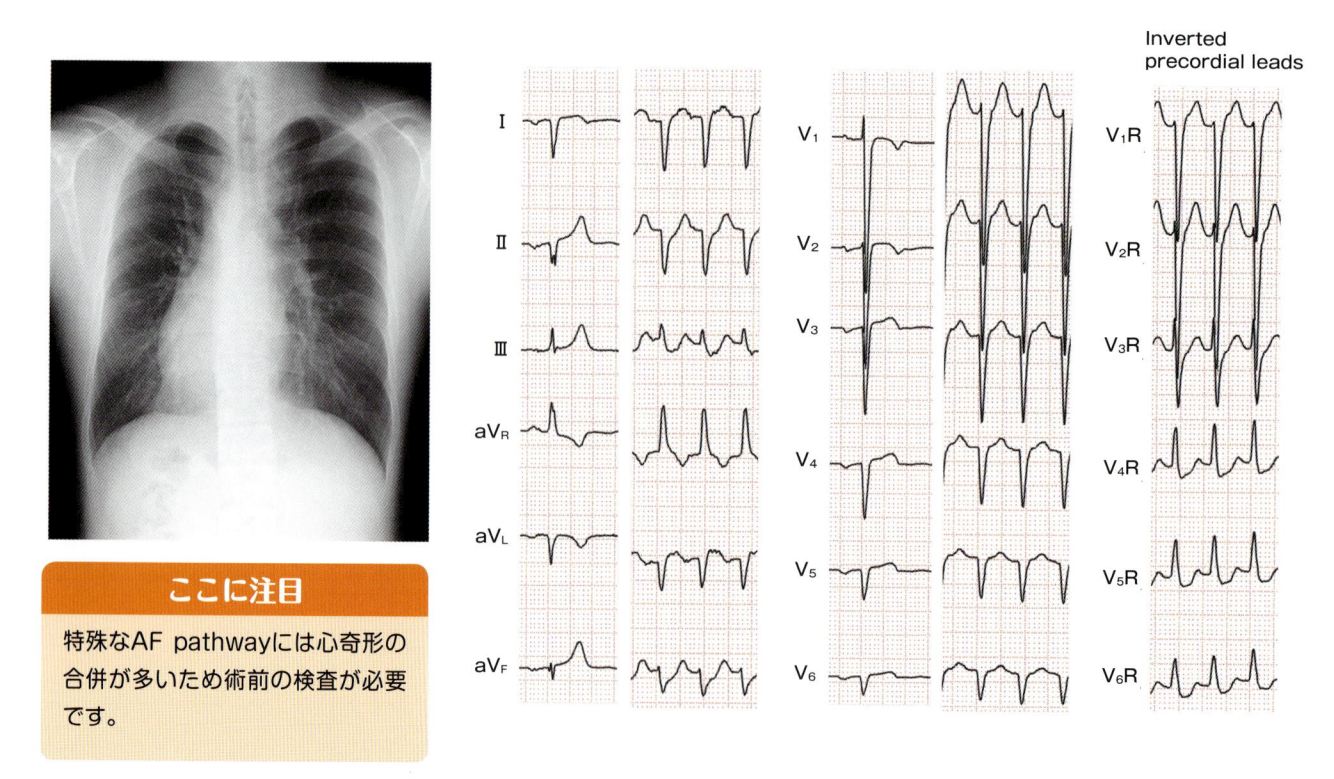

ここに注目
特殊なAF pathwayには心奇形の合併が多いため術前の検査が必要です。

図6 右胸心に合併したAF pathwayの1例

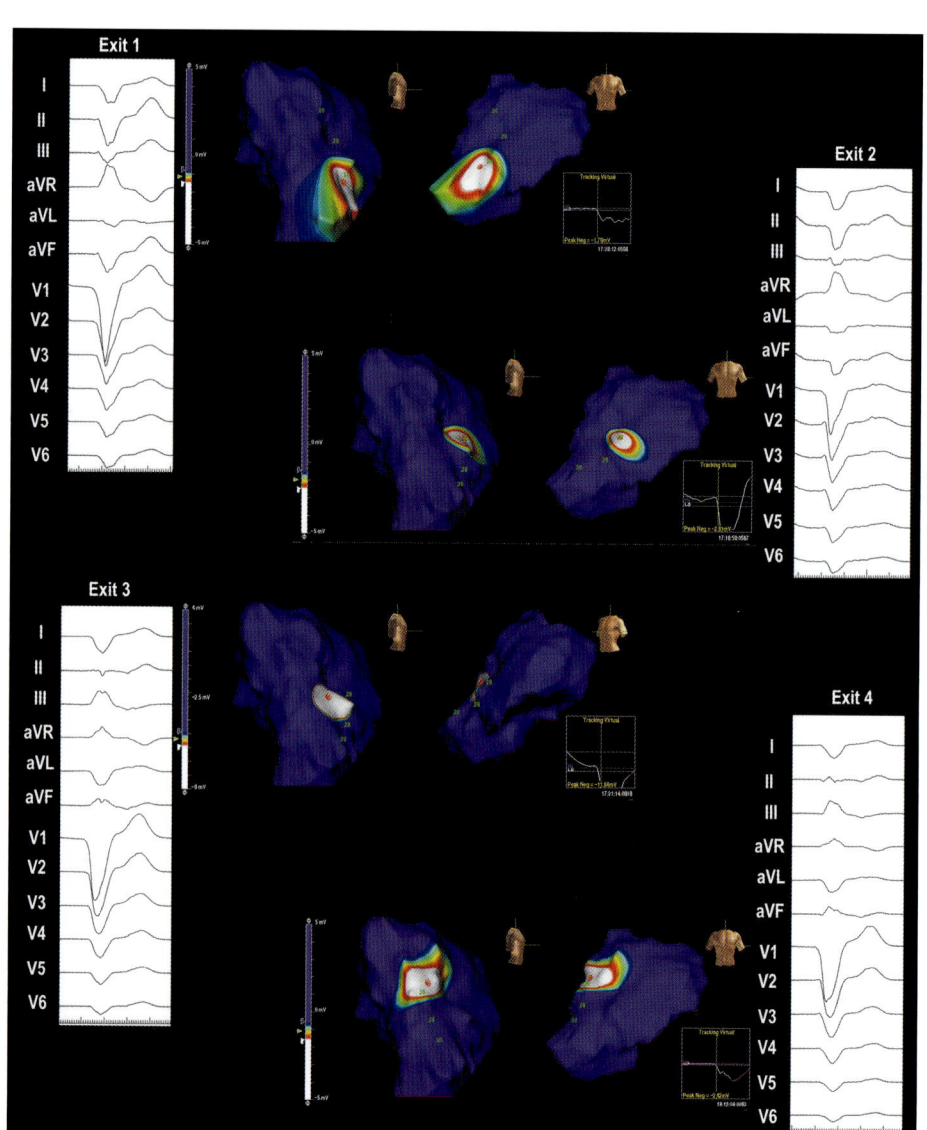

図7 3Dマッピングシステムを使用したAF pathwayの心室端のマッピング

図6と同一症例。Exit 1からアブレーションを開始している。アブレーションにより，3Dマッピングシステム上の最早期興奮部位および頻拍中の12誘導心電図波形の変化が認められる。

Atrioventricular（AV）pathwayの特徴

- ここではAF pathwayと類似したAV pathwayについて述べます。AV pathwayもAF pathwayと同様accessory AV nodeの遺残と考えられていますが，右室心尖部付近までの伝導路を欠いており，心室付着部が三尖弁直下もしくは右室自由壁である点が異なります。
- そのため，洞調律時の最大早期興奮状態でHis-右脚の伝導の逆転が認められません。また，刺激伝導系を介さないためQRS幅が広くなります。頻拍回路を形成することは少ないです。アブレーション部位としてはAF pathwayと同様です。

Nodofascicular（NF）/ Nodoventricular（NV）pathwayの特徴

- NF pathwayは近位部が房室結節へ，遠位部がHis束，右脚，まれに左脚に付着し，NV pathwayは三尖弁輪直下の右室中隔に付着します。そのため，His束の刺激では副伝導路を介した伝導は認められません。伝導は順行性もしくは逆行性のみであり両方向性の伝導を有する例はきわめてまれです。頻拍中は房室結節より心房側で伝導ブロックが生じて，房室解離が観察されることもあります。また，心室側の付着端によっては頻拍中にHis束以下のブロックを呈することもあります。多くが他の頻拍のバイスタンダーとして存在し，カテーテルアブレーションの報告は多くありません。
- 房室結節へのアブレーションは房室ブロックの危険性が高いのみではなく，理論的に頻拍回路が残存する可能性もあり，心室端へのアブレーションが行われてきました。近年，slow pathway areaで房室結節との付着があり，同部位への通電が有効との報告もあります。

Fasciculoventricular（FV）pathwayの電気生理

- **FV pathwayが頻拍の形成に関与した報告はなく，治療の対象とはなりません**。しかし，FV pathwayの特徴を把握することは，中隔のKent束と鑑別し，不必要な治療を行わないためにも重要です。
- 図8はFV pathwayを有する患者の12誘導心電図です。心臓電気生理学的検査前は中隔の副伝導路が疑われていました。FV pathwayの電気生理学的特徴は，心房からの頻回刺激もしくは期外刺激法で房室伝導に遅延が生じてもHV間隔が35msec以下で一定であることです（図9）。この所見によりNF/NV pathwayとの鑑別が可能です。また，pure Hisペーシング（Para-Hisペーシングの際に刺激伝導系のみを補捉した場合のこと）によって早期興奮波形を再現できます（図10）。しかし，pure Hisペーシングを行うことが困難な場合はイソプロテレノールやATPなどの薬剤を投与し，junctional rhythmを作り出すことにより，pure Hisペーシング同様，早期興奮波形を再現できればFV pathwayの存在が証明できます（図10d）。この方法は適切なモニター管理下であればベッドサイドでも施行は可能です。

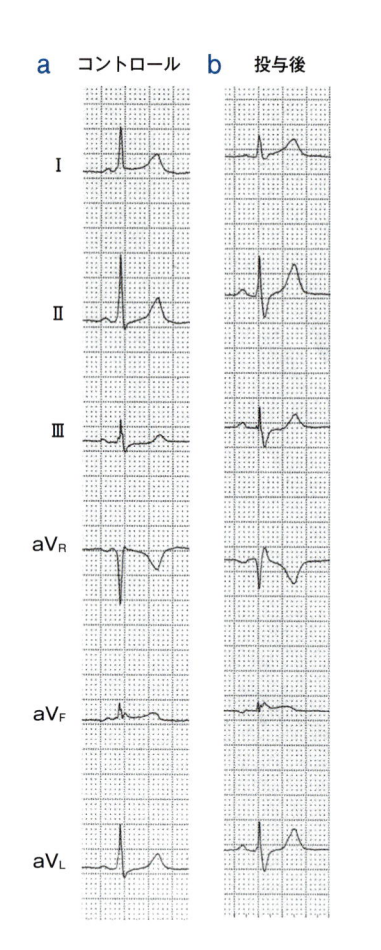

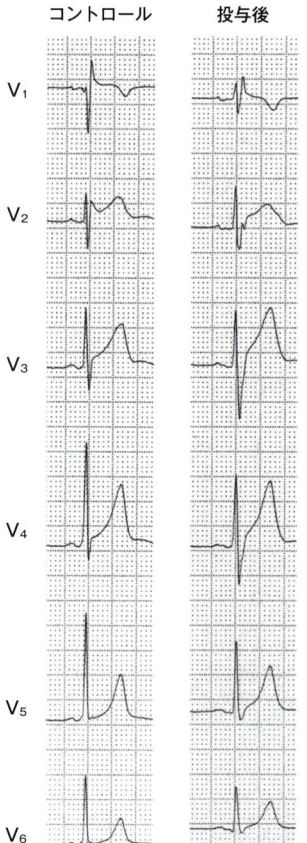

図8 FV pathwayの12誘導心電図

a（左側）：FV pathwayと房室結節の癒合波形。V₁誘導の波形から中隔の副伝導路と同様の早期興奮を呈している。
b（右側）：ピルシカイニド 50mg投与後に房室結節のみを介した12誘導心電図波形。

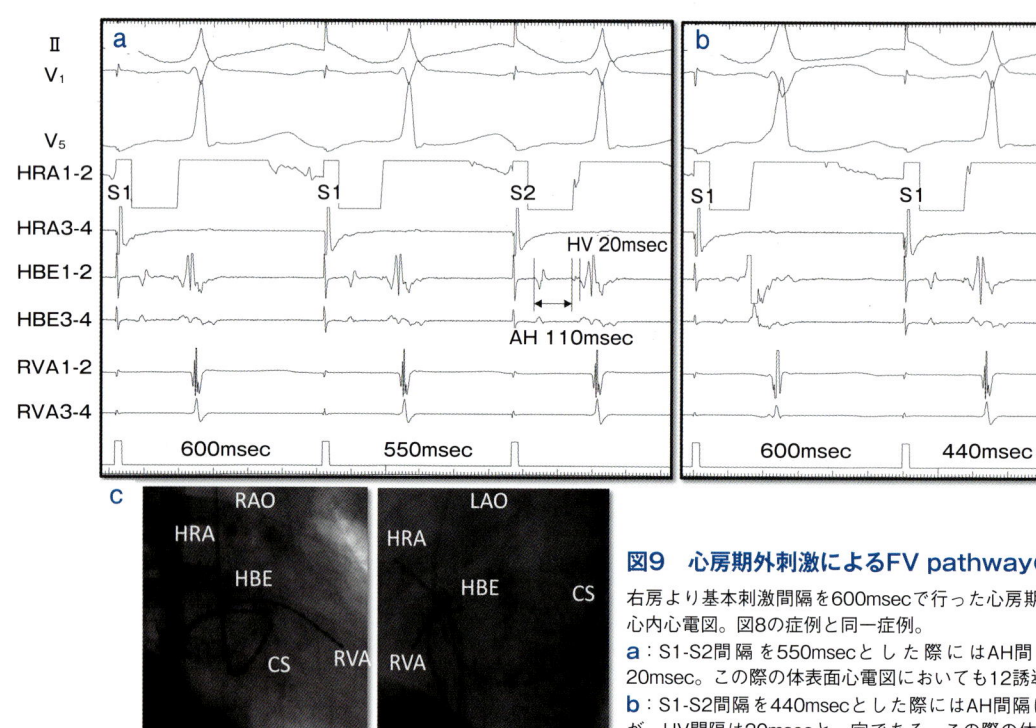

図9 心房期外刺激によるFV pathwayの反応

右房より基本刺激間隔を600msecで行った心房期外刺激の際の体表面および心内心電図。図8の症例と同一症例。
a：S1-S2間隔を550msecとした際にはAH間隔は110msec，HV間隔は20msec。この際の体表面心電図においても12誘導波形に変化は見られない。
b：S1-S2間隔を440msecとした際にはAH間隔は175msecと延長を認めるが，HV間隔は20msecと一定である。この際の体表面心電図においても12誘導波形に変化は見られない。このことは副伝導路の近位部が房室結節以下に付着していることを示唆する。
c：カテーテルの配置を示す。
HBE：His bundle electrogram

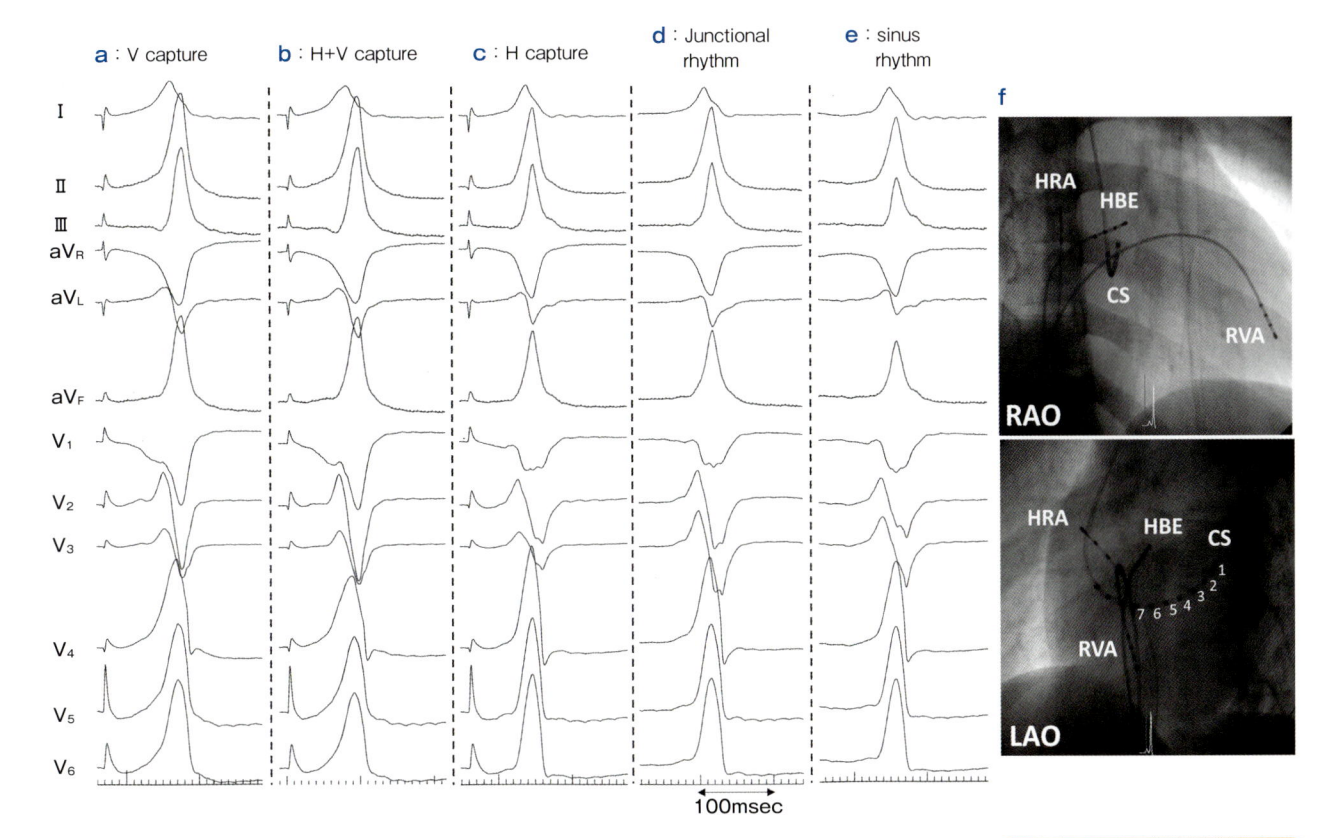

図10 FV pathwayの心臓電気生理学的検査中の12誘導心電図

His束近位部に留置した電極カテーテルより刺激を行った際の12誘導心電図とjunctional rhythmおよび洞調律時の波形を比較。
a：His束周囲の作業心筋のみを補捉した際の波形。
b：His束および周囲の作業心筋を補捉した際の波形。
c：His束のみを補捉した際の波形。
d：イソプロテレノールを投与した後にjunctional rhythmが出現した際の波形。
e：洞調律時の波形。
f：カテーテルの配置図。HBEに留置されたカテーテルより刺激を行っている。

ここに注目

薬剤投与下でjunctional rhythmを誘発することができればベットサイドでもFV pathwayの診断が可能です。

II-3 房室結節回帰性頻拍（AVNRT）

鈴木 篤　平塚共済病院循環器内科

AVNRTは，発作性上室頻拍を理解するうえでもとても重要です。
その基本をしっかり理解しましょう。

Point　まずはこれだけ押さえよう

1. 基本となるslow-fast AVNRTを理解しましょう。
2. Kochの三角の解剖を理解し，前中隔・後中隔の位置関係を確認しましょう。
3. 心電図上Ⅰ度房室ブロックのある症例は注意しましょう。

AVNRTの背景，発生機序

- AVNRTは日頃よく遭遇する頻拍で，発作性上室頻拍を理解するにあたり基本となるものです。中でも代表的なslow-fast AVNRT，fast-slow AVNRTについて，なるべくシンプルに話を進めてまいりましょう。
- AVNRTは**女性**に多く，上室頻拍の**30〜40%**を占め，slow-fast型が**80〜90%**を占めます。頻拍の機序は2本の伝導路を介するリエントリー性頻拍です。**Kochの三角**の後方（**後中隔**）に位置する**遅伝導路（slow pathway）**と前方（**前中隔**）に位置する**速伝導路（fast pathway）**の2本の伝導路，つまり**房室結節二重伝導路（dual pathway）**の存在が頻拍成立に必要です。順行伝導として**slow pathway**，逆行伝導としてfast pathwayを使用するslow-fast AVNRTが一般的で，**通常型（typical）AVNRT**ともいいます。これに対し，順行伝導にfast pathway，逆行伝導にslow pathwayを使用する**fast-slow AVNRT**は，**非通常型（または稀有型）AVNRT**といいます。さらに，順行伝導にslow pathway，逆行伝導にintermediate pathwayまたはもう1つのslow pathwayを利用するタイプもあり，slow-slow typeとよばれますが，こちらも非通常型AVNRTに含まれます。

AVNRT：atrioventricular nodal reentrant tachycardia
AVRT：atrioventricular reciprocating tachycardia

心電図診断

- 外来心電図の時点でAVNRTと確定することはできませんが，頻拍中の心電図にある程度のヒントが隠れています**(図1)**。**slow-fast AVNRT**の場合は，**頻拍時心電図上陰性P波がQRSに重なり不明瞭となっているか，QRSからわずかに遅れS波に重なって見られます**。QRS直前に陰性P波が見られることもまれにあります。これに対し，**陰性P波がS波に重ならずQRSの後方に明瞭に遅れて見えれば****AVRT**の可能性が高くなります。一方で，陰性P波がQRSの前に見られるいわゆるlong RP'頻拍の場合は，fast-slow AVNRT，心房頻拍(**AT**)，伝導の遅い副伝導路を逆行するAVRTの鑑別が必要になります。なお，**もともと心電図上I度房室ブロックを認める場合**には，すでに順行性の**fast pathwayが多少なりとも障害されている可能性が高く**，特に**PR時間が300msec以上**の場合には，**順行性fast pathwayの高度障害または欠落の可能性**があります。このような症例では，アブレーションの適応も慎重に検討する必要があり，また，EPS中にも完全房室ブロックに至る危険性が高いため，注意を要します。

AT：atrial tachycardia

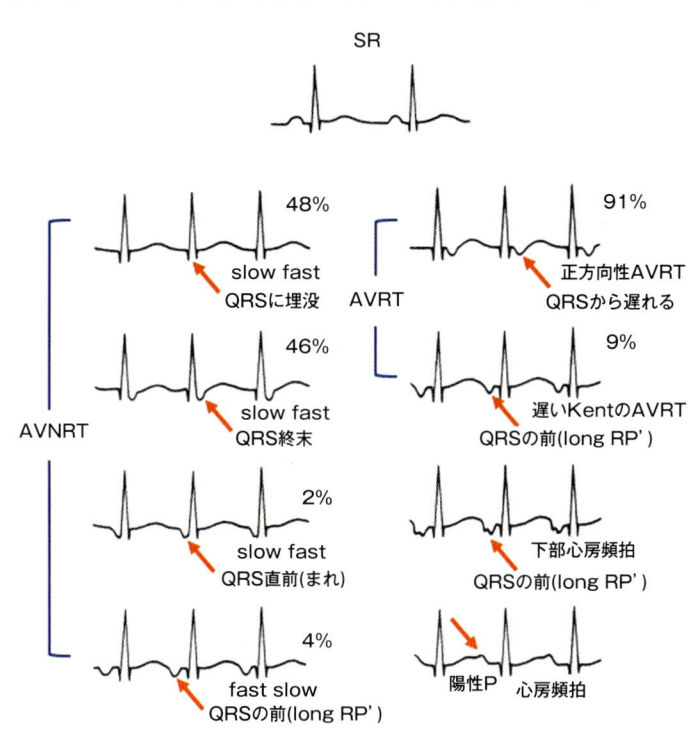

図1 AVNRTの心電図

通常型(slow-fast)AVNRTでは陰性P波がQRSに埋没もしくはQRS終末にS波に重なってみられることがほとんどであるが，まれにQRS直前にみられることもある。正方向性AVRTはQRSからわずかに後方へ離れる。いわゆるlong RP'頻拍の場合は，fast slow AVNRT，下部心房頻拍，逆行性伝導の遅いKent束を利用するAVRTの可能性が考えられる。

診断基準

- さあ，次に診断基準です。例外もありますが，診断基準を満たせばほぼslow-fast AVNRTといえます。

slow-fast AVNRTの診断基準

1) **房室結節二重伝導路(dual pathway)**が存在する。
2) **心房ペーシング**による頻拍の誘発が可能であり，心房早期刺激による**AH時間の突然の延長(jump up現象)**の出現後に誘発される。
3) 頻拍中の心房最早期部位はHis束記録部位(**前中隔**)である。
4) His束の不応期のタイミングで心室からの期外刺激による**心房早期捕捉(リセット現象)を認めない**(後述)。
5) 頻拍中のHis束記録部位における室房伝導時間が60msec以下である。

なお，3)〜5)は頻拍中の所見です。

ちなみにfast-slow AVNRTの診断基準は，以下のとおりです。slow-fast AVNRTと比較するとイメージしやすいでしょう。

fast-slow AVNRTの診断基準

1) **房室結節二重伝導路（dual pathway）**が存在する。
2) **心室ペーシング**による頻拍の誘発が可能で，誘発は**HA時間**の延長に依存する。
3) 頻拍中の心房最早期部位は心房**後中隔**（CS os）である。
4) His束の不応期のタイミングで挿入した心室期外刺激でリセットされない（減衰伝導特性を有する後中隔副伝導路：slow Kent関与の否定）。
5) 頻拍中のRP（HA）間隔がPR（AH）間隔より長いlong RP'となっている。

心臓電気生理学的検査

- さて，カテーテル検査をはじめましょう！

頻拍中の所見（図2）

- カテーテル室入室後，しばしばカテーテル刺激で頻拍が誘発されてしまうことがありますが，そんなときは，あわてずにまず以下のようなslow-fast AVNRTの特徴があるか確認しましょう。

①**心房波と心室波が1：1である。**
基本ですね。2：1，4：1であれば心房粗動，ATの可能性が高くなります。

②**心房波と心室波のタイミングがほぼ同じか，わずかに心房波が遅れる（VA＜60msec）。**
診断基準5）ですね。この時点でATとKentの可能性が下がります。ATの場合心房波，心室波のタイミングが異なり，いわゆるlong RP'を呈することが多いです。Kentの場合は心房波の遅れが強くなります。

③**心房最早期がHis束記録部位（前中隔）である。**
診断基準3）ですね。これは逆伝導がfast pathwayである可能性を示唆します。Kent束の場合は多くはCSが最早期のため，この時点でKent束の可能性が低くなります（中隔Kent束の可能性は否定できません）。ただし，His記録部位での心房波は判別が困難なことが多いです。

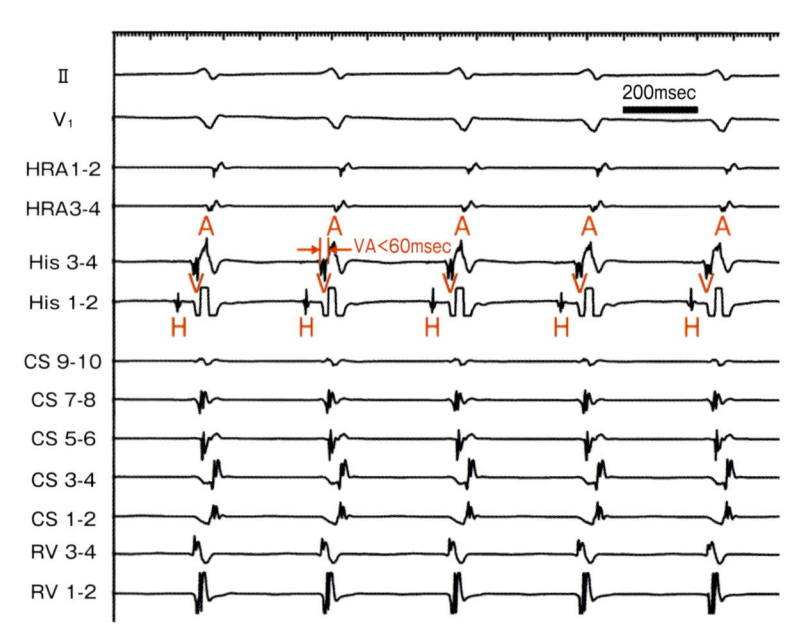

図2 AVNRT頻拍中の所見

①心房波と心室波が1：1，②心房波と心室波のタイミングがほぼ同じかわずかに心房波が遅れ（VA＜60msec），③心房最早期がHis記録部位（前中隔）である（本症例ではわかりにくい）。

心臓電気生理学的検査(EPS)＆誘発

- さて、いよいよEPSです。筆者らの施設では以下の順番で刺激を行います。心室からの刺激のほうが、Kent束かAVNRTかある程度絞り込みやすく、見通しがつけやすいメリットがあります。

①心室連続刺激(VP)

- 特に伝導障害などない場合は、基本刺激(S1)600msecぐらいからペーシングを行い、徐々に刺激間隔を短くし、1:1伝導がなくなるWenckebach周期まで刺激を行います。ここで確認することは、室房(VA)伝導があるか、あるなら、心房の最早期興奮部位はHis束(前中隔)なのかCSなのか。CSが最早期であればKent束の存在の可能性が出てきます。一般的にslow-fast AVNRTのVA伝導はきわめて良好であり、VA伝導がない場合はAVNRTの可能性は低くなり、ATの可能性が高くなりますが、**イソプロテレノール負荷で初めてVA伝導を認めることもあり**、注意が必要です。

②心室期外刺激(VPS)

- ①でVA伝導を確認したなら、VPSを行います。基本刺激(S1)を600msec、早期刺激(S2)を400msecくらいから20msecずつ漸減、300msecからは10msecずつ漸減するなど、症例に応じて調整します。VPSではまず減衰伝導特性の有無を確認します。減衰伝導特性があればVA伝導が房室結節の可能性が高く、AVRTの可能性は低くなります。減衰伝導特性がなければ、VA伝導はKent束(副伝導路)の可能性が考えられます。次にVA伝導のjump up現象の有無を確認します。特にfast-slow AVNRTの場合はここで頻拍が誘発される可能性が高いです。VAのjump up現象を認めた場合には、VA伝導の際の心房興奮順序にも注意を払う必要があります。具体的には心房最早期部位がHis束記録部位(前中隔)からCS os(後中隔)へ変化したとき、VA伝導がfast pathwayからslow pathwayへjump upしたと考えられます。VA伝導のjump up現象を認めたからといっても、逆伝導に房室結節二重伝導路がある、ということであって、slow-fast AVNRTの証明には直接はつながりません。

③心房連続刺激

- 心房連続刺激では1:1のfast pathway伝導がどこまであるか、AH時間が突然延長するjump up現象があるか、その後のslow pathwayの1:1伝導があるかなどを確認します。心室連続刺激と同様、通常基本刺激(S1)600msecくらいから連続刺激を行い、徐々に刺激間隔を短くしていき、1:1伝導がなくなるWenckebach周期まで刺激を行います。

④心房期外刺激

- いよいよ房室結節二重伝導路(dual pathway)の確認、頻拍の誘発です。基本刺激は(S1)600msec、期外刺激(S2)は500msecあたりから10msecずつ短くし、50msec以上のAH時間の延長がある場合にはjump up現象ありとします。**図3**は基本刺激500msecでそれぞれ290msecと280msecの期外刺激を入れたところです。290msecまではAH時間が徐々に延長していましたが、280msecで突然AH時間が50msec以上延長しており、fast pathwayからslow pathwayへ乗り移った(jump up)と考えられます。この時点で2本の伝導路があると考えられ、房室結節二重伝導路(dual pathway)ありと判断できます。**診断基準1)**のとても大切な所見です。

EPS: electrophysiologic study

VP: ventricular pacing

VA: ventriculoatrial

VPS: ventricular program stimulus

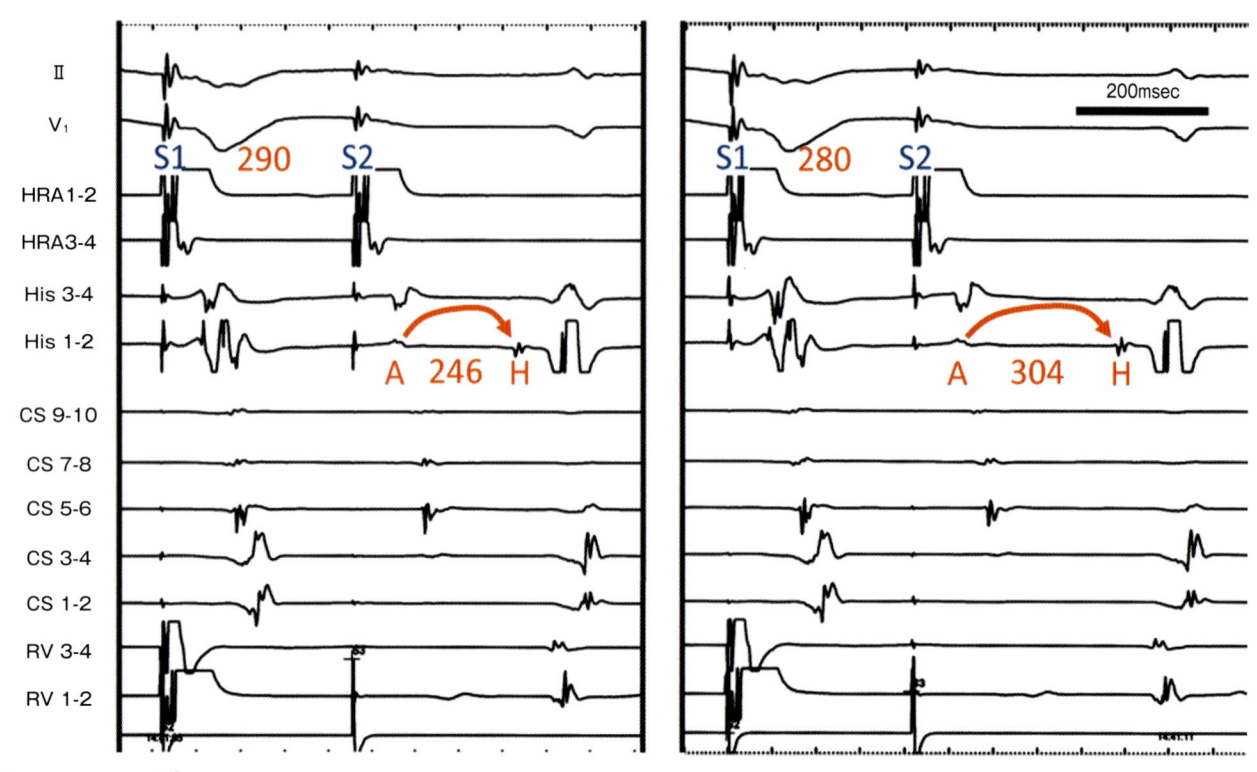

図3　jump up現象

基本刺激S1S1間隔500msec，期外刺激S1S2間隔を290msecから280msecへ短縮すると，AH時間が246msecから304msecへ58msec延長しており，jump up現象ありと考えられた。

- さらにjump up現象と同時またはその後に，S2を短くしていくと，jump up現象後に心房波を生じ，伝導が一巡したことがわかります。これを **1 echo** といいます。二巡・三巡すれば2 echo・3 echo，さらに繰り返し心房波を生じる場合はAVNRT誘発成功です。

> ### ここに注意！
>
> Jump up現象がなかなか確認できない場合や，はっきりとしたjump up現象を伴わず，突然echoを生じる場合がしばしばあります。もちろんdual pathwayが存在しない可能性もでてきますが，fast pathwayとslow pathwayの伝導時間差が小さい場合には明らかなjump up現象を伴わずに，知らないうちにfast pathwayからslow pathwayに乗り換え，echoを生じた可能性も十分に考えられます。このような場合，dual pathwayの存在を証明するために，以下のような作戦を試みてみましょう。
>
> **作戦1）** 心房2連早期刺激法（S1S2S3法）を行うことにより，jump up現象が起こりやすくなります。
> **作戦2）** 基本刺激の周期を500msecや400msec変更してみます。
> **作戦3）** イソプロテレノールを使用してみます。
> **作戦4）** 基本刺激（S1）をAV同時刺激で行い，心房期外刺激（S2）を行うと，jump up現象が起こりやすくなります（同時ペーシング法）。

⑤頻拍の誘発

- 通常の期外刺激で頻拍誘発困難な場合は，**2連刺激**や**連続刺激**を行うと容易に誘発されることがよくあります。それでも誘発困難な場合は，少量の**イソプロテレノール**を負荷してから期外刺激を入れるとより誘発されやすくなります。ちなみに，前投薬などで鎮静を行うとAVNRTの場合には誘発困難になる傾向がありますので，なるべく前投薬は使用しないほうがよいでしょう。

⑥頻拍中のEPS

- さて，ついに頻拍の誘発に成功しました。dual pathwayもあったし，jump upから頻拍起こっているし，slow-fast AVNRTでいいかなあ？ いえいえ，あと**診断基準4）リセット現象**の証明が必要です。もう少し頑張りましょう。
- 図4はTCL 350msecの頻拍中にQRS onsetからの連結期280msecの心室期外刺激を入れたところです。期外刺激はHis束電位のタイミングかわずかに早いタイミングで入れればHis束の不応期にあたり，房室結節を介したVA伝導はブロックされ，伝導しえないため，心房を早期に補捉することはできません。しかし，Kent束がある場合はHis束不応期内で挿入した期外刺激はKent束を伝導し，心房早期捕捉（**リセット**）されます（図5）。図4の症例は期外刺激により，A-A間隔の短縮がみられず，**リセット現象（－）**と考えられました。以上でslow fast AVNRTの診断に至りました。

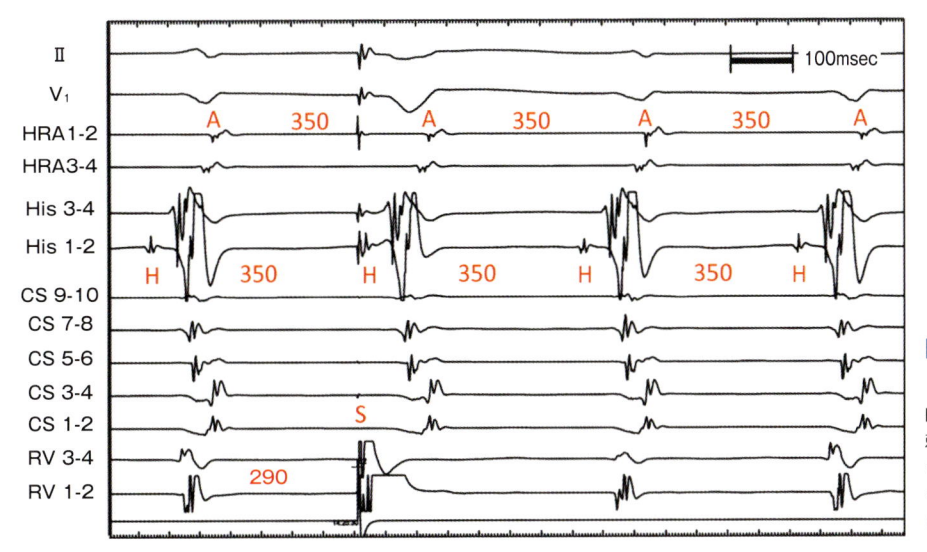

図4 slow-fast AVNRT症例 [リセット（－）]

His束電位のタイミングで入れた心室期外刺激はHis束の不応期にあたり，ブロックされて心房を捕捉できず，対応するAのタイミングは変わらなかったため，リセット（－）と考えられた。

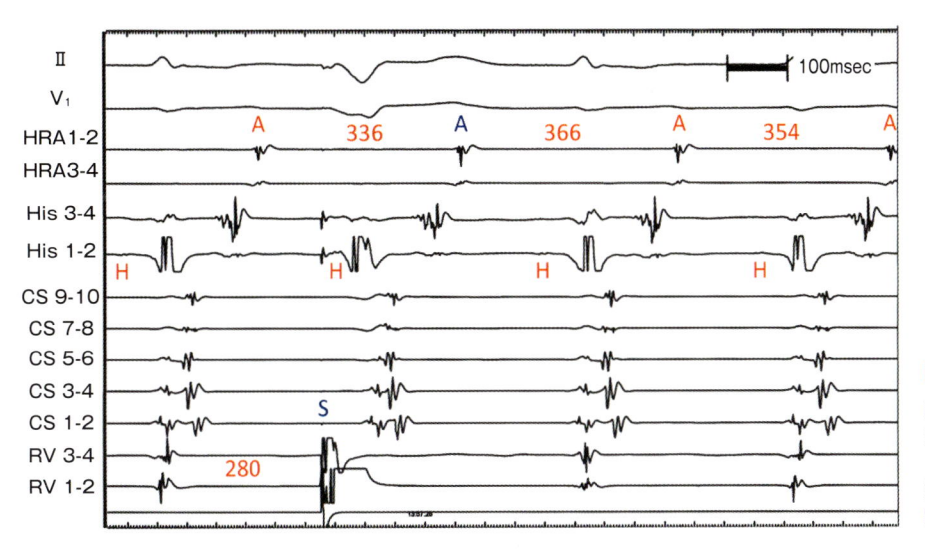

図5 WPW症例[リセット（＋）]

His束電位のタイミングで入れた心室期外刺激はHis束の不応期にあるが，ブロックされずに心房早期捕捉を認め，AA間隔が短縮している。リセット（＋）と考えられ，Kent束の存在が示唆された。

- ちなみに図6ですが，図4と同じ症例でさらに早い連結期で刺激を入れます。His束の不応期に入る前に期外刺激が先にHis束を捕捉し，房室結節のVA伝導が起こり，A波も前に引っぱられて**リセット**されています。このとき，心房興奮順序が変化していないことから，ATは否定的と考えられます。

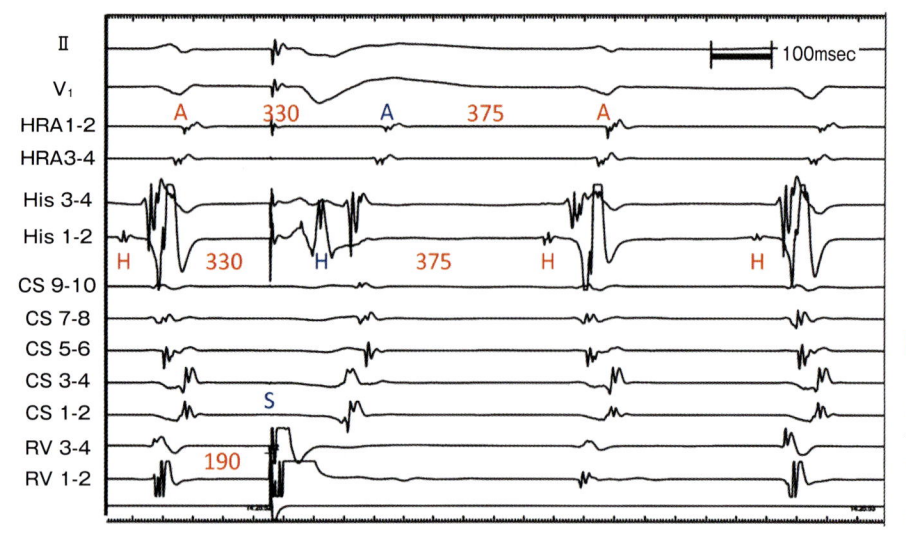

図6 slow-fast AVNRT症例での His束不応期前のリセット

図4と同じAVNRT症例でさらに早い心室期外刺激を入れると，His束の不応期に入る前にHis束・心房を捕捉し，リセット(+)となった。この際，心房興奮順序が変化していなければATは否定的と考えられる。

- さて，slow fast AVNRTの診断がつきました。次はアブレーションです。その前に，**Kochの三角**について少し整理しておきましょう。Kochの三角はHis束記録部位を頂点とし，三尖弁輪，Todaro腱索，CSに囲まれた領域を指します。頂点からCS下縁の間を3分割し，His束電位記録部位から逆行性fast pathwayの最早期部位となる部分が**前中隔**，CS入口部の高さが**後中隔**，その間が**中中隔**と覚えましょう。シェーマと透視画像で解剖学的な位置関係を把握しておきましょう(図7，8)。

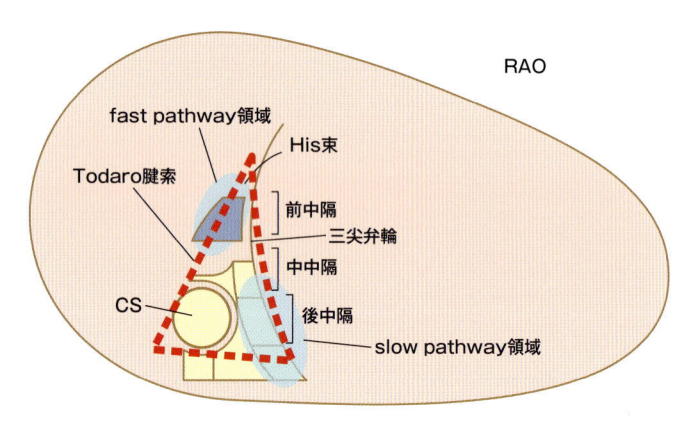

図7 Kochの三角シェーマ
△がKochの三角。

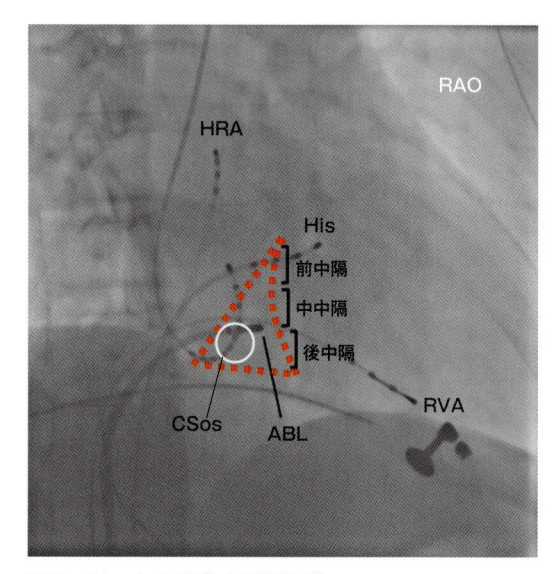

図8 Kochの三角の透視画像
ABLは通電成功部位。

- slow-fast AVNRTは，特別な場合を除きslow pathwayへ通電を行います。slow pathwayはKochの三角部の後下方，右房後中隔三尖弁輪部に位置していますが，前中隔のHis束記録部位からそれほど離れておらず，注意しないと通電で容易に房室ブロックをきたす可能性があります。このため，あらかじめ3DマッピングでHis束電位記録部位をマーキングし，His束記録部位からの距離が十分離れているか確認しながらカテーテル操作を行います。

- 一般に至適通電部位は後中隔領域であり，房室ブロックを回避するためにはまず解剖学的には後中隔後下方からアプローチする必要があります（**解剖学的アプローチ**）。CS入口部下縁にアブレーションカテーテルを留置し，そこから上方（前方）へ，心房波と心室波の比（A/V比）が0.1〜0.5程度で，良好な電位が得られる場所を探します。A/V比はなるべく小さいほうが安全で，心房波が大きくなるとより心房側にカテーテルが位置することになり，房室ブロックのリスクは高くなります（図9）。良好な電位はCS入口部上縁あたりで記録されます。また，His束記録部位からCS入口部が近い場合は，必ずしも良好な電位が得られなくても解剖学的な安全性を優先しなるべく後中隔の下方での通電を試みます。

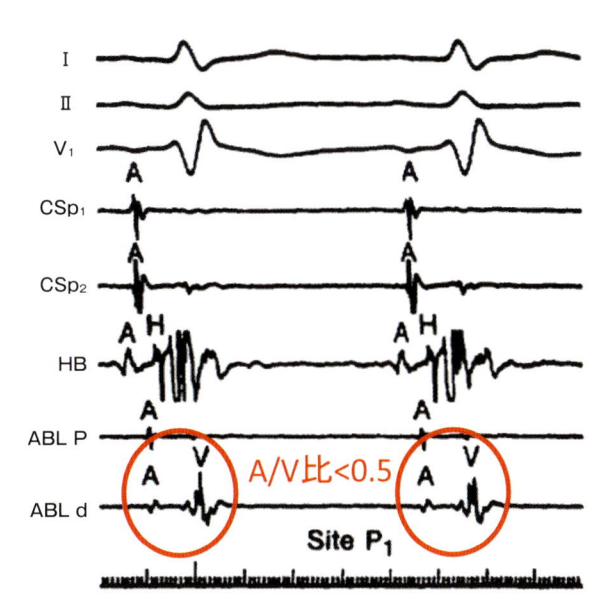

図9 解剖学的アプローチ
Kochの三角後下方からA/V比＜0.5となる部位を探し，通電を試みる。A/V比は小さいほうが房室ブロックをきたしにくい。

- 解剖学的アプローチに対し，**電位指標アプローチ**という概念も重要です。一般的に，低振幅の心房電位に続くsharp（dull＆sharp）な**slow pathway potential（SPP）**が得られる場所での通電が理想的で，通電成功率が高いと考えられています（図10）。しかし，現実ではきれいなSPPを記録することは困難な場合が多く，そのような場合は低振幅の連続電位（fractionated electrogram）を指標とし，通電時のjunctional beatの有無によって有効通電かどうか判断していきます。

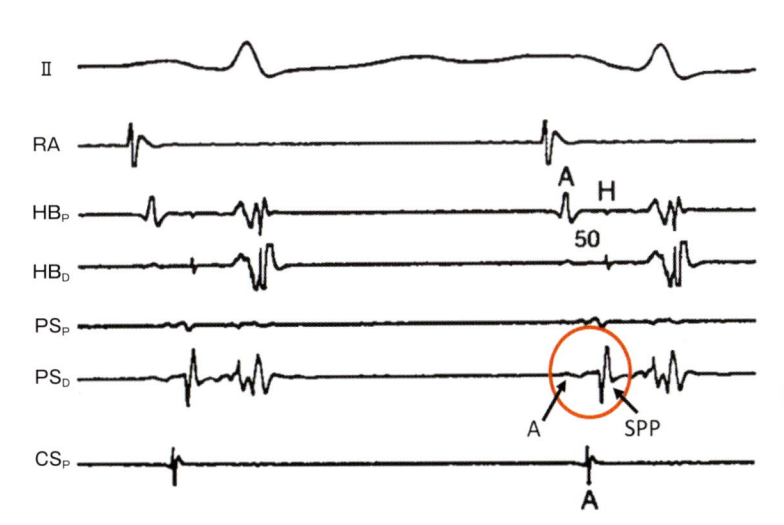

図10 Jackmanらの報告したslow pathway potential（SPP）
実際にはこのようなきれいなJackman potentialの記録はなかなか難しいことが多い。

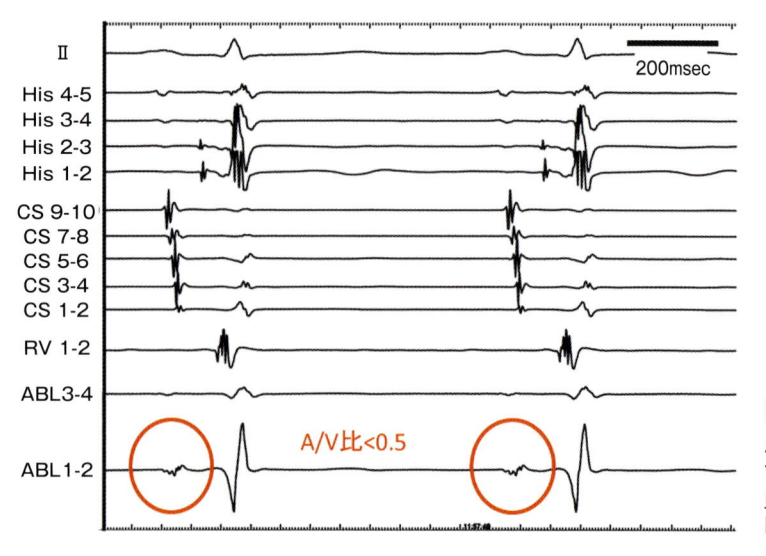

図11　成功通電部位での局所電位

A/V比に注意し，後中隔で得られた電位。A/V比は0.1。本症例は同部位の通電ですぐにjunctional beatsが出現し，slow pathway離断に成功した。

- さあ，局所電位のA/V比（＜0.5）を確認しながら，いよいよ通電を開始します。図11のようにSPPのない電位でも，成功通電が得られる可能性は十分あります。通電時は房室ブロックに細心の注意を払う必要があります。通電中は呼吸・体動などによりカテーテル先端が上方（前方）へずれないように注意し，通電中は患者さんに深呼吸をしないように伝えることが大切です。
- 出力は20～25Wの低出力から開始し，ほどよくjunctional beatsが出現する部位で25～30W，最大60秒間の通電を行います。ほどよいjunctional beatsはslow pathway離断の成功の指標です。また，速いjunctional beats（＞150bpm）が出現するような場合は房室ブロックのリスクが高いと考え，すぐに通電を中止し，さらに下方での通電を試みるか，15Wなどのより低出力からの通電を試みます（図12）。

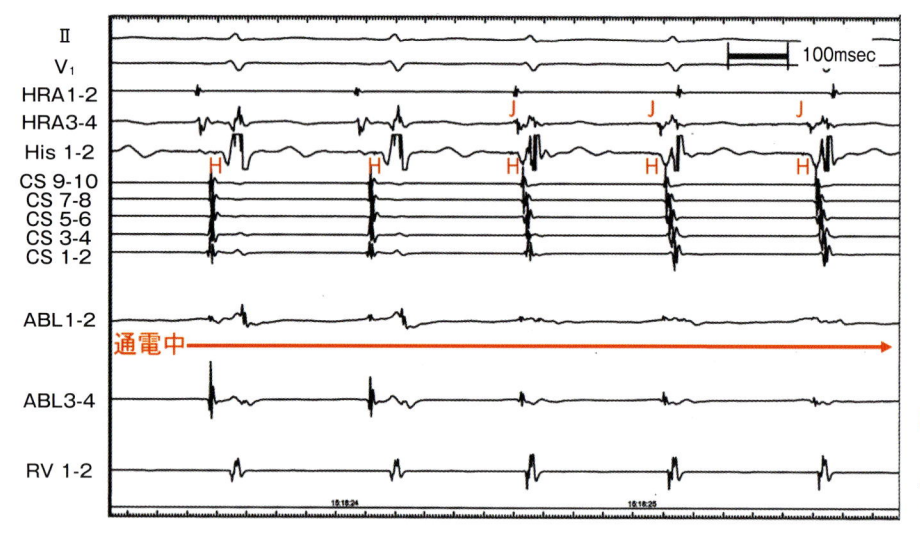

図12　通電中のjunctional beat（図中J）

Junctional beatsが出ない場合は有効通電でない可能性が高く，通電部位の変更検討が必要。

- 15～20Wでjunctional beatsが得られた場合は，徐々に25～30Wまで出力を上げます。速めのjunctional beatsが多い場合は，junctional beatsよりさらに速いレートで心房ペーシングをしながら通電を行い，AH時間の延長や房室ブロックがないことを確認しながら通電を継続します。junctional beats中にVAブロックまたはVA伝導の延長を認める場合には房室ブロックのリスクが高いので，即座に通電を中止し，さらにABLカテーテルそのものも手前に引いて，余熱による障害を防ぐことが大切です。
- junctional beatsが得られない場合は出力を最大30Wまで徐々に上げていき，それでもjunctional beatsが出現しない場合は有効通電でない可能性が高いため，通電部位をより上方の中中隔に移動していきます。この際，心房電位が大きくなると房室ブロックのリス

クが高まるため，中中隔で通電する際はA/V比の小さなところで通電を行う必要があります。それでも有効通電が得られない場合は，CS内部への通電を試みることもあります。
- アブレーションのエンドポイントですが，成功通電から10分以上の観察後，イソプロテレノール負荷も含め，心房早期刺激法(**APS**)でjump upがなくなるか，1 echoまでとなれば成功です。しかし，2 echo以上認めたケースでは再発の可能性が高いため，追加通電を行うべきと考えられます。通電中はくれぐれも房室ブロックに注意してください。

APS: atrial premature stimulation

fast-slow AVNRTの診断

- さて，slow-fast AVNRTの次はfast-slow AVNRTです。いわゆるlong RP'頻拍を呈するため，主にATとの鑑別が必要となります。そこで，fast-slow AVNRTの診断基準のおさらいです(p.98参照)。1) **dual pathway**の存在，2) **心室ペーシング**により頻拍誘発可能で誘発は**HA時間**の延長に依存，3)頻拍中の心房最早期興奮部位は心房**後中隔**(CS os)，4)His束の不応期のタイミングで挿入した心室からの期外刺激でリセットされない(slow kentの否定)，5)long RP'頻拍である，の5つでしたね。
- このうち1)，4)はslow-fast AVNRTと一緒で，2)，3)，5)がfast-slow AVNRTの大きな特徴といえるでしょう。これらの特徴，特に3)の頻拍中の心房最早期興奮部位が後中隔であること，4)のリセットしないことを証明することで，fast-slow AVNRTの診断に至ります。ATとの鑑別については，(1)心室からのエントレインメントペーシング後のVAVシークエンスの証明，または，(2)differential atrial overdrive pacingも有用でしょう。
- fast-slow AVNRTの診断がついたら，次はアブレーションです。やはり後中隔のCS入口部上縁あたりが通電部位となりますが，そのアプローチはslow-fast AVNRTと異なり，至適通電部位は一般に**頻拍中の心房最早期興奮部位**になります(**図13**)。同部位は洞調律中のslow pathway potential記録部位とは異なるため，通電も頻拍中に行います。

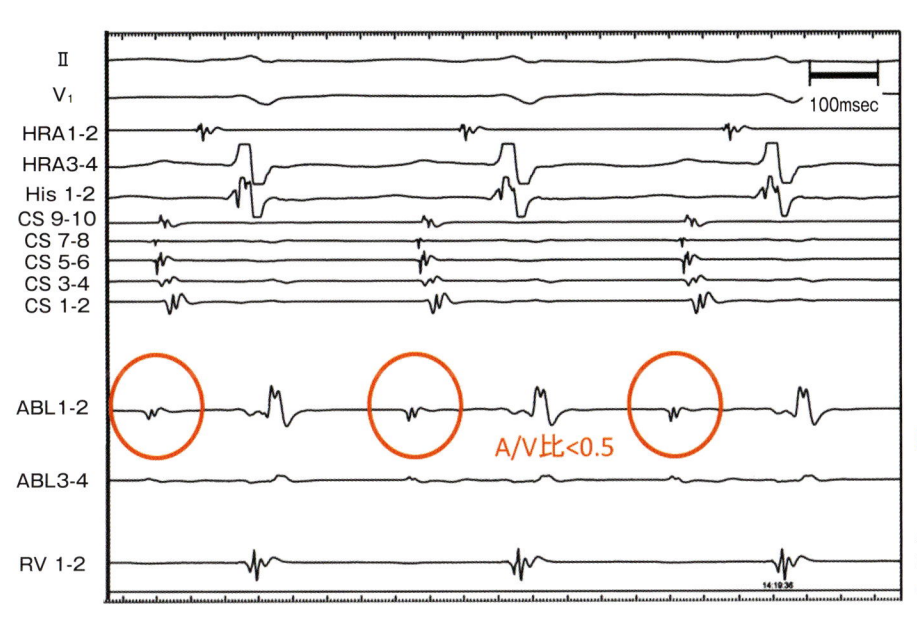

図13 fast-slow AVNRTにおける頻拍中の心房最早期興奮部位の局所電位

ABL1-2の局所電位はA/V比＜0.5であり，CS osの心房電位より先行している。同部位の通電で頻拍は停止，以後誘発不能となった。

- いよいよ通電ですが，通電開始10秒以内に頻拍が停止しない場合は至適通電部位ではないと判断し，さらに良好な最早期電位が得られる場所を探します。通電により頻拍停止が得られた場合には，その部位が至適通電部位と考えてよく，引き続き洞調律中に追加通電を行います。どうしても最早期興奮部位での通電で頻拍が停止しない場合は，洞調律中にいわゆるslow pathway領域の後中隔で通電を行います(slow-fast AVNRTのときと同様です)。

以上，slow-fast AVNRTとfast-slow AVNRTについての基本的な診断，アブレーション治療について説明してきました。いずれの場合においても，通電中のみならず，マッピング中の房室ブロック出現にはくれぐれも注意してください。

II カテーテルアブレーション 上室頻拍

4 ATP感受性心房頻拍

稲葉 理　武蔵野赤十字病院循環器内科

典型的なATP感受性心房頻拍の診断，至適通電部位を理解しましょう。

Point
まずはこれだけ押さえよう

1. ATP感受性心房頻拍の電気生理学的な特徴は，いわゆるFocal心房頻拍と類似しています。
2. 頻拍中の心房最早期部位が類似することの多い，房室結節回帰性頻拍との鑑別法を理解してください。
3. ATP感受性心房頻拍の至適通電部位は，右房内と，大動脈弁冠尖の2カ所を想定しましょう。
4. 通電には房室ブロックのリスクが伴います。これを極力回避する方法を理解しましょう。

ATP：adenosine triphosphate（アデノシン三リン酸）

ATP感受性心房頻拍の診断

12誘導心電図，ATPへの感受性

- ATP感受性心房頻拍は，1997年に，わが国でIesakaらによってはじめて報告された不整脈です[1]。頻拍発作時の12誘導心電図では，その他の発作性上室頻拍と同様にnarrow QRS頻拍を呈します。long RP'パターンになることもありますが，房室伝導能との関係で逆行性P波がQRS波に埋没することもありますので，12誘導心電図のみでは鑑別することはできません。逆行性P波が明らかな場合，典型的な稀有型房室結節回帰性頻拍と異なり，頻拍の起源次第では必ずしも下壁誘導で陰性P波とならず，さまざまな波形を呈します(図1, 2)。
- 房室結節回帰性頻拍と比較して，ATP 2mg程度の低用量のATP急速静注でも頻拍が停止することがあります。

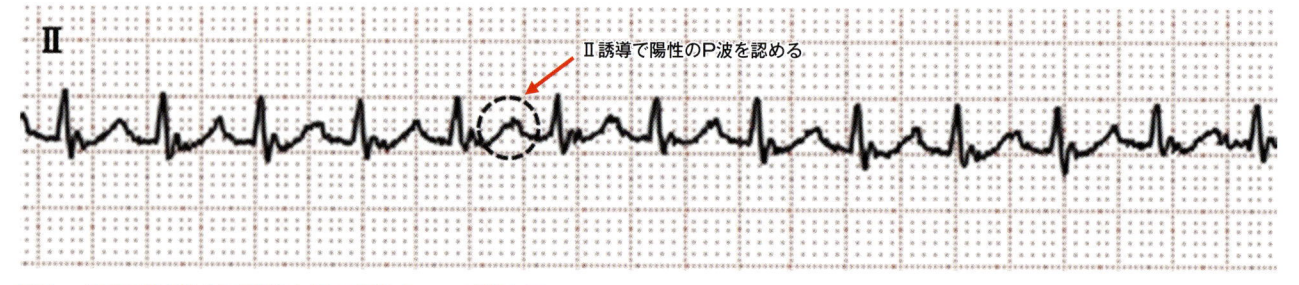

図1　ATP感受性心房頻拍症例の頻拍中のII誘導心電図
（II誘導で陽性のP波を認める）

稀有型房室結節回帰性頻拍では，
Ⅱ誘導で陰性P波を呈する

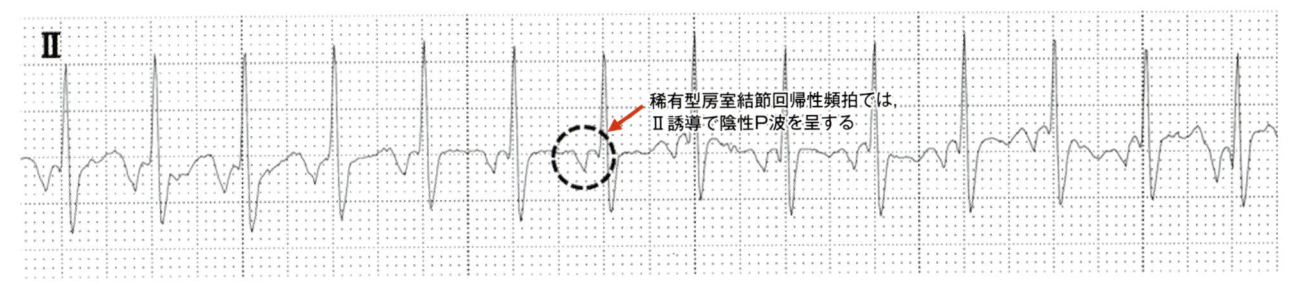

図2　稀有型房室結節回帰性頻拍のⅡ誘導心電図

> **ここに注目**
>
> ATP感受性心房頻拍の12誘導心電図では，稀有型房室結節回帰性頻拍と類似する症例もありますが，図のとおりⅡ誘導の波形が明らかに異なる症例も存在します。

心臓電気生理学的検査

- 一般的な発作性上室頻拍に対する心臓電気生理学的検査で診断を行います。高位右房，His束，冠状静脈洞，右室に電極を留置します(図3)。ここでは，心房波のシークエンスが類似する房室結節回帰性頻拍との鑑別を念頭に説明していきます。
- ATP感受性心房頻拍の電気生理学的な特徴は，一般的なFocal心房頻拍と同様です。心室ペーシング時には，室房伝導は存在しないか，房室結節由来になり，室房伝導時の心房最早期興奮部位はHis束あるいは冠状静脈洞入口部の心房波になります。心室ペーシングでATP感受性心房頻拍が誘発されることもありますが，これは室房伝導能に依存するため，房室結節回帰性頻拍と比較して心室ペーシングでの誘発性は下がります。また，ATP感受性心房頻拍が心室ペーシングで停止する頻度は，同様の理由で房室結節回帰性頻拍と比較して低くなります。
- 心房ペーシング時には，典型例ではAHのjump upに依存せず，A-Aの興奮順序から頻拍が開始します(図4)。このとき，心房最早期興奮部位はHis電極の心房波となり，心房波のシークエンスは速伝導路からの室房伝導時と類似しています。頻拍が誘発されない場合は，他の発作性上室頻拍と同様に，イソプロテレノールやアトロピン投与下のプログラム刺激を試行し誘発を行います。

> **ここに注目**
>
> 心房ペーシングでは誘発されず，心室ペーシングでのみHis束近傍を早期とする頻拍が誘発される場合は，房室結節回帰性頻拍の可能性が高いと考えます。逆に室房伝導がきわめて弱い，または認めない場合はATP感受性心房頻拍の可能性が高くなります。

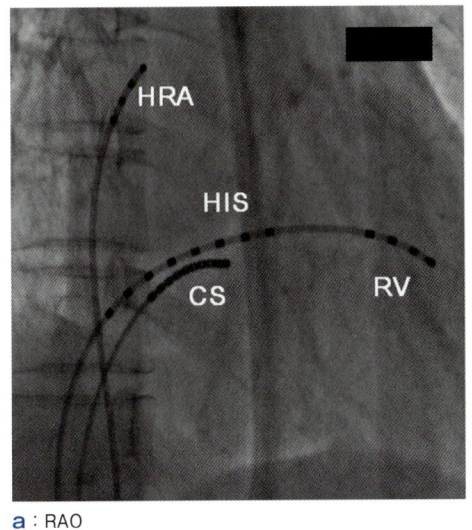

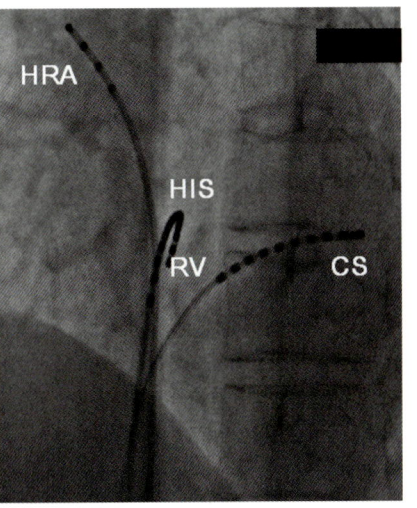

a：RAO　　　b：LAO

図3　心臓電気生理学的検査施行時のカテーテル配置図

> **ここに注目**
>
> HIS-RVカテーテルは1回の穿刺でHis束，RV電位を記録できますが，症例によってはHIS電位が描出しにくいことがあります。ATP感受性心房頻拍の心臓電気生理学的検査，治療では，His束の描出が重要となりますので，こういった場合はHis束専用電極を使用し，His束電位を描出するべきです。

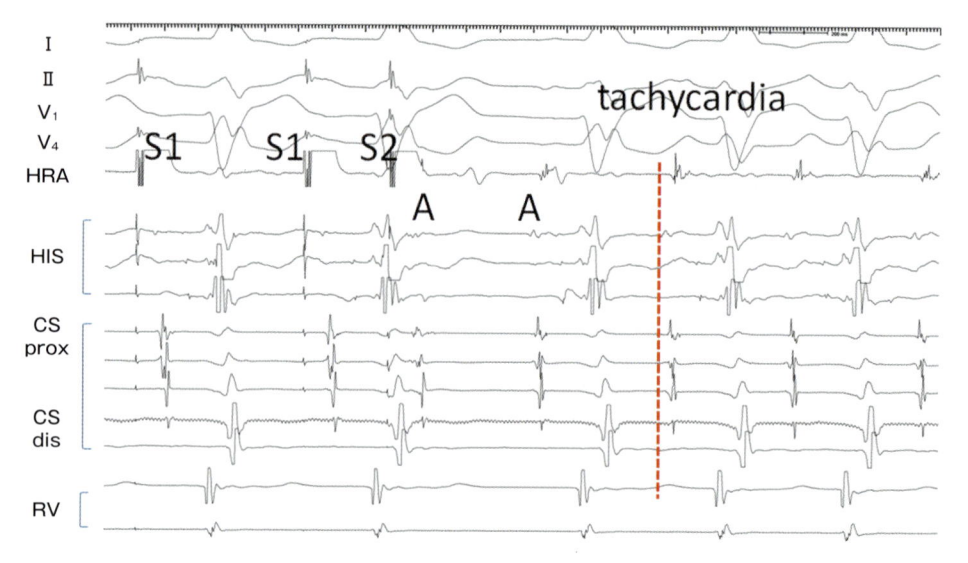

図4 心房プログラム刺激で誘発されたATP感受性心房頻拍

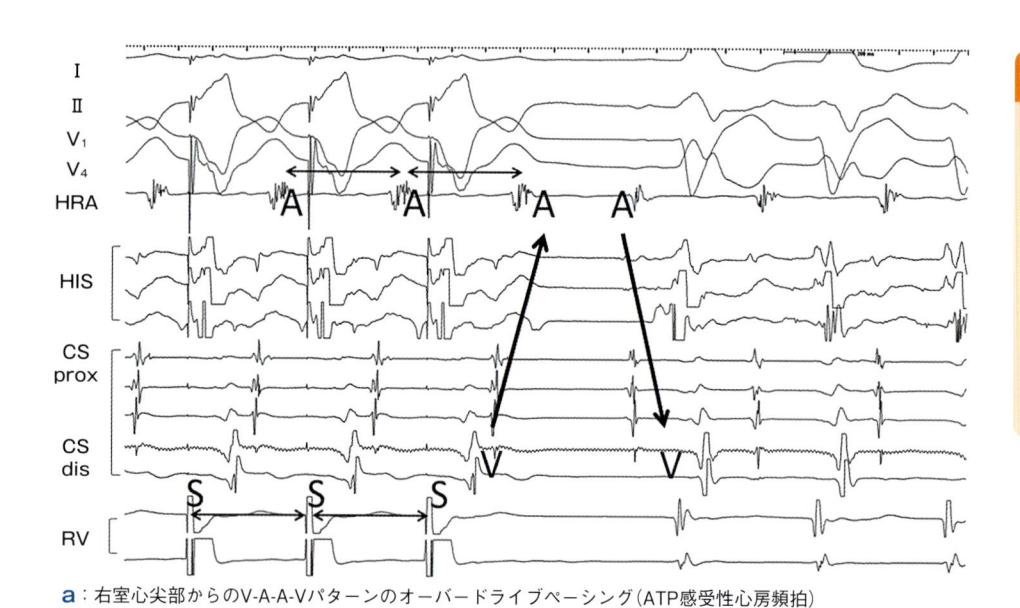

ここに注目

オーバードライブペーシングが心房を完全に捕捉していなければ適切な評価が不可能です。図のように，刺激間隔(S-S時間)と，捕捉された心房電位の間隔(A-A時間)が等しいことを確認してください。

a：右室心尖部からのV-A-A-Vパターンのオーバードライブペーシング(ATP感受性心房頻拍)

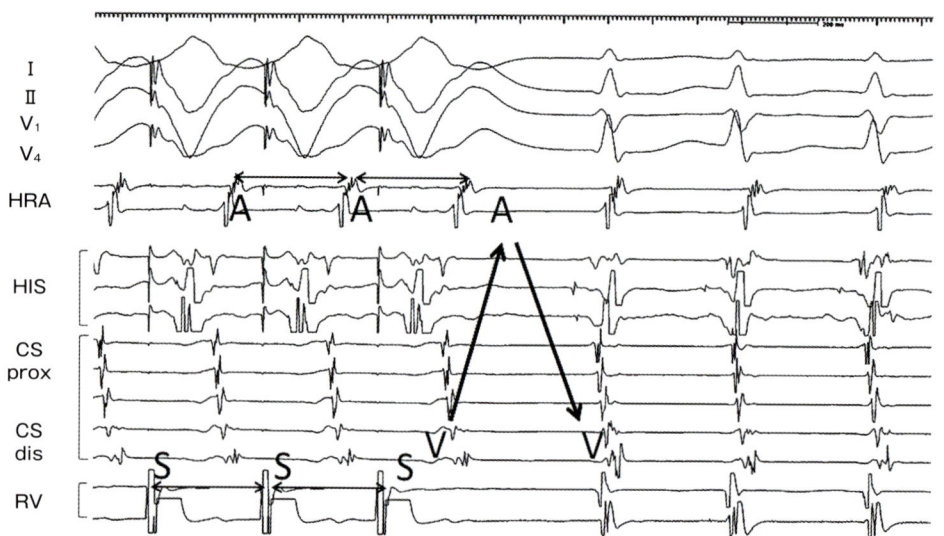

図5 頻拍中に施行した心室からのオーバードライブペーシング

頻拍中に右室心尖部からのオーバードライブペーシングを行うと，心房頻拍と房室結節回帰性頻拍の鑑別が可能になる。

b：右室心尖部からのV-A-Vパターンのオーバードライブペーシング(提示した電位は通常型房室結節回帰性頻拍)

- 誘発された頻拍のHis束電極の心房波が最早期の場合，房室結節回帰性頻拍との鑑別が必要です．典型的なATP感受性心房頻拍では，心室ペーシングへの反応や，頻拍誘発パターンが上記のとおり房室結節回帰性頻拍と異なりますので，この時点である程度の予測は可能です．稀有型房室結節回帰性頻拍の心房最早期部位は，通常冠状静脈洞入口部になりますので，心房波の最早期を注意深く観察することもヒントになります．
- さらに頻拍中に心室からオーバードライブペーシングを行うとV-A-A-Vパターンを呈する（図5），心房の異なる点からオーバードライブペーシングを行い，心室と心房のリンキングがないことを確認する（differential atrial overdrive pacing法，図6, 7）など，いくつかのAVNRTとの相違点が報告されています．詳細は心臓電気生理学的検査の頁もご参照ください．

> **ここに注目**
>
> オーバードライブペーシングの際は，ペーシングが完全に頻拍を捕捉できているか，最後のペーシングがどの心房波，心室波を捕捉しているか，の2つを確認する必要があります．

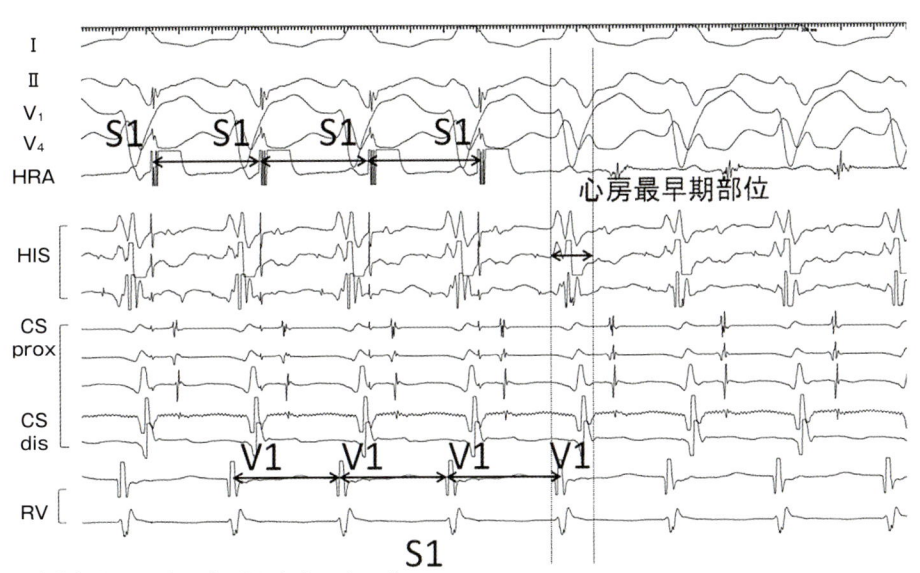

a：高位右房からのオーバードライブペーシング

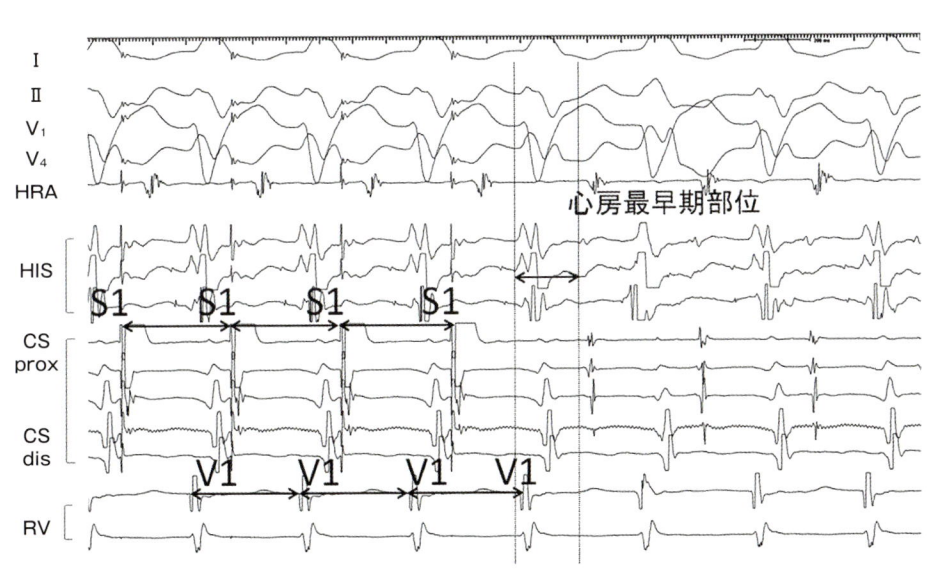

b：冠状静脈洞遠位からのオーバードライブペーシング

図6 ATP感受性心房頻拍時のdifferential atrial overdrive pacing

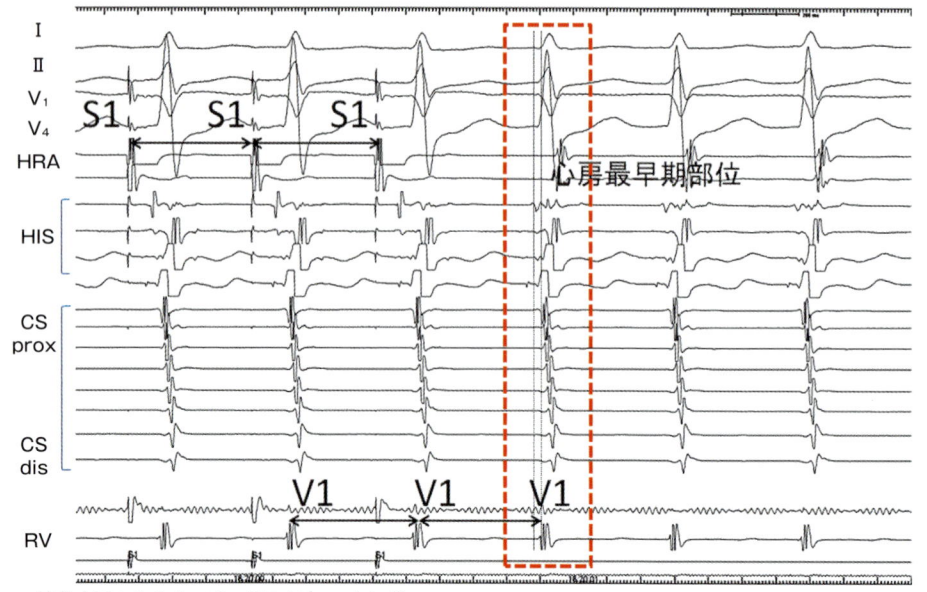

a：高位右房からのオーバードライブペーシング

ここに注目

最後に捕捉された心室波から，次の心房最早期興奮部位までの間隔を計測します。心房頻拍では，ペーシング部位ごとに間隔が変わりますが，房室結節回帰性頻拍ではVAのリンキングが存在するため，ほぼ同じ間隔になります。

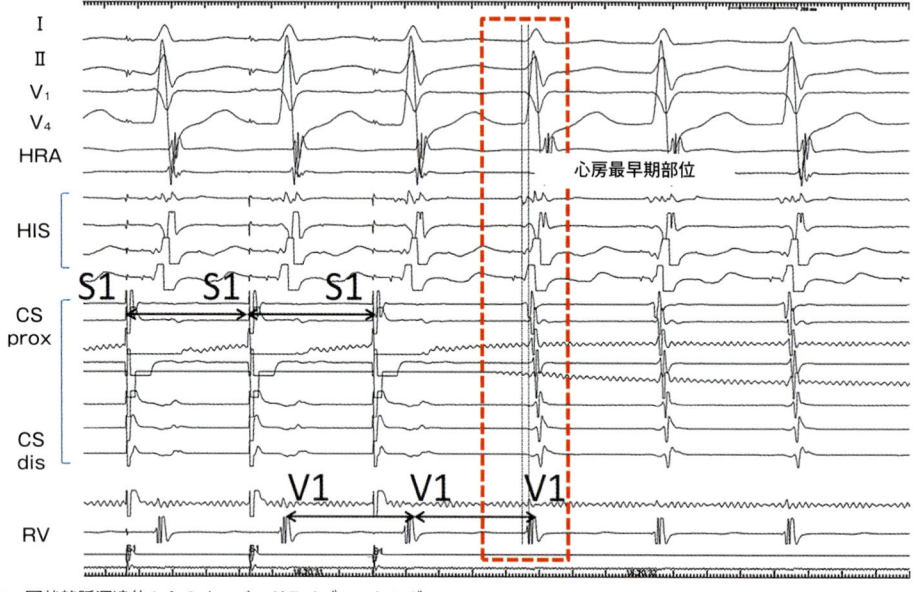

b：冠状静脈洞遠位からのオーバードライブペーシング

図7 房室結節回帰性頻拍時のdifferential atrial overdrive pacing

房室結節回帰性頻拍では，心房のペーシング部位によらずに，最後のペーシングが捕捉したV波と次の心房波のインターバルがほぼ等しくなる（心室と心房のリンキング）。

ATP感受性心房頻拍のカテーテルアブレーション

マッピング

- 診断がついたら，治療に入ります。まずは頻拍中のアクチベーションマッピングで心房最早期興奮部位を同定します。透視ガイドのカテーテルアブレーションに比べ，3D electro-anatomical mapping systemを併用することで，マッピング中の透視時間の短縮や，早期性，通電部位の記録が可能で，セッション進行がスムーズになります。典型的な症例では，His束電極の近傍が最早期となります（図8, 9）。
- エントレインメントマッピングで，頻拍回路が推定される症例もあります。ただ，特に頻拍の誘発が困難な症例では，エントレインメントで頻拍が停止し，誘発不可能となることもありますので，注意が必要です。

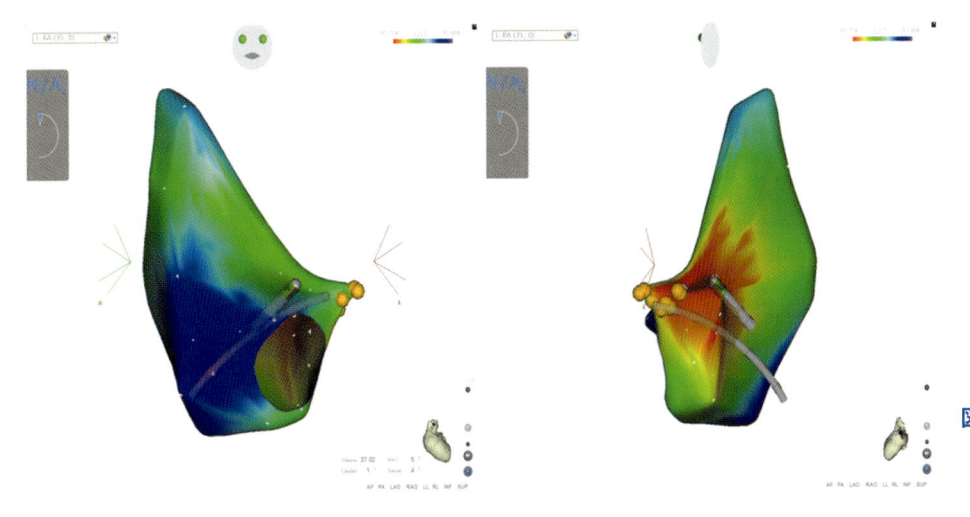

図8 ATP感受性心房頻拍の右房内のアクチベーションマップ

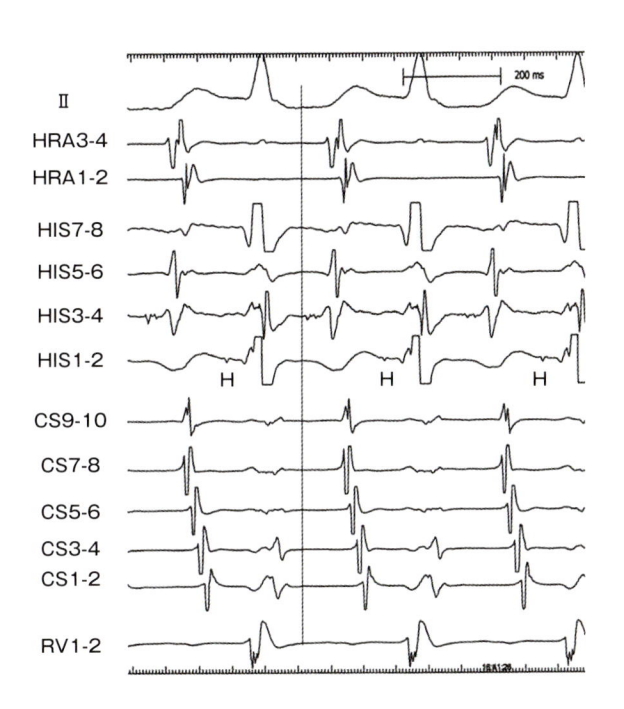

図9 ATP感受性心房頻拍の心房シークエンス

ATP感受性心房頻拍の至適通電部位

- 多くの症例で右房内の最早期興奮部位への通電で頻拍は停止し，根治が可能です（図10，11）。His束近傍領域への通電で最も留意すべき点は，通電による房室ブロックの発生です（図12）。Kochの三角，His束電位記録部位を想定し，刺激伝導系へ通電影響を回避することに留意し通電を行います。
- また，大動脈弁無冠尖洞や，右冠尖洞内からの通電も行われます（図13～15）。右房内からの最早期への通電より，カテーテルの安定性が高く，房室ブロックの出現頻度は低いと考えられています。当院での連続11症例の検討では，全例で無冠尖洞内の通電で房室ブロックの発生なく頻拍は停止し，そのうち9症例は右房からの通電を行わずに根治しました。さらに，9症例のうち2症例は，頻拍中の無冠尖洞の心房波はHis束電極の心房波より遅延しているにもかかわらず，有効通電が可能でした[4]。大動脈の動脈硬化の強くない症例では，特に右房内からの通電がハイリスクと判断された場合は大動脈冠尖からの通電を積極的に検討すべきと考えられます。
- まれにATP感受性心房頻拍で，三尖弁などの弁輪起源の心房頻拍が存在します。His束近傍起源以外のATP感受性心房頻拍では心房内最早期部位への通電が必要になりますので，必ず心房内のアクチベーションマップを行ってから通電部位を決定してください。

ここに注目

大動脈弓のカーブに沿ってカテーテルを進めたとき，そのまま無冠尖洞に到達しますので，透視のみでもカテーテルの持ち込みが可能です。ただ無冠尖洞内でも，場所によりHis束電位が記録されたり，広い範囲で心房波が記録されることがあります。pig tailカテーテルで無冠尖洞の造影を行い，位置の確認をしておくと有効なマッピングが可能です。

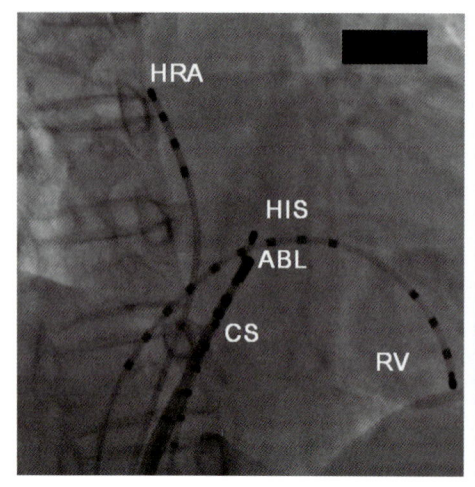

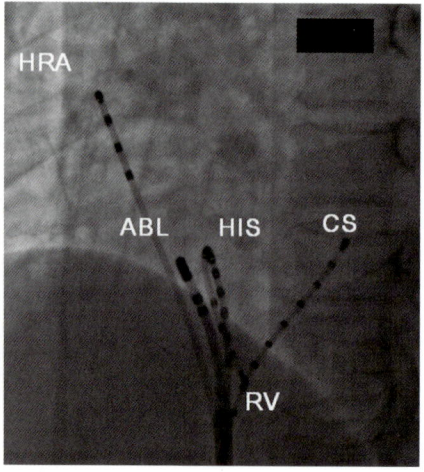

図10 ATP感受性心房頻拍の心房内最早期部位へ留置されたアブレーションカテーテル

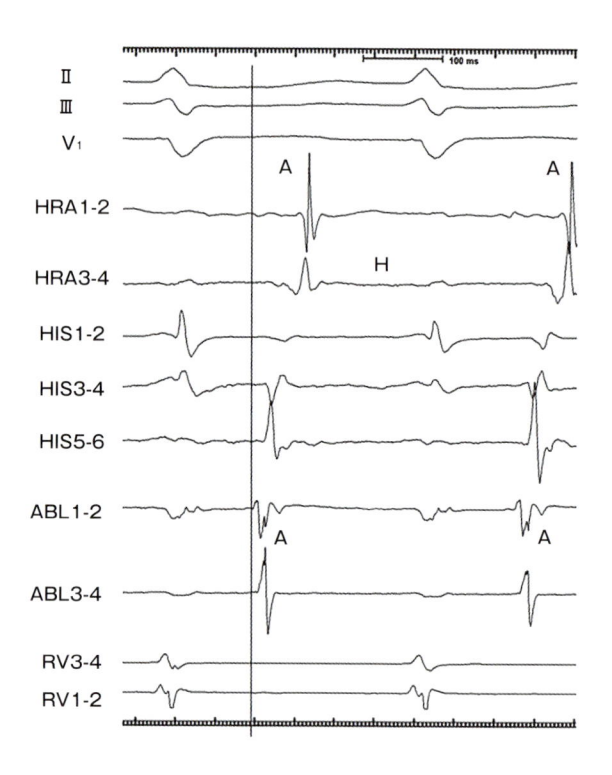

a：RAO　　b：LAO

図11 心房内最早期部位の電位

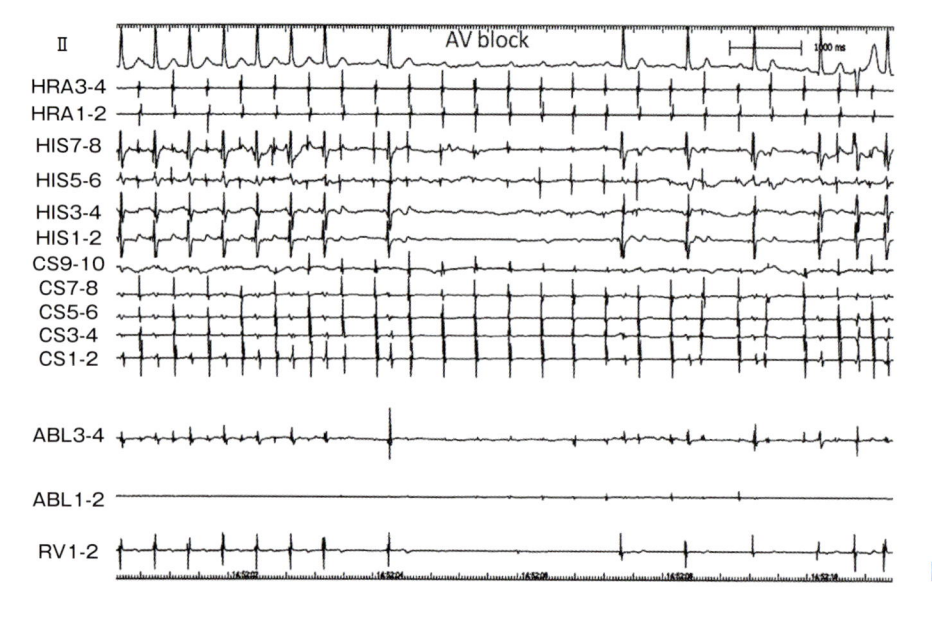

図12 頻拍中の一過性房室ブロック

(文献4より改変のうえ記載)

ここに注目

提示した図は，通電中ではなく，マッピング中に出現した一過性房室ブロックです。通電前にこのような所見があった場合は，ただちにカテーテルの圧着を解除します。この部位への通電は房室ブロックの危険が伴う可能性が高いと考えられます。

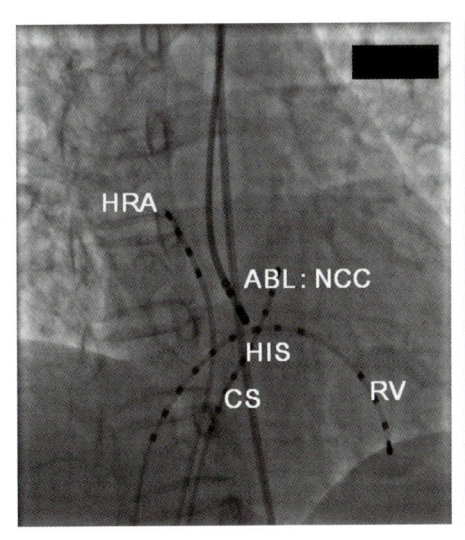

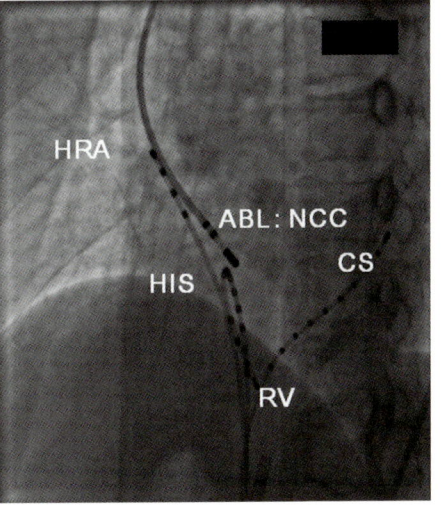

図13 大動脈弁無冠尖洞内（NCC）に留置したアブレーションカテーテル
a：RAO　　b：LAO

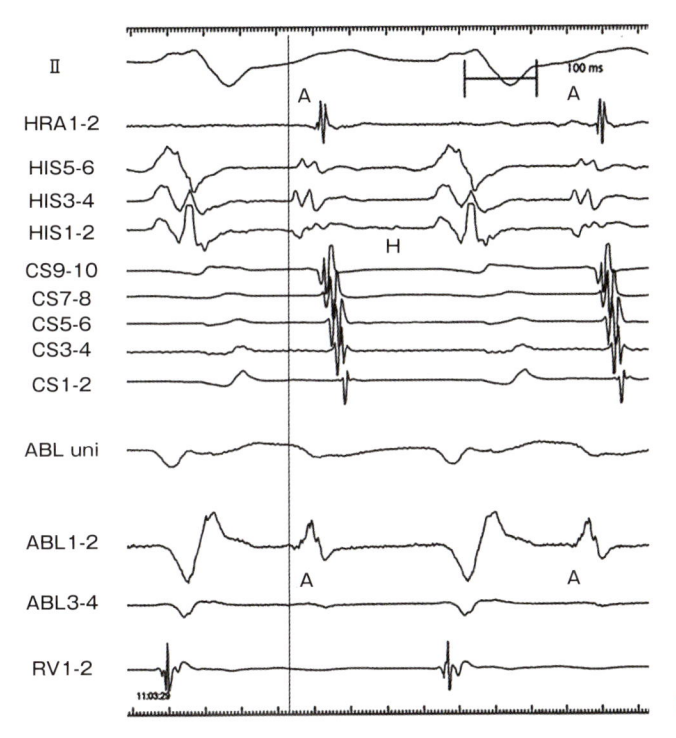

ここに注目
His束で記録された心房電位とほぼ同程度の早期性となっています。

図14 無冠尖洞の頻拍中の心内電位

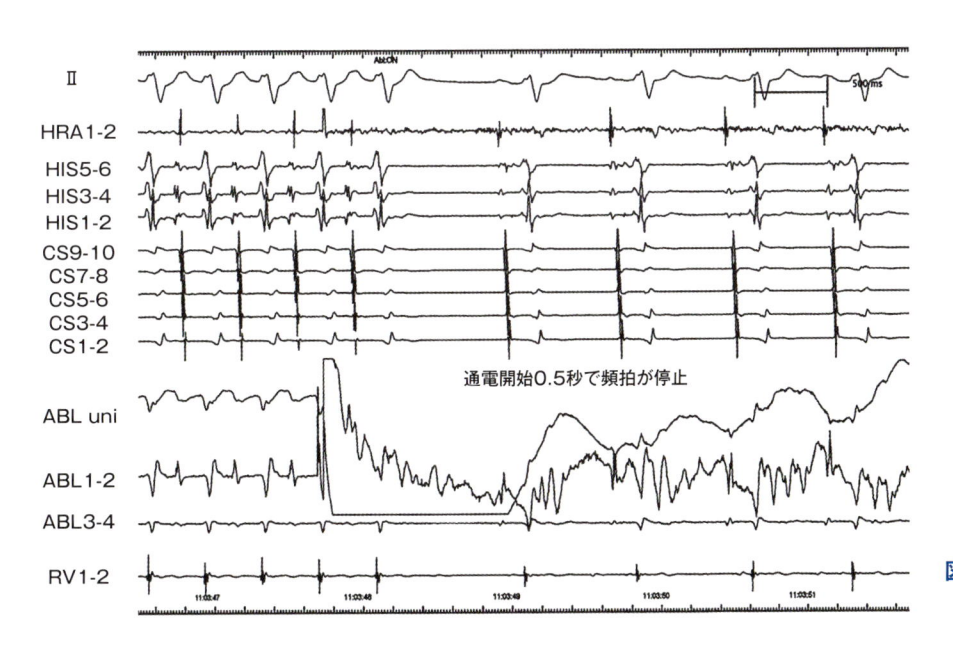

通電開始0.5秒で頻拍が停止

図15 無冠尖洞内への通電直後に認めた頻拍の停止

II カテーテルアブレーション 上室頻拍　ATP感受性心房頻拍

113

通電による房室ブロックの予防

- ATP感受性心房頻拍へのアブレーションでは，房室ブロックの出現に注意が必要です．通電前にHis電位をマッピングし，記録部位を3Dマップ上に表示させる方法もあります．
- 頻拍中に15W程度の低出力から通電を開始し，必要に応じて徐々に出力を上昇します．20W程度の低出力でも根治可能です．通電により頻拍が停止した場合は，必須回路へ熱が及んでいる可能性が高いため，AH時間に注意しながら通電を継続します．接合部調律が出現することがありますが，AH時間が判別不可能になるため，接合部調律より早いレートで心房ペーシングを行い，AH時間を観察しながら通電を継続します．AHブロックや，接合部調律時のHAブロックが認められた場合は速やかに通電を中止します．
- 呼吸などでカテーテルの安定が悪い場合は，遠位端可動型シースの使用や，無冠尖洞への通電部位の変更を検討します．また，頻拍中にHis電位の記録やカテーテルの位置が不安定になる場合は，透視や3Dマッピングで頻拍中の最早期部位を確認後，洞調律中に同部位に通電を行う方法もあります．

通電のエンドポイント

- 通電のエンドポイントは，プログラム刺激でATP感受性心房頻拍が誘発不可能となることです．イソプロテレノール負荷下の，心房連続刺激，期外刺激まで行い，頻拍が誘発されないことを確認し，終了します．
- ATP感受性心房頻拍と，房室結節回帰性頻拍が併存する症例もまれならず存在します．有効通電と思われた後にも頻拍が誘発される場合は，通電を繰り返すばかりでなく，房室結節回帰性頻拍の可能性も念頭に置き，誘発された頻拍の診断，再評価が必要になります．

参考文献

1) Iesaka Y, Takahashi A, Goya M, et al: Adenosine-sensitive atrial reentrant tachycardia originating from the atrioventricular nodal transitional area. J Cardiovasc Electrophysiol 8: 854-864, 1997.
2) Knight BP, Zivin A, Souza J, et al: A technique for the rapid diagnosis of atrial tachycardia in the electrophysiology laboratory. J Am Coll Cardiol 33: 775-781, 1999.
3) Maruyama M, Kobayashi Y, Miyauchi Y, et al: The VA relationship after differential atrial overdrive pacing: a novel tool for the diagnosis of atrial tachycardia in the electrophysiologic laboratory. J Cardiovasc Electrophysiol 18: 1127-1133, 2007.
4) Yamauchi Y, Suzuki A, Inaba O, et al: Can Noncoronary Cusp be a First-choice Ablation Site for Para-Hisian Atrial Tachycardia? JCS 2015.

5 通常型心房粗動

加藤武史　金沢大学附属病院循環器内科

右房解剖学的峡部を確実に線状焼灼し，両方向性ブロックの確認をしっかりしましょう．

Point

まずはこれだけ押さえよう

1. 通常型心房粗動と非通常型心房粗動を12誘導心電図で事前に判別し，アブレーションの戦略を決めましょう．

2. 通常型心房粗動アブレーションの最終目標は，右房解剖学的峡部（三尖弁-下大静脈間）に両方向性ブロックを作成することです．

3. アブレーションカテーテル先端の電位を見極め，最小限の通電で線状ブロックを完成させましょう．

心房粗動とは？

- 心房粗動とは，図1のように心電図の基線が規則正しくギザギザとしている不整脈です．このノコギリのような基線（鋸歯状波）をF波とよびます．
- このF波は，心房内を大きく規則正しく旋回する心房興奮を反映しているものです．定義上は，このF波（すなわち心房興奮）が240〜350/分のものが心房粗動ですが，臨床的にはこれを多少下回っていても基線がギザギザなら心房粗動とよんだりします．
- 心房粗動は心房細動よりも薬剤による心拍数のコントロールが難しいので，できればカテーテルアブレーションで根治したいものです．

通常型心房粗動と非通常型心房粗動

- 心房粗動は，通常型心房粗動と非通常型心房粗動に分類されます．**通常型と非通常型はアブレーションの方法や難易度が異なります**から，事前にしっかりと区別しておきましょう．
- 通常型と非通常型を区別するポイントは，心電図におけるF波の極性です．Ⅱ，Ⅲ，aV_F誘導で陰性，V_1誘導で陽性なら通常型心房粗動です（図1）．
- とはいえ，ノコギリ状の波だから上下交互に揺れているわけで，着目点によって陽性なのか陰性なのかが変わってくるようにも思えます．そういうときは，なんとなく尖っている部分の極性で判断するとよいでしょう．
- 通常型心房粗動を見たらしめたもので，カテーテルアブレーションにより90％以上の根治が見込まれます．なぜなら，その頻拍回路は図2のように三尖弁輪（**TV**）を反時計回りに旋回することがわかっており，比較的アブレーションが容易なTV-下大静脈（**IVC**）間の「右房解剖学的峡部」を必須伝導路としているからです．

TV：tricuspid valve

IVC：inferior vena cava

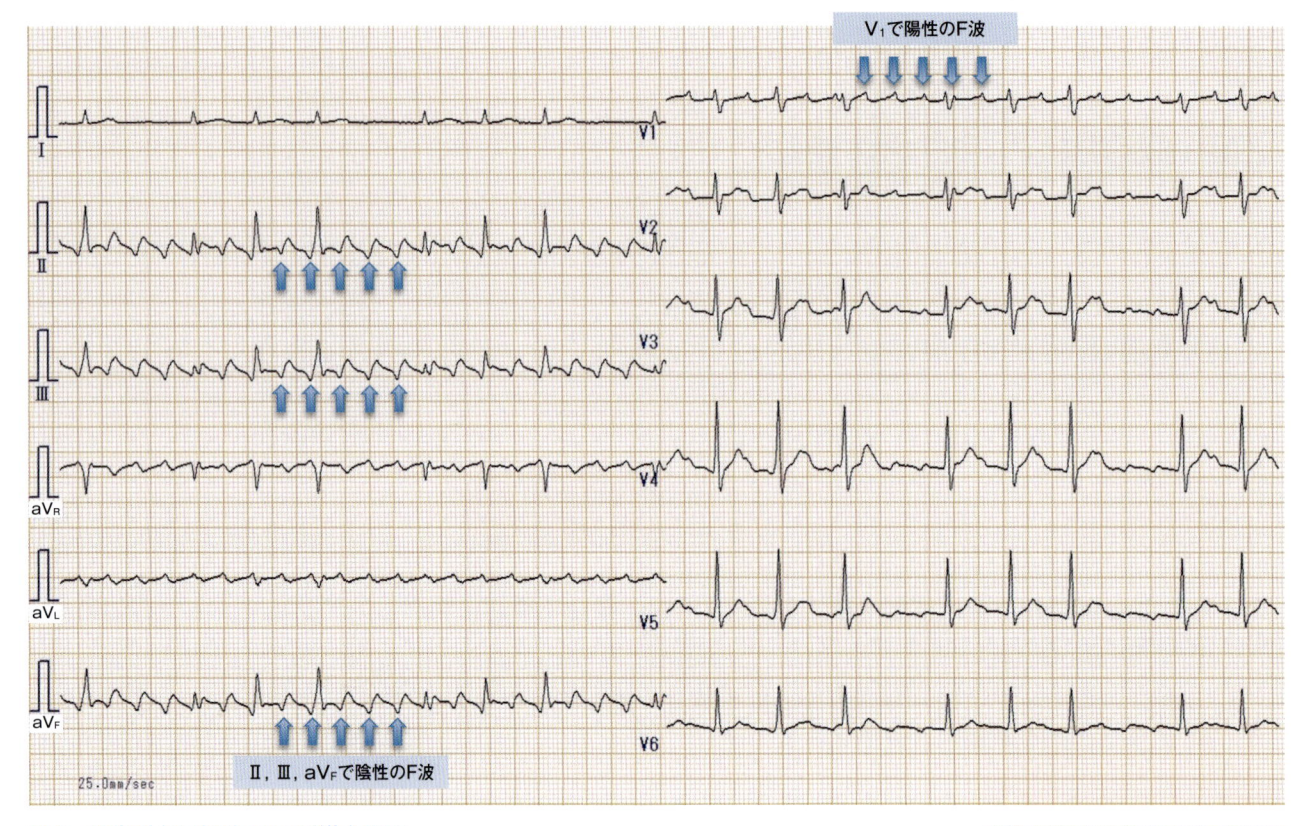

図1　通常型心房粗動の12誘導心電図

三尖弁輪を反時計回りに旋回する通常型心房粗動のF波は，Ⅱ，Ⅲ，aV_Fで陰性，V_1で陽性。

V_1で陽性のF波

Ⅱ，Ⅲ，aV_Fで陰性のF波

ここに注目

三尖弁輪を反時計回りに旋回する通常型心房粗動のF波は，Ⅱ，Ⅲ，aV_F誘導で陰性，V_1誘導で陽性です。

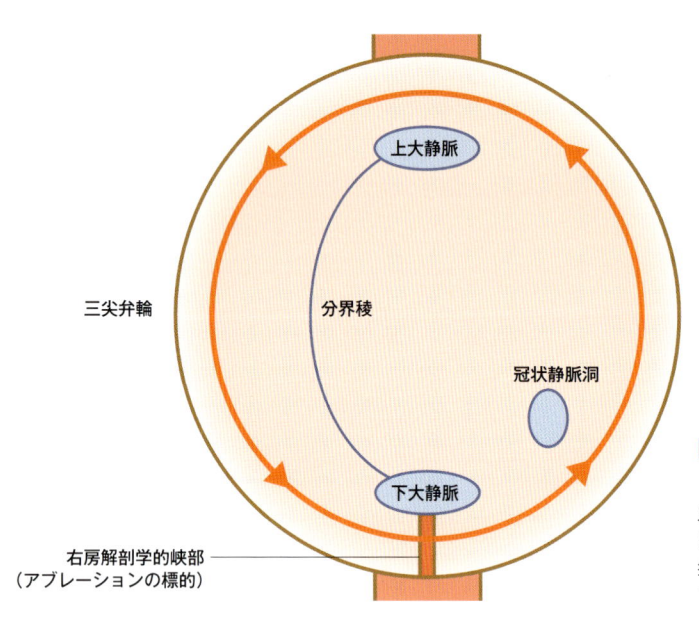

図2　通常型心房粗動の頻拍回路（LAOで右室から三尖弁を通して右房を見ている）

三尖弁輪周囲を反時計回りに旋回する通常型心房粗動は，右房の中隔を上行し側壁を下行する。下大静脈-三尖弁輪間の右房解剖学的峡部がアブレーションの標的である。

- もしも，上大静脈とIVCの間に伝導があるとこのようなリエントリーは成立しませんが，そこには分界稜という障害物（電気的ブロック）があり回路をつくり出しています。
- 通常型心房粗動を根治するには，理論上は図2の回路のどこを焼灼してもかまいませんが，実際には**TVとIVCの間の右房解剖学的峡部の線状焼灼が選択されます**。その理由は，「峡部」といわれるように，伝導ブロックを作成するために必要なアブレーションの距離が短いことにあります。また，この部位は下大静脈から右房に挿入したアブレーションカテーテルをちょっと曲げるだけですぐに到達でき，線状焼灼が容易にできるという理由もあります。

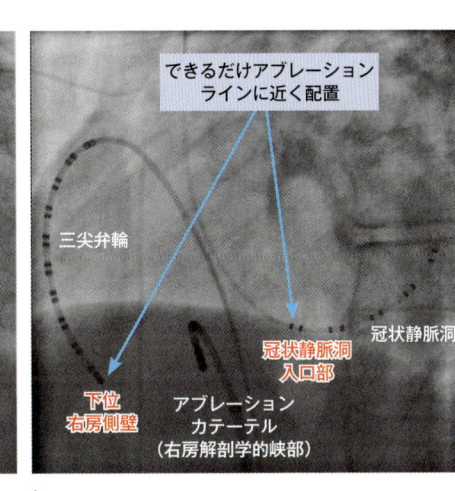

- 一方で，「非」通常型心房粗動とは，F波の形状が通常型（Ⅱ，Ⅲ，aV_F誘導で陰性，V₁誘導で陽性）とは異なるすべての心房粗動をさします。非通常型心房粗動は，心房のどこを旋回しているかを体表面心電図から推定するのが難しく，アブレーションのために3Dマッピングシステムを必要とすることが多いです。

基本的なカテーテル配置

- 通常型心房粗動と事前に診断されたら，用意する基本の電極カテーテルは3本です（図3）。TV，冠状静脈洞（**CS**）それぞれに留置する電極カテーテルと，アブレーション用カテーテルです。
- TVに留置するカテーテルは20極程度のものを大腿静脈から挿入します。できるだけ右房のTVに沿うよう配置し，先端は下位右房側壁（**LLRA**）に留置しましょう。
- CSカテーテルは10極もあれば十分です。慣れれば大腿静脈からも挿入可能ですが，内頸静脈から挿入するのが容易でしょう。
- 以上の2本の電極カテーテルを留置するときに，注意したい点があります。TVのカテーテル先端とCSのカテーテル近位部にある電極を，いずれもアブレーション予定ライン（右房解剖学的峡部）にできるだけ近づけることです（図3）。

CS：coronary sinus

LLRA：low lateral right atrium

One Point Advice
- ある部位の伝導ブロックを確認するときは，その両側のできるだけ近くでペーシングと記録を行うように電極を配置しましょう。

a：RAO 30°　　b：LAO 60°

図3　基本的なカテーテル配置
通常型心房粗動のアブレーション時は，三尖弁輪，冠状静脈洞に電極カテーテルを留置する。三尖弁輪カテーテルの先端電極が下位右房側壁に，冠状静脈洞カテーテルの近位電極が冠状静脈洞入口部に位置するように留置する。これらの電極がアブレーションラインにできるだけ近いほうが，伝導ブロックの完成を確認しやすい。

- アブレーションカテーテルは大腿静脈から挿入し，これにはSR0などのロングシースが頻用されますが，**最近では可変式（deflectable）のシースも利用可能で，これによりカテーテルの組織への接触がより安定します。**
- アブレーションカテーテルを挿入する際には，CSカテーテルに気をつけてください。図4のようにアブレーションカテーテルがCSカテーテルをまたいで挿入されると，CSカテーテルが引っ張られるだけでなく，アブレーションカテーテルと右房解剖学的峡部との接触も不良となります。

　　　　　　　　　　　　　　　　　　　アブレーションカテーテルと
　　　　　　　　　　　　　　　　　　　冠状静脈洞カテーテルが交差

　　　　　　　　　　　　　　　　　　　アブレーションカテーテルが
　　　　　　　　　　　　　　　　　　　冠状静脈洞カテーテルの下を通過

a：RAO 30°　　　　　　　　b：LAO 60°

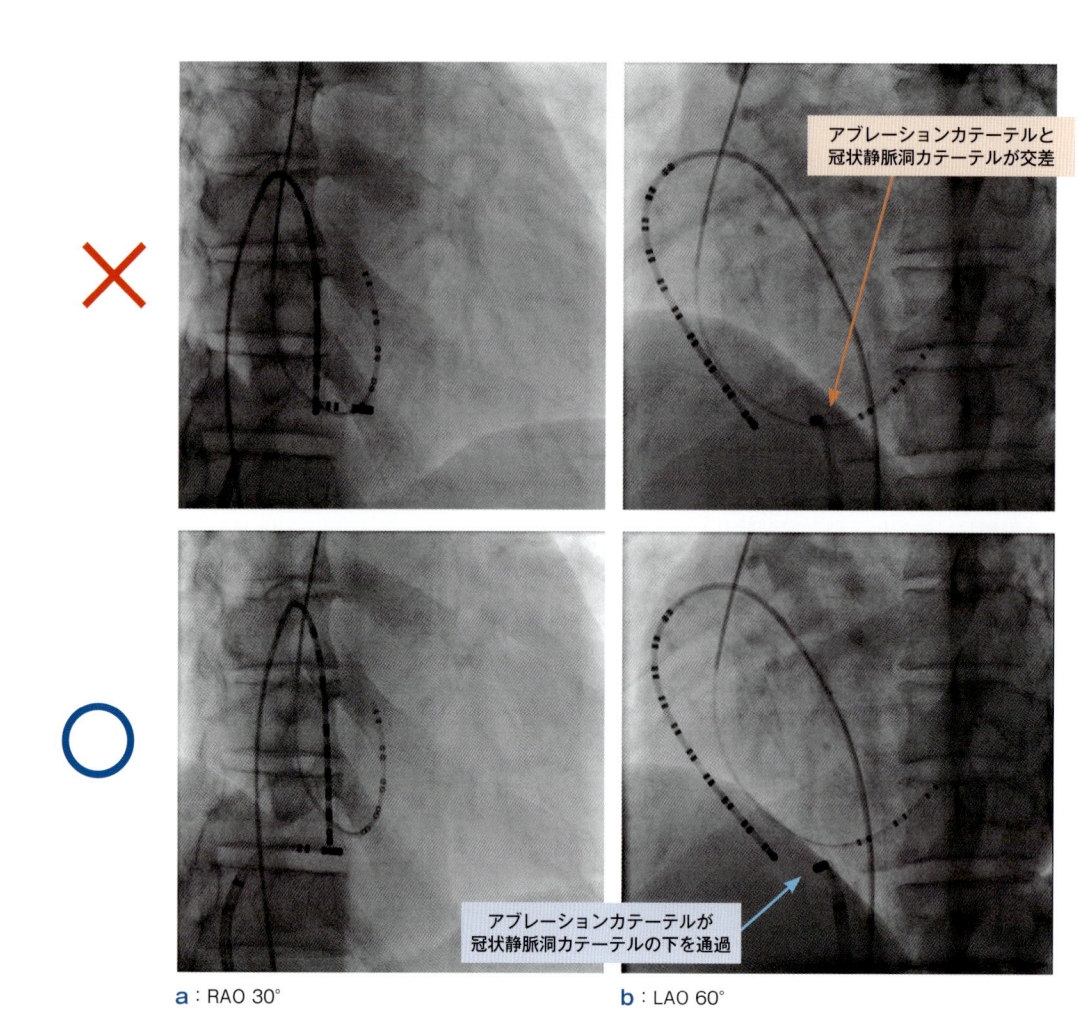

図4　アブレーションカテーテル挿入時のピットフォール
アブレーションカテーテルを右房解剖学的峡部に向かって移動させる際は，CSカテーテルと交差しないように注意する。右房の側壁側からアプローチし，CSカテーテルの下をくぐらせるとよい。

> **知っ得**　アブレーションカテーテルは先端が8mmチップでダンベル型をしているものが，組織に多少凹凸があっても接触がしやすく，焼灼効率もよいので個人的にはお勧めです。

右房解剖学的峡部依存性頻拍であることの確認

- カテーテルを留置し終わっても心房粗動が持続していたならば，図5のような心内心電図が記録されるでしょう。**TVを反時計回りに旋回する頻拍であれば，TVに留置した電極の興奮順序は近位部(TV 19-20)→遠位部(TV 1-2)になるはずです。**また，CSすなわち僧帽弁輪の心房興奮は，心房中隔→左房側壁という順序ですから，CS 9-10→CS 1-2になります。
- 次に，その頻拍回路が右房解剖学的峡部を含んでいることを証明しましょう。そのためには，エントレインメントペーシング(p.54参照)のテクニックを用います。
- アブレーションカテーテルの先端を右房解剖学的峡部の心房波がしっかり記録される部位に固定します。そこから，頻拍周期より数十msec短い周期で(つまり頻拍より早く)連続ペーシングを行います**(図6)**。
- ペーシングが心房を補捉したときの心房内興奮パターンが頻拍中と同じで，最後のペーシングをしてからその部位に次の興奮が到着するまでの時間である**PPI**が頻拍周期とほぼ同じであれば，ペーシング部位は頻拍回路上にあることが証明されます。

ここに注目
頻拍が三尖弁輪周囲を旋回し，右房解剖学的峡部を頻拍回路に含むことは，心房内の興奮パターンとエントレインメントペーシングで確認します。

PPI：post pacing interval

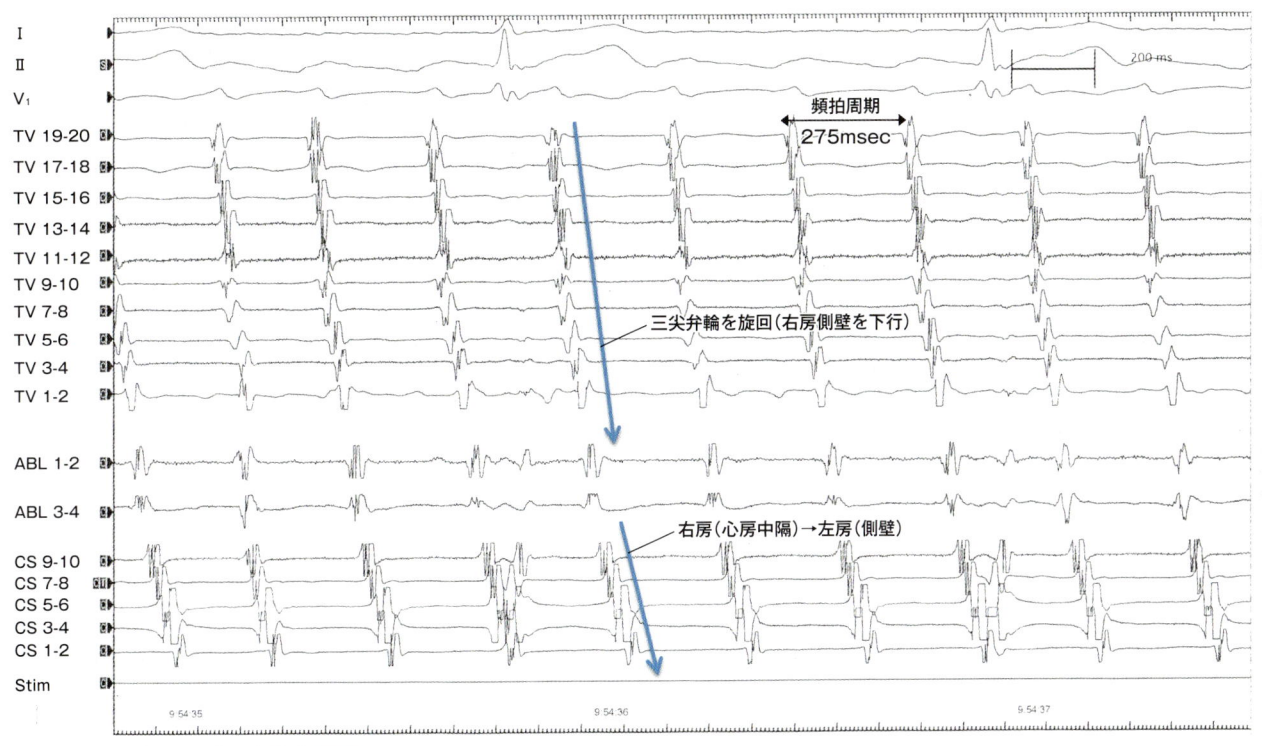

図5 通常型心房粗動の心内心電図

三尖弁輪を反時計回りに旋回する通常型心房粗動であれば，右房側壁を下行（TV 19-20 → TV 1-2）する興奮が観察される。冠状静脈洞内の興奮順序は，右房→左房（CS 9-10 → CS 1-2）となる。

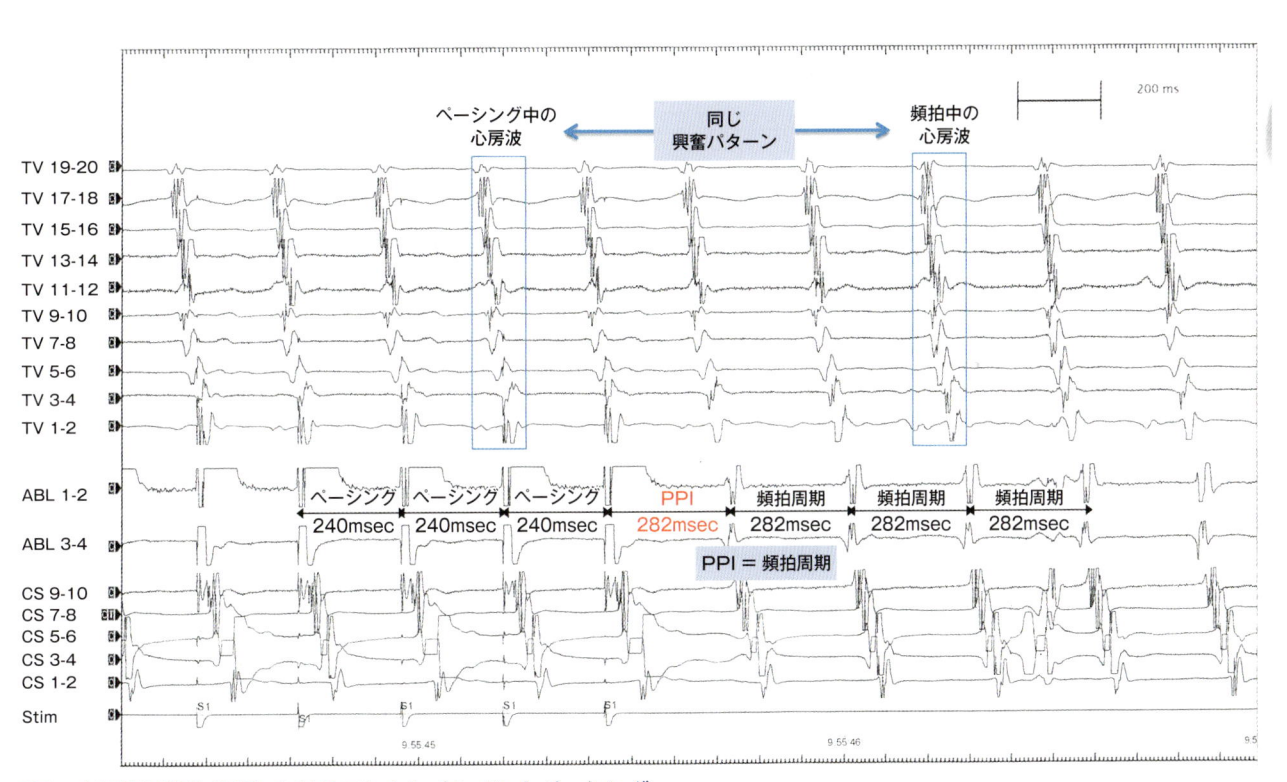

図6 右房解剖学的峡部におけるエントレインメントペーシング

右房解剖学的峡部に留置したアブレーションカテーテルにおいて，頻拍周期（282msec）よりやや短い周期（240msec）で連続ペーシングを行った。ペーシング中の心房興奮順序は頻拍中のものと同一で，最後のペーシングから次の興奮までの時間（post pacing interval：PPI）が頻拍周期と一致することから，アブレーションカテーテルが頻拍回路上にあることが証明された。

右房解剖学的峡部のアブレーション

- **右房解剖学的峡部（TV-IVC間）のアブレーションは，通常TV側から開始し，少しずつカテーテルを引きながら下大静脈まで行います。**
- カテーテルの先端がTVにあることは，局所の電位で確認します。すなわち，図7のように**カテーテル先端（ABL 1-2）では小さなA波と大きなV波，カテーテル近位部（ABL 3-4）では大きなA波と小さなV波が記録されるような位置で通電を開始します。**
- 通電しながらカテーテルを動かす方法（ドラッグ法）は，慣れた術者であれば手技時間を短縮できます。しかし，初心者は通電中カテーテルを固定して，カテーテルを動かすときは通電を止める方法（ポイント・バイ・ポイント法）のほうが確実でしょう。いずれの場合も1ポイントあたり20〜30秒の通電を目安にします。
- きれいに線状焼灼するために，X線透視のRAOとLAOを交互に見ましょう。RAOではTV→IVCへのカテーテルの動きを，LAOではカテーテルの向きが変わっていないかを確認します。

One Point Advice

- IVCから挿入したアブレーションカテーテルは，その曲げによって右房解剖学的峡部に押し当てるイメージで固定します。焼灼面に対してカテーテルを立ててしまうと接触・固定が悪くなります。ロングシースの位置も工夫しながら，しっかりとコンタクトさせましょう。

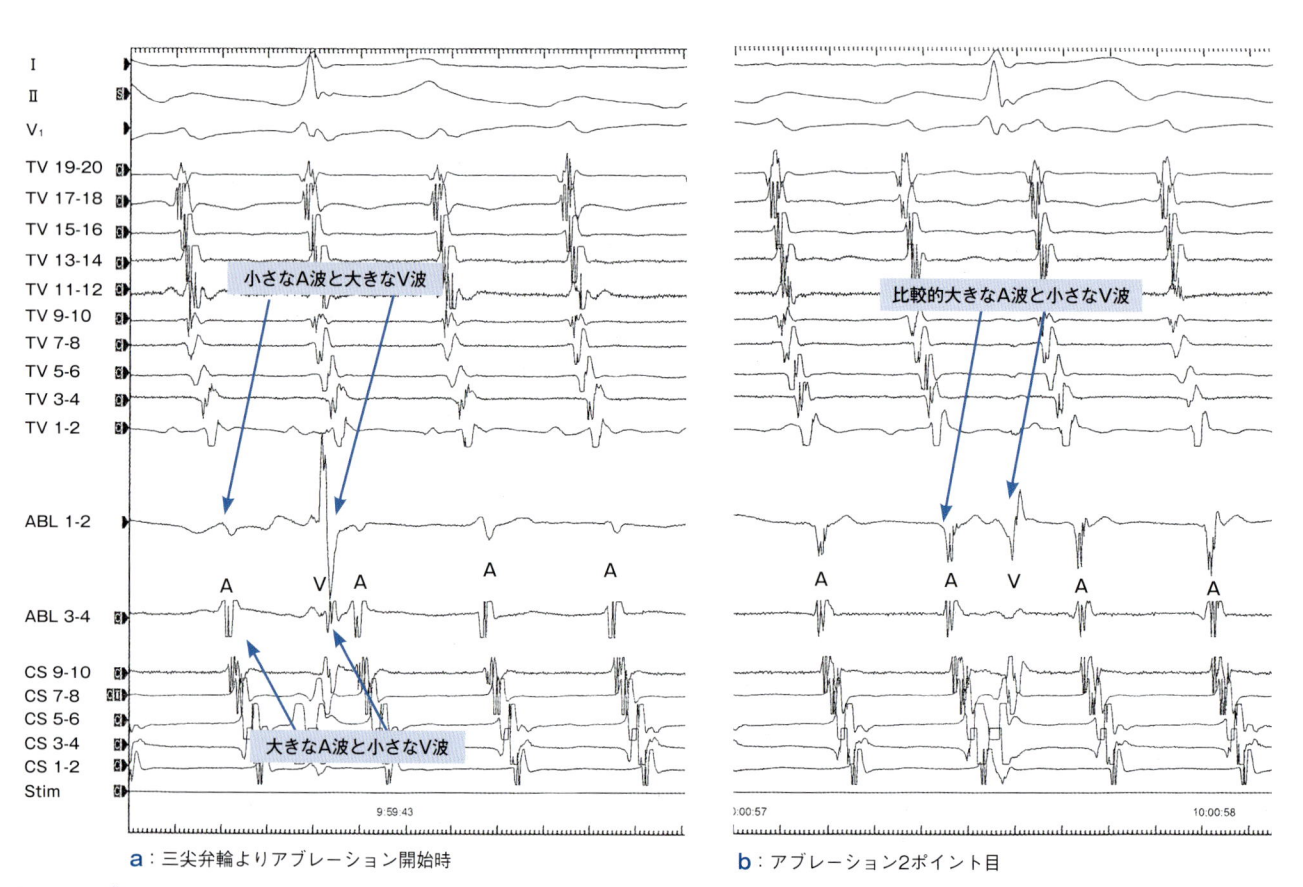

a：三尖弁輪よりアブレーション開始時　　**b：アブレーション2ポイント目**

図7　アブレーションカテーテルの電位
アブレーションを開始する際にカテーテル先端が三尖弁輪にあることは，カテーテルで記録された電位で確認する。アブレーションカテーテル先端が三尖弁輪にあれば，小さなA波と大きなV波が記録される（a）。そこからアブレーションカテーテルを下大静脈側にわずかに引くと，A波が増高してV波は減高する（b）。

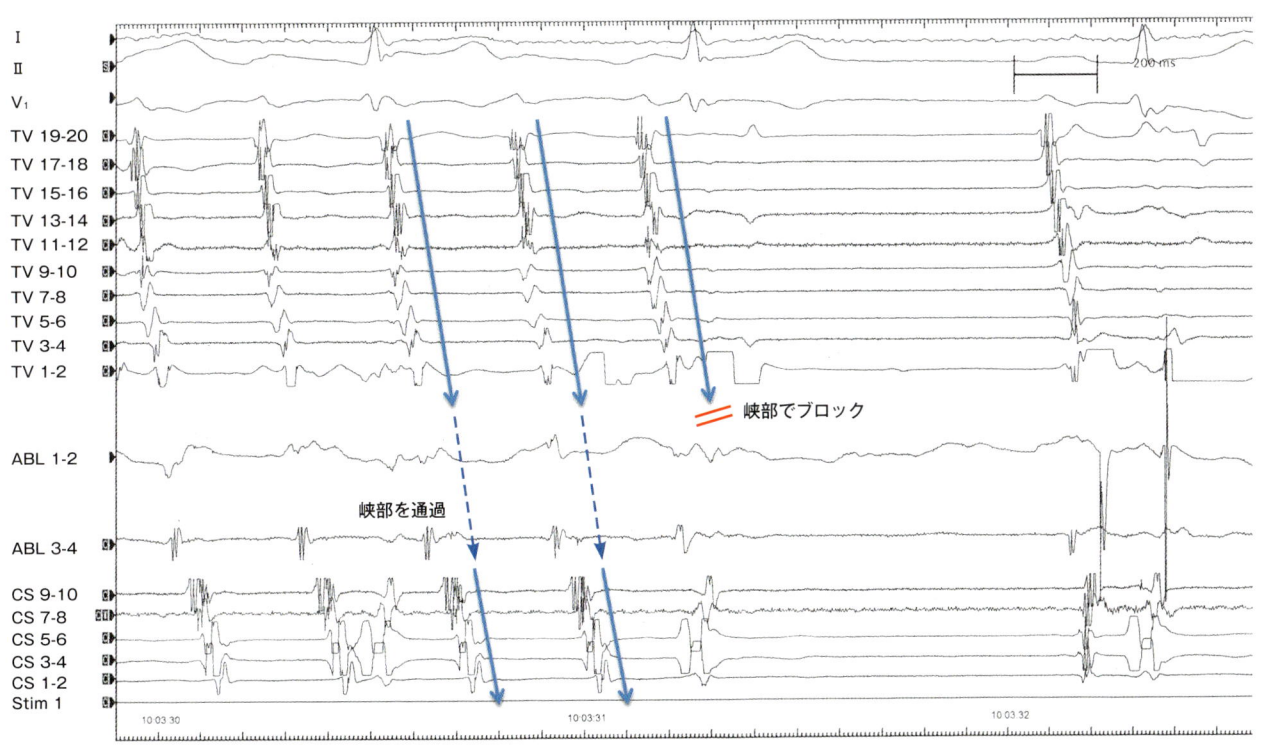

図8 右房解剖学的峡部焼灼による心房粗動の停止
頻拍停止時には，下位右房側壁（TV 1-2）と冠静脈洞入口部（CS 9-10）の間，すなわち右房解剖学的峡部で伝導ブロックが生じている。

- 右房解剖学的峡部を横断するブロックラインを作成するには，5～10ポイント程度の焼灼をすることになるでしょう。うまくいけば，その途中で図8のように頻拍が停止します。そのときの心内電位をよく見ると，LLRA（TV 1-2）の興奮がCS入口部（CS 9-10）に伝導しなくなっています。これは，その間の右房解剖学的峡部で頻拍が止まっており，アブレーションが効果的であることを示唆します。
- しかし，これで喜んでいてはいけません。アブレーションの目標は，あくまでTV-IVC間に伝導ブロックを作成することです。
- 実際に心房粗動停止後にCS入口部（CS 9-10）をペーシングしてみると，図9のようになりました。TVの電位を見ると，右房側壁ではTV 19-20から下降する興奮と，TV 1-2から上行する興奮の両方があり，逆「く」の字状であることが確認できます。右房側壁を上行する興奮が存在するということは，TV-IVC間のブロックができていないのです。
- その場合，焼き残している部位（ギャップ）を探す作業が必要になります。CSからペーシングしながらアブレーションしたライン上の電位を順次確認しましょう。うまく焼けているところは局所の電位がなくなっているか，幅の広い分裂電位（ダブルポテンシャル）が観察されます。一方，**シングルポテンシャル，またはダブルポテンシャルであってもその幅が狭ければ，そこがギャップになっている可能性があります。**
- ギャップをうまく焼灼すると，局所の電位が徐々に分裂し，幅の広いダブルポテンシャルに移行していきます（図10）。そして，三尖弁輪の興奮が，逆「く」の字から一直線に変化します。

ここに注目

アブレーション中に頻拍が停止することはよい知らせですが，右房解剖学的峡部のブロックが完成したことを必ずしも意味しません。

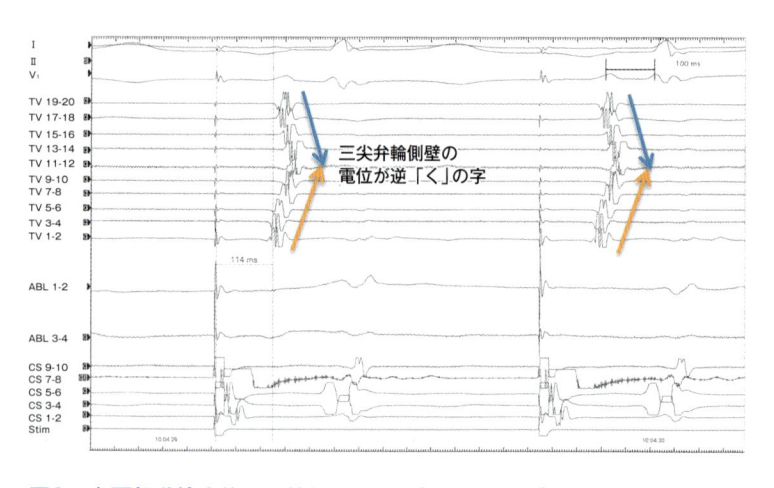

図9　心房粗動停止後の冠状静脈洞入口部ペーシング（不完全ブロック）

冠状静脈洞ペーシングを行うと，三尖弁輪カテーテルの電位が逆「く」の字を呈している。すなわち右房側壁を上行する興奮（TV1-2 → TV9-10）が存在しており，三尖弁-下大静脈間の伝導ブロックが不完全であることがわかる。

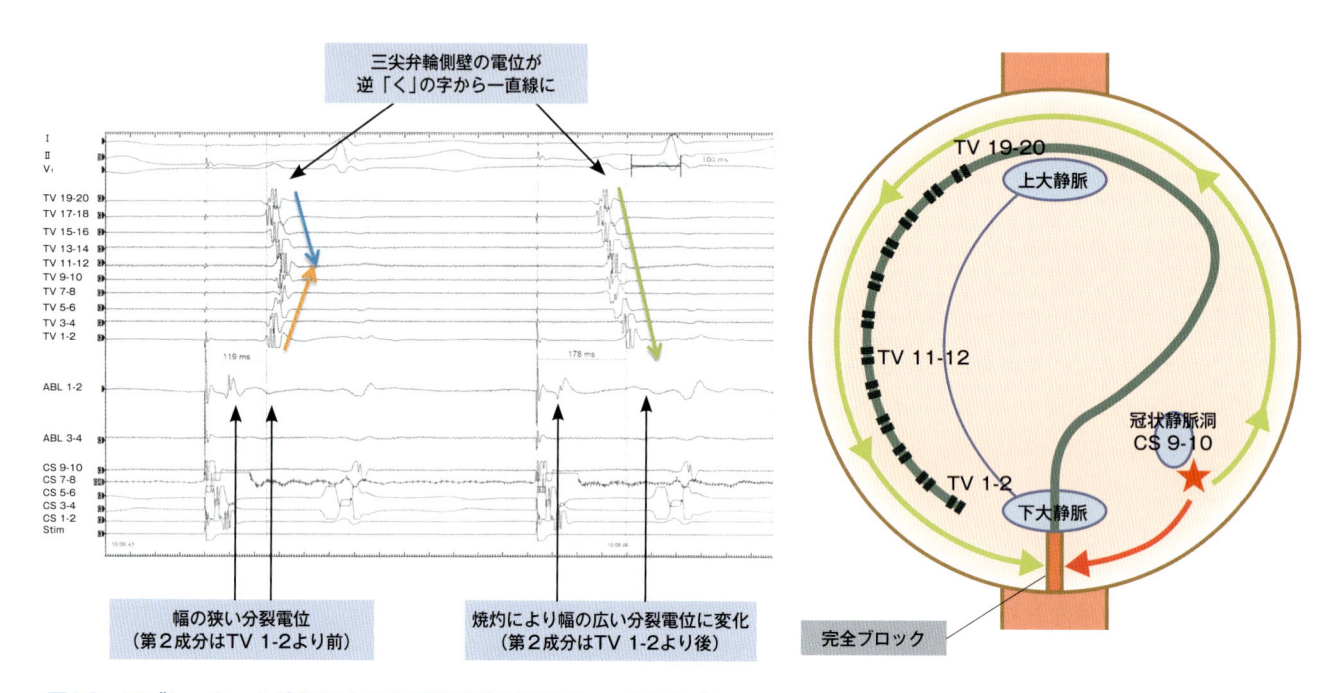

図10　アブレーション追加による右房解剖学的峡部ブロックの完成

冠状静脈洞ペーシング下の追加通電により，三尖弁輪側壁の電位が逆「く」の字から一直線に変化し，右房解剖学的峡部（冠状静脈洞→下位右房側壁方向）のブロックが完成したことが示唆される。

右房解剖学的峡部の両方向性ブロック確認

- 通常型心房粗動（右房解剖学的峡部依存性）のアブレーションにおける最終目標は，TV-IVC間に両方向性のブロックを作成することであり，その確認はとても大切です。ブロックが完成すれば，以下の3つの所見が観察されるはずです。

TVにおける心房の興奮順序

- 冠状静脈洞入口部（CS 9-10）からペーシングしたときにLLRA（TV 1-2）が右房で最も遅く興奮します**（図10）**。逆に，LLRA（TV 1-2）からペーシングした場合はCS入口部（CS-9-10）の興奮が右房で最も遅れます**（図11）**。

焼灼部位の局所電位

- CSまたはLLRAペーシング中に，焼灼ライン上のすべての部位で幅の広い分裂電位（ダブルポテンシャル）が記録されます。

ディファレンシャル・ペーシング法（図11）

- LLRAに位置したTVのカテーテル先端（TV 1-2）と，そのやや上（TV 3-4）の2カ所からペーシングをします。TV-IVC間にブロックができていれば，TV 1-2のほうがTV 3-4よりもCS 9-10までの伝導距離が長いですから，ペーシング → CS入口部までの所要時間はTV 1-2＞TV 3-4となります。

焼灼に難渋する場合のTips

- 通常型心房粗動のアブレーションは比較的シンプルですが，右房解剖学的峡部を焼灼してもなかなか両方向性ブロックが完成しない，ということもよく経験されます。
- 焼灼してもなかなかブロックラインができないとき，あちこちむやみに通電を繰り返すと，右房解剖学的峡部がいわゆる「焼け野原」になってしまいます。こうなると，電位が見えなくなってギャップを探すことが難しくなるだけでなく，局所の心房組織が浮腫を起こし，その後の焼灼効率がさらに悪くなります。**通電前にはしっかり電位を確認して，最小限の焼灼となるようにターゲットを定めることが肝要です。**

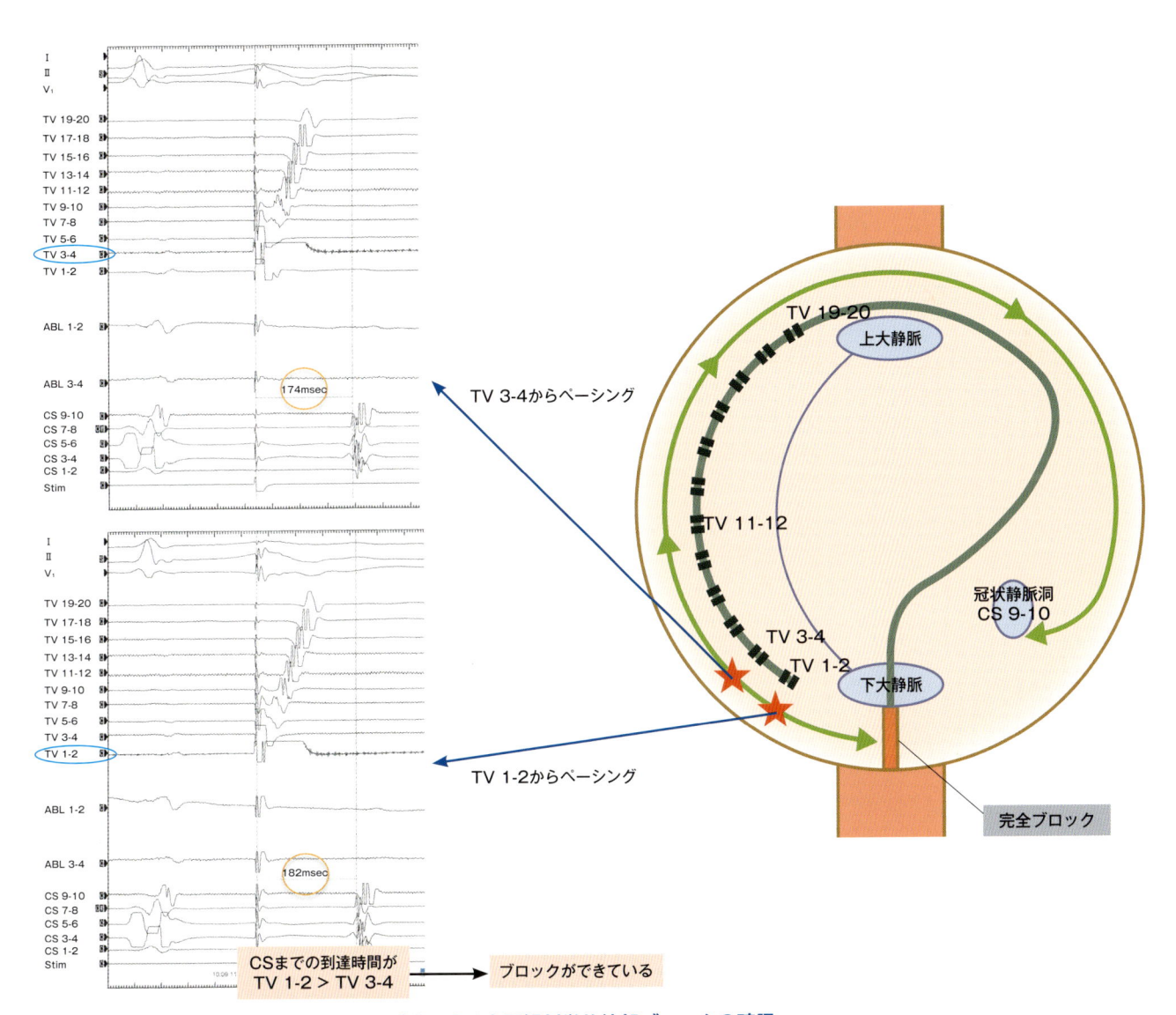

図11　ディファレンシャル・ペーシング法による右房解剖学的峡部ブロックの確認
下位右房側壁に留置したカテーテルの先端（TV 1-2）とそのやや上方（TV 3-4）からペーシングを行い，これらの部位から冠状静脈洞入口部（CS 9-10）までの所要時間を計測する。右房解剖学的峡部のブロックが完全であれば，CSまでの到達時間はその距離に相関してTV 1-2＞TV 3-4となる。

- もし，焼け野原をつくって局所電位が見えなくなったら，焼灼ラインよりも大きく側壁側にカテーテルをふって電位を確認するとよいでしょう(図12)。焼灼ラインから離れていれば心房電位は残存しており，記録される電位の早期性をみることによりギャップの位置が推定できます。カテーテル近位(ABL 3-4)の心房電位が遠位(ABL 1-2)よりも早期であれば，ギャップはABL 3-4よりも近位側(IVC側)にあります。早期性が逆であれば，ギャップはABL 1-2より遠位(TV側)です。両者がほぼ同着であれば，ギャップは2番目と3番目の電極間ということになります。
- それから，TV-IVC間には解剖学的に焼き残しやすい場所があります。図13のCT像で示すように，右房解剖学的峡部のIVC側には**Eustachian ridgeとよばれる構造物があります。Eustachian ridgeが大きく張り出している症例ではそのridgeの裏にカテーテルが届きにくい**のです。

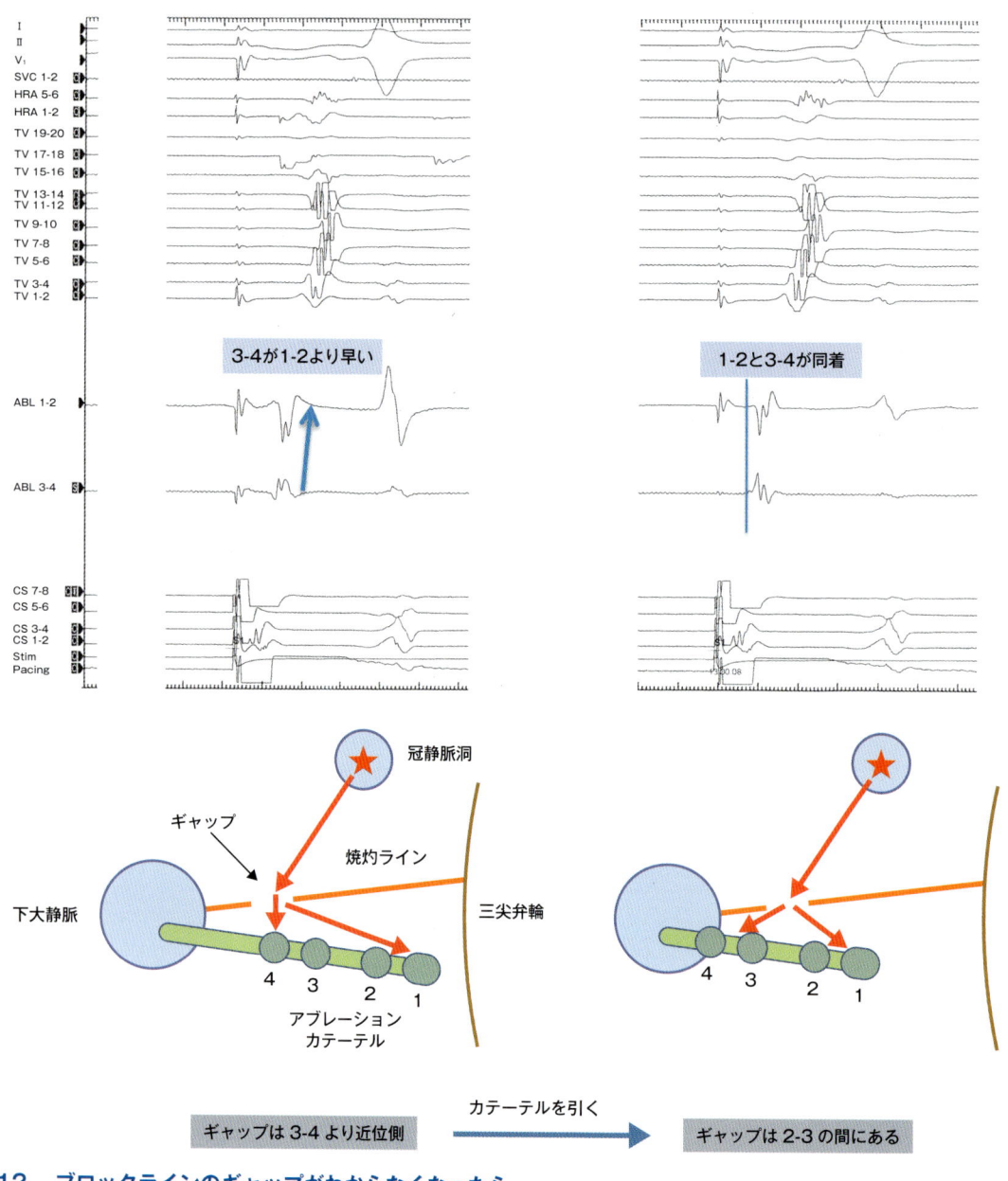

図12　ブロックラインのギャップがわからなくなったら
ブロックラインの作成に難渋して焼灼を繰り返すと，局所の電位が見えなくなりギャップの同定が困難になる場合がある。その際は，アブレーションカテーテルを焼灼ラインよりも側壁側に移動して，電位の早期性をみることにより，ギャップの位置が推定できる。

- その場合，図13のようにアブレーションカテーテルをループにすると，Eustachian ridgeの裏にしっかり固定できます。

> **知っ得** Eustachian ridgeの張り出しはIVCの中隔側で大きく側壁側では小さいので，焼灼に難渋する際は焼灼ラインを少し側壁側に変更するというのも効果的です。ただし，側壁側のラインは焼灼距離が長くなります。

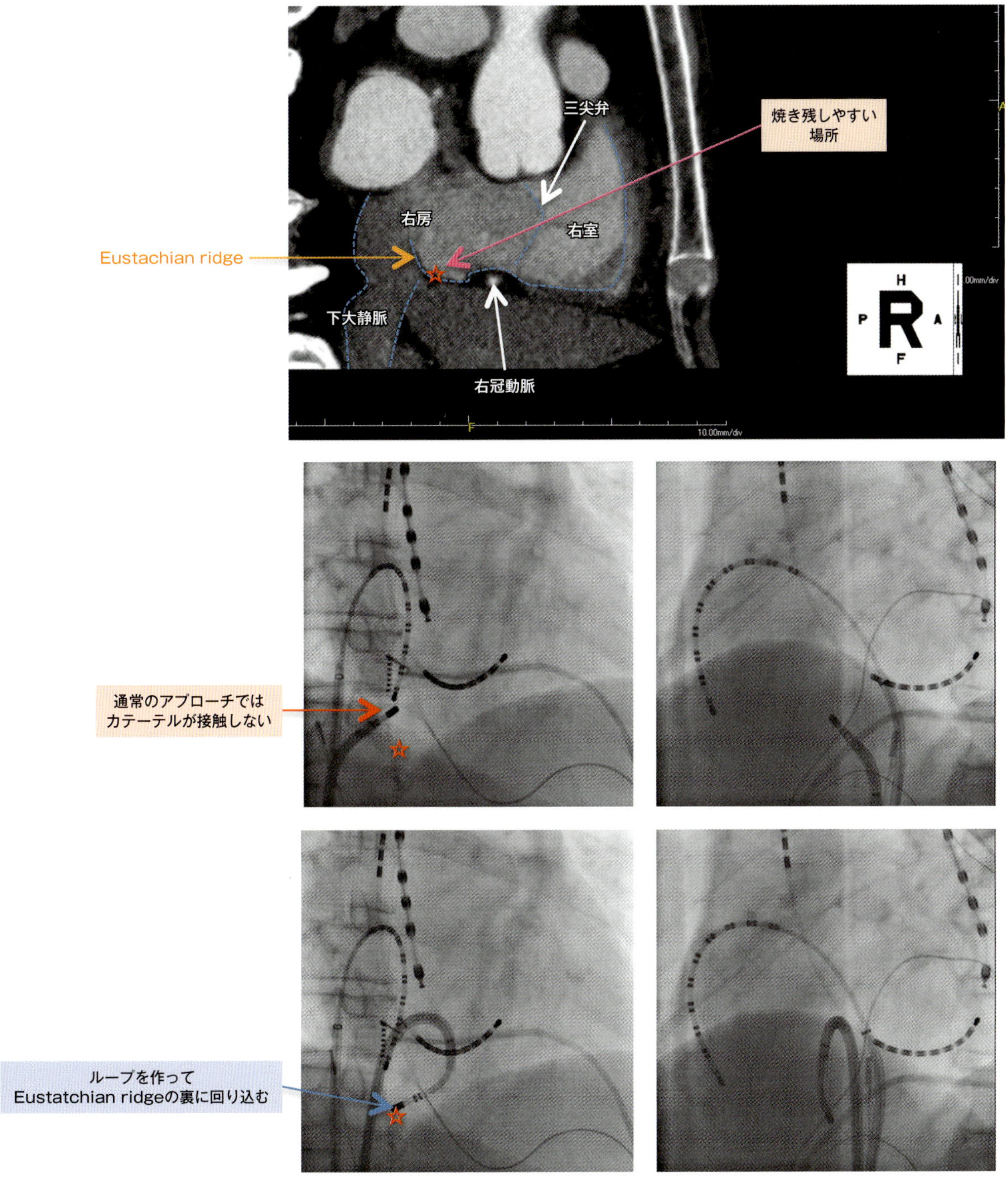

a：RAO 30°　　　b：LAO 60°

図13　平坦ではない右房解剖学的峡部
右房解剖学的峡部の下大静脈側にはEustachian ridgeとよばれる構造物がある。これが大きく張り出している症例では，その背後（☆）にカテーテルが接触しにくい。その場合は，カテーテルにループを作るとよい。

II 上室頻拍 カテーテルアブレーション

6

江島浩一郎　東京女子医科大学循環器内科

開心術後の心房頻拍

開心術の術式と頻拍時の心電図から頻拍を予測して，治療にのぞみましょう。

Point　まずはこれだけ押さえよう

1 開心術の術式，心房切開線を把握しましょう。

2 エントレインメントペーシングで頻拍回路を把握しましょう。

3 必要に応じて，3Dマッピングシステムを利用しましょう。

開心術後の心房頻拍の種類と頻度

- 先天性心疾患や弁膜症に対する開心術後の遠隔期には，約10％程度の症例に心房頻拍がみられます。
- 開心術後にみられる心房頻拍には，①三尖弁-下大静脈間峡部を回路に含む頻拍[いわゆる典型的心房粗動(通常型心房粗動，反時計回り心房粗動)および時計回り心房粗動]，**②切開線瘢痕関連心房頻拍(incisional reentrant tachycardia)**，③巣状興奮型心房頻拍があります。
- 頻度としては典型的心房粗動が最多ですが，複数の頻拍を併せもつこともまれではありません。

カテーテルアブレーション術前に行うこと

- 頻拍発作時の12誘導心電図を入手しましょう。
- 手術記録を入手し，術式，特に心房切開線やカニュレーションの位置，Maze手術施行の有無を確認しましょう。
- 先天性心疾患，特に大血管転位症(**MGA**)，両大血管右室起始症(**DORV**)，単心室などの複雑心奇形は心房中隔欠損や心室中隔欠損，肺動脈弁狭窄などを併せもつ複合心奇形でもあり，その心内修復術の術式(Mustard手術，Senning手術，Jatene手術，Rastelli手術など)は多岐にわたり，複雑です。あらかじめ十分に術式を把握し，カテーテルのアプローチ部位と配置を入念に計画する必要があります。

MGA：malposition of great arteries
DORV：double outlet right ventricle

体表面12誘導心電図からわかること

- いわゆる典型的心房粗動を示唆する心電図（Ⅱ，Ⅲ，aV_F誘導で陰性，V₁誘導で陽性の鋸歯状波）か否かを確認します。
- Maze手術後など左房に修飾が加わっている場合には，三尖弁輪を反時計回りに旋回する典型的心房粗動でも典型的な心電図波形を示さないこともあります。
- 一見すると典型的心房粗動に見える心電図でも，注意深く見ると鋸歯状波が典型的な波形ではないことがあります（図1）。12誘導心電図で下壁誘導の鋸歯状波が，典型的心房粗動（図1a）では陰性に続く陽性となるのに対し，右房自由壁の瘢痕を反時計方向に旋回する**瘢痕関連心房頻拍**（図1b）では陰性のみとなります。

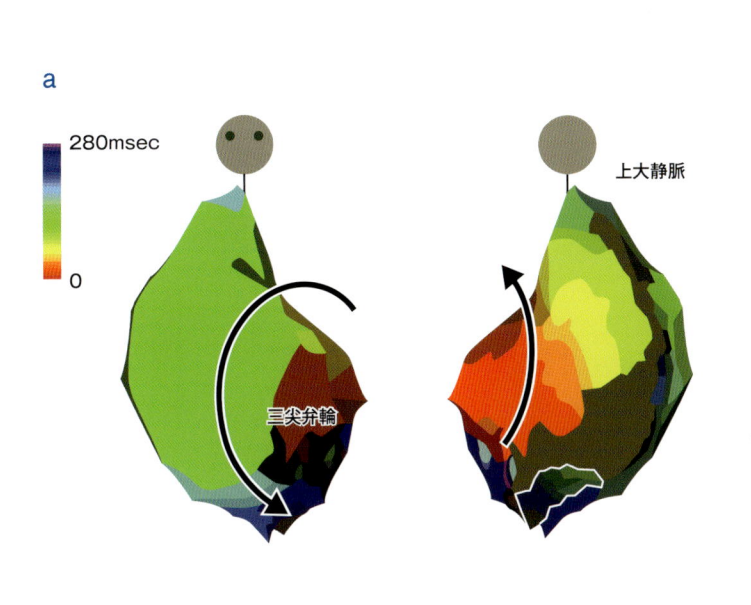

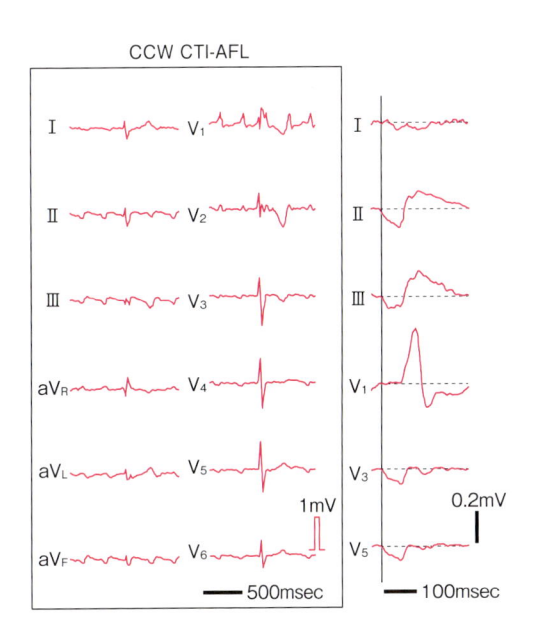

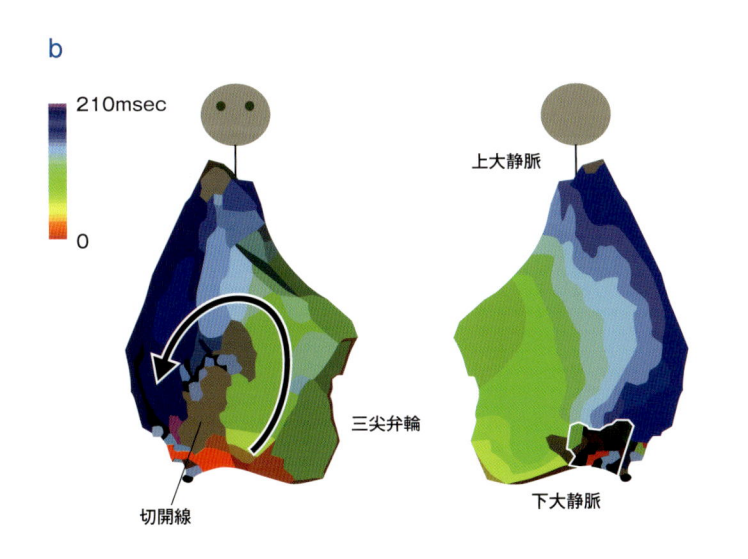

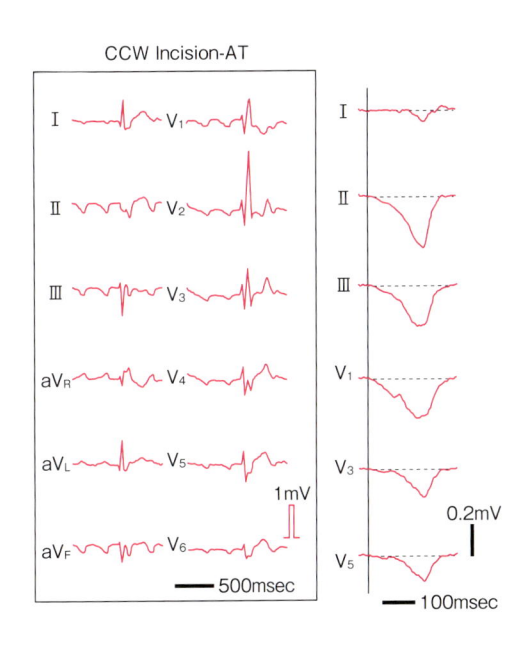

図1　心房粗動の頻拍回路（左：CARTO®アクチベーションマップ）と体表面12誘導心電図（右）
a：三尖弁輪を反時計方向に旋回する通常型心房粗動，鋸歯状波が基線をまたぐ。
b：右房自由壁の瘢痕周囲を反時計方向に旋回する瘢痕関連心房頻拍，鋸歯状波が基線より下を向く。

(Aiba T, Shimizu W, Noda T, et al：Noninvasive characterization of intra-atrial reentrant tachyarrhythmias after surgical repair of congenital heart diseases. Circ J 73：451-460, 2009より改変引用)

電極カテーテルの配置

- 一般的には右房側壁（三尖弁輪），冠状静脈洞にそれぞれ10極ないし20極の電極カテーテルを配置し，必要に応じてHis束にも電極カテーテルを配置して心内電位の記録およびペーシングを行います（図2）。

心内電位の興奮順序とエントレインメントペーシングで頻拍回路の把握を

- 電極カテーテルの配置ができたら心房のプログラム刺激を行い，頻拍の誘発を行います。
- 持続する心房頻拍が誘発されたら，まずは右房の高位側壁，冠状静脈洞の近位部と遠位部で**エントレインメントペーシング**（詳しくはp.54を参照）を行い，頻拍が右房起源か左房起源か，おおまかな頻拍回路を推定しましょう（図3）。

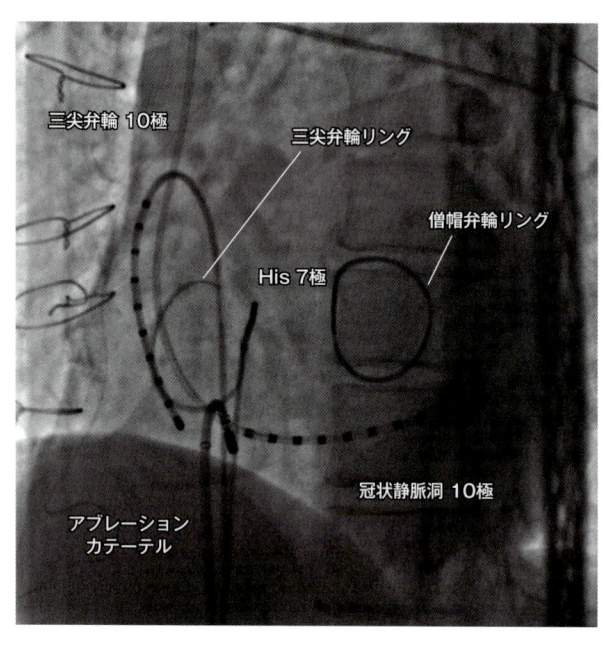

図2 電極カテーテルの配置（左前斜位）

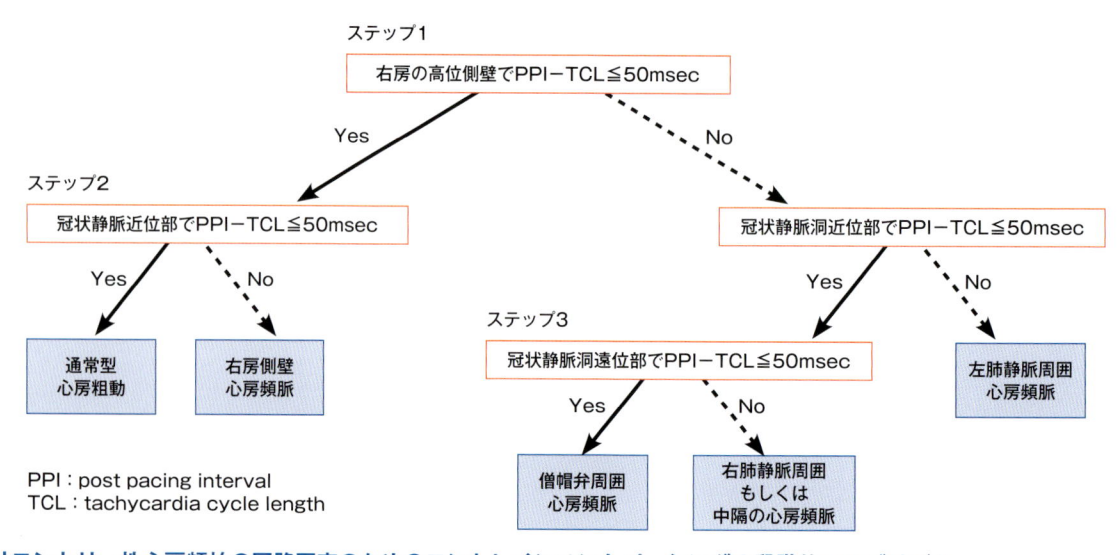

図3 リエントリー性心房頻拍の回路同定のためのエントレインメントペーシングの段階的アルゴリズム

PPI: post pacing interval
TCL: tachycardia cycle length

(Miyazaki H, Stevenson WG, Stephenson K, et al : Heart Rhythm 3 : 516-523, 2006.Figure 5より改変引用)

- 低電位領域では局所の刺激閾値が高く捕捉が困難である場合が少なくないこと，ペーシングにより頻拍の停止や他の頻拍に移行してしまう場合があることが，エントレインメントペーシングの限界です。

3Dマッピングシステムの活用

- 開心術後の心房頻拍に対するカテーテルアブレーションでは，**3Dマッピングシステム**[CARTO®(Biosense Webster)もしくはEnSite™(St. Jude Medical)]が有用です（詳しくはp.69を参照）。
- **ボルテージマップ(voltage map)**では，切開線瘢痕や基質化による低電位領域を可視化することにより，マクロリエントリー性頻拍のリエントリー回路の推定が可能となります。瘢痕と瘢痕の間や，瘢痕と解剖学的障壁の間がアブレーションのターゲットとなります(図4a)。
- **アクチベーションマップ(activation map)**では，マクロリエントリー性頻拍のリエントリー回路の同定や，巣状興奮を呈する頻拍の起源同定が可能となります(図4b)。
- 切開線による瘢痕部位は，double potentialsとして認識されます。
- リエントリー頻拍の緩徐伝導部位は低電位領域であるため，**low voltage fragmented electrograms**として記録されます。
- 3Dマッピングシステムを用いたelectro-anatomical mappingと，電気生理学的なマッピング(エントレインメントペーシング)を組み合わせることで，アブレーションの成績向上が期待できます。
- 低電位で複雑な分裂電位に正確な局所興奮時間を指定することは困難なため，**心房頻拍中にアクチベーションマップを作成し解釈するには限界がある**ことを知っておきましょう。

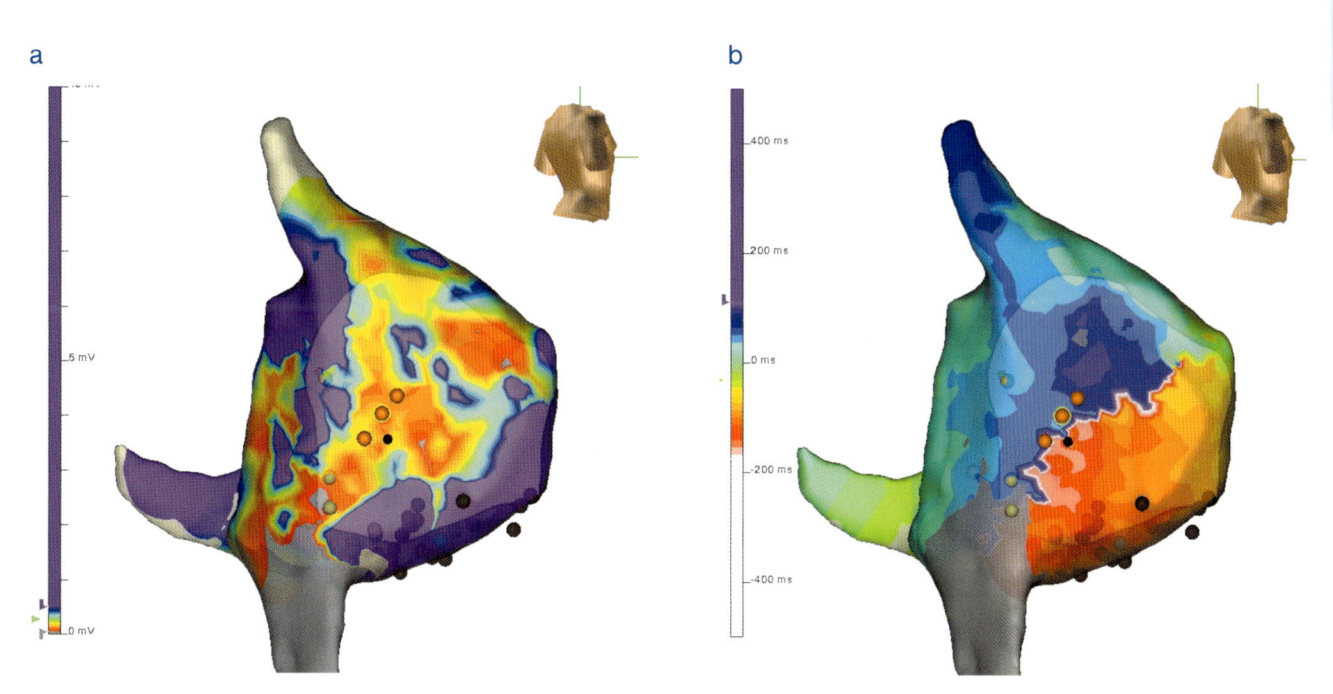

図4 EnSite NavX™のボルテージマップ(a)とアクチベーションマップ(b)
a：赤色が低電位領域。オレンジ色のタグはdouble potentialsを示す。
b：黄色のタグは通電ポイント。下大静脈とdouble potentialsの間のlow voltage fragmented electrogramsへの通電で頻拍は停止した。

開心術の術式と頻拍回路：心房切開線と切開線瘢痕関連心房頻拍

右房側壁切開に伴う切開線瘢痕関連心房頻拍

- 心房中隔欠損症，心室中隔欠損症や三尖弁手術では，右房側壁切開が行われます(図5)。
- 右房側壁切開の瘢痕に関連した頻拍は，瘢痕周囲がリエントリー回路となります。三尖弁の弁輪を旋回する典型的心房粗動を併発し，**二重ループリエントリー**となることもあります(図6)。
- **アブレーションのターゲットは切開線の下端と下大静脈の間，もしくは瘢痕と瘢痕の間です**。点状焼灼で頻拍の停止が可能なことが多いのですが，切開線の下端から下大静脈，あるいは瘢痕と瘢痕の間の伝導ブロック作成には，しばしば線状焼灼が必要となります。
- 治療のエンドポイントは焼灼した場所の両方向性ブロックであり，電気生理学的に伝導ブロックの確認を行います。
- 三尖弁周囲を旋回する心房粗動を併発している場合，切開線から三尖弁輪へ線状焼灼を行い頻拍の共通路を遮断する方法もありえますが，アブレーションカテーテルの安定した固定が難しく貫壁性焼灼が困難であることから，切開線の下端から下大静脈への通電と，三尖弁-下大静脈間峡部への線状焼灼を行うのが一般的です。

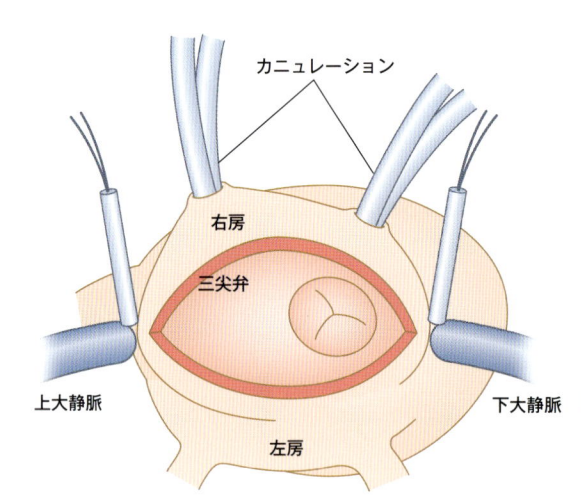

図5　右房側壁切開

(Lukac P, Pedersen AK, Mortensen PT, et al：Heart Rhythm 2：64-72, 2005. Figure 1より改変引用)

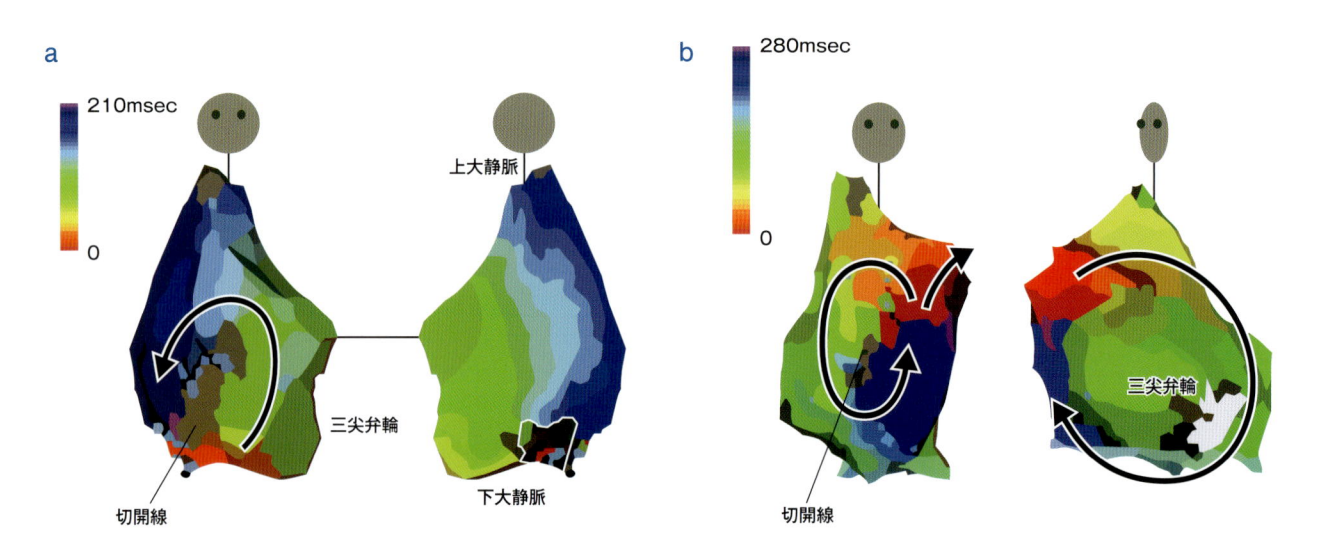

図6　右房側壁切開に伴うリエントリー性頻拍回路

incisional リエントリー(a)とdouble loopリエントリー(b)。Double loopリエントリーは，瘢痕周囲と三尖弁周囲を旋回する。

(Aiba T, Shimizu W, Noda T, et al：Circ J 73：451-460, 2009. Figure 2より引用改変)

症例提示

- 50歳代，男性。53歳時に僧帽弁逸脱症による僧帽弁閉鎖不全症と三尖弁閉鎖不全症に対して，僧帽弁形成術と三尖弁輪縫縮術を受けました。術後1年経過して，頻脈性心房粗動により心不全を発症し入院となりました。薬物治療により心不全が改善した後にカテーテルアブレーションを行いました（電極カテーテル配置：図2）。三尖弁-下大静脈間峡部への線状焼灼を行った後，心房高頻度刺激により頻拍が誘発されました（12誘導心電図：図7）。冠状静脈洞入口部（**CSos**）に位置するCS 9,10からエントレインメントペーシングを行うと，post pacing interval（**PPI**）と頻拍周期（**TCL**）の差は

CSos：coronary sinus ostium
PPI：post pacing interval
TCL：tachycardia cycle length

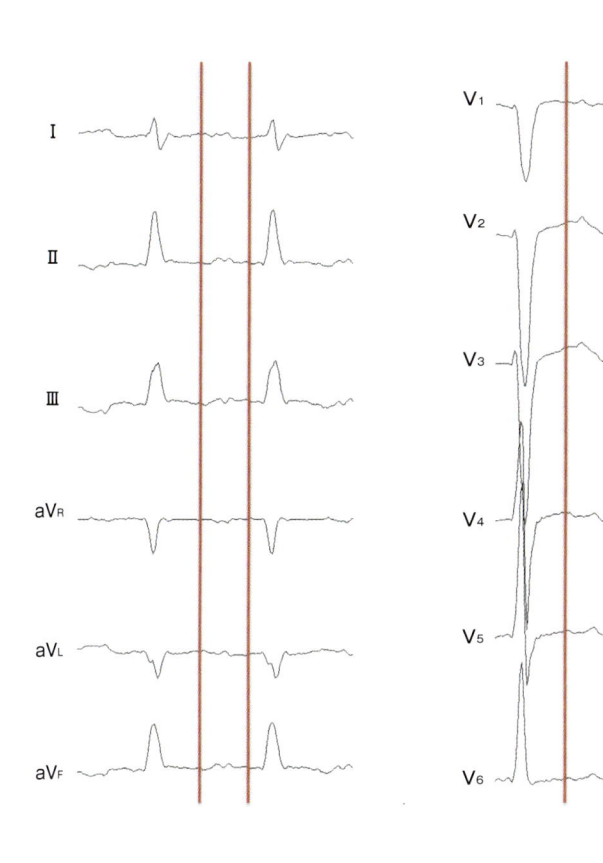

図7 僧帽弁形成術および三尖弁輪縫縮術の術後にみられた心房頻拍の12誘導心電図（三尖弁-下大静脈間峡部への線状焼灼後に誘発されたもの）

赤線の間（頻拍周期）の極性に着目する。後出の心内電位から，II，III，aV_F誘導2峰性波形，V_1誘導の2極性波形の前半成分が右房自由壁を下行する伝導，後半成分は左房を下行する伝導により構成されることがわかる。

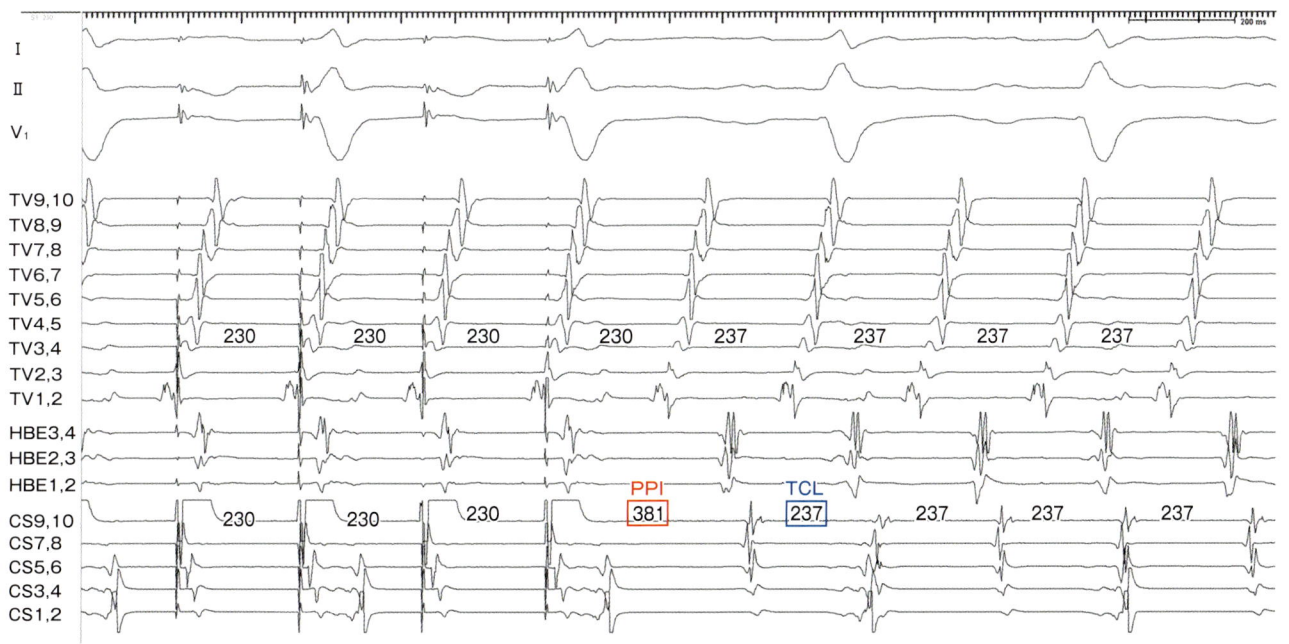

図8 心内心電図
冠状静脈洞入口部（CSOS；CS 9,10）から行ったエントレインメントペーシング。PPIとPCLの差は381−237＝144msecと延長しており，CSosは頻拍回路から離れていると考えられる。

PPI：post pacing interval，**TCL**：tachycardia cycle length

381－237＝144msecと延長しており，CSosは頻拍回路から離れていると考えられます(図8)。また，三尖弁輪の低位側壁(**LLRA**)に位置するTV 1,2からエントレインメントペーシングを行うと，頻拍中とペーシング中の心内電位の興奮伝搬が同一であり，PPIとTCLが等しく，LLRAが頻拍回路上で峡部にあることがわかります(図9)。CARTOを用いた頻拍中のアクチベーションマップ(図10)では右房側壁に連続的にdouble potentialsを認め，切開線の瘢痕を反映しているものと考えられ，右房側壁の瘢痕周囲を旋回するリエントリー回路を認めました。アブレーションのターゲットは右房側壁の瘢痕下端から下大静脈の間の峡部であり，低電位の複雑電位(low voltage

LLRA：lower lateral right atrium

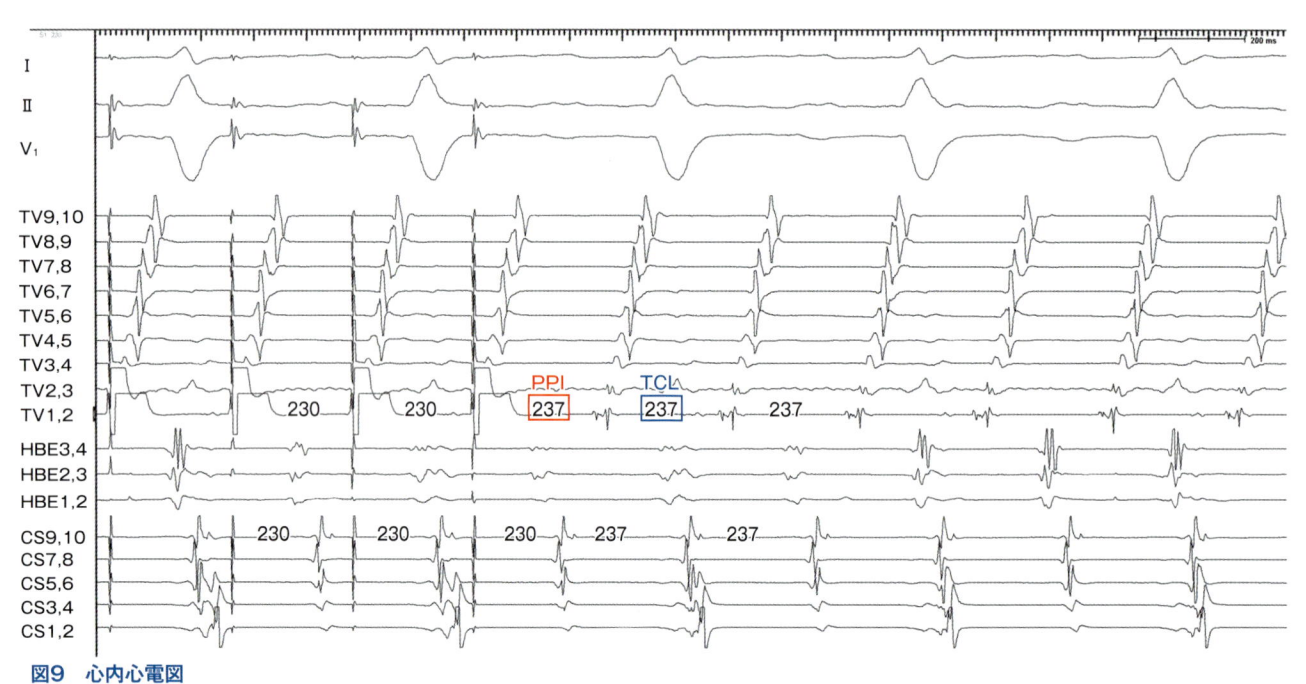

図9 心内心電図
三尖弁輪の低位側壁(TV 1,2)から行ったエントレインメントペーシング。頻拍中とペーシング中の心内電位の興奮伝搬が同一であり，PPIとTCLが等しく，頻拍回路の峡部からペーシングしていることがわかる。

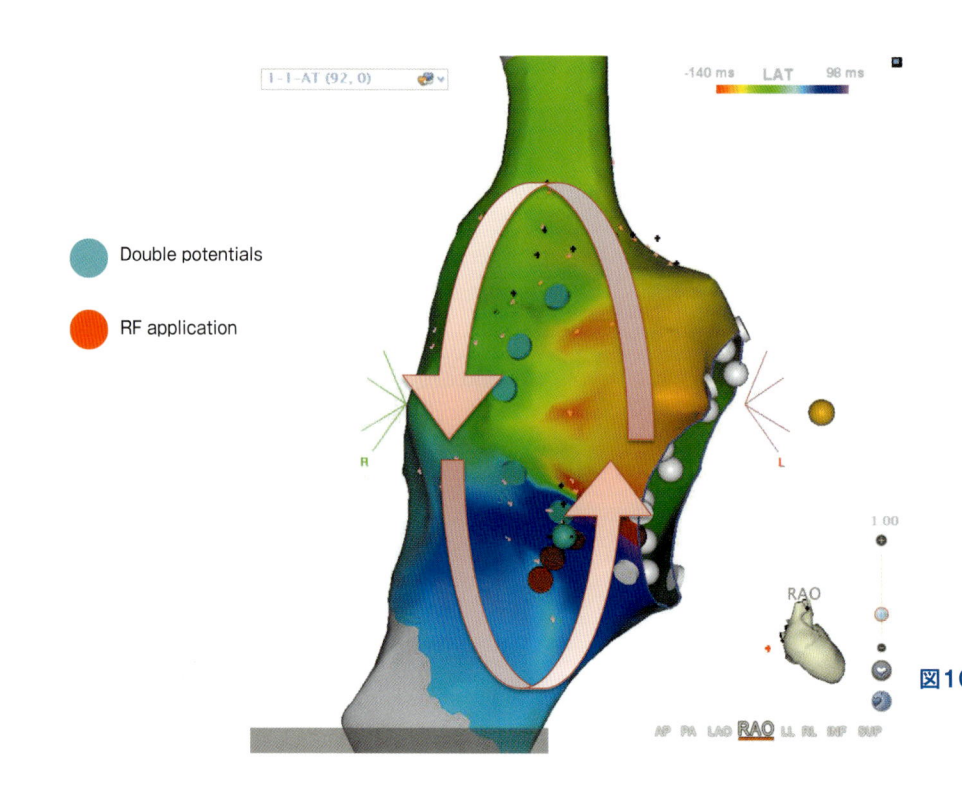

図10 右房側壁の切開線瘢痕周囲を旋回するリエントリー性頻拍のアクチベーションマップ

fragmented electrograms)を認め(図11)，同部への通電により頻拍は停止しました。アブレーションカテーテルをブロックラインの後下方に配置し，アブレーションカテーテルとLLRA(TV 1,2)からペーシングを行うことにより瘢痕下端から下大静脈の間の伝導を確認しました(図12)。

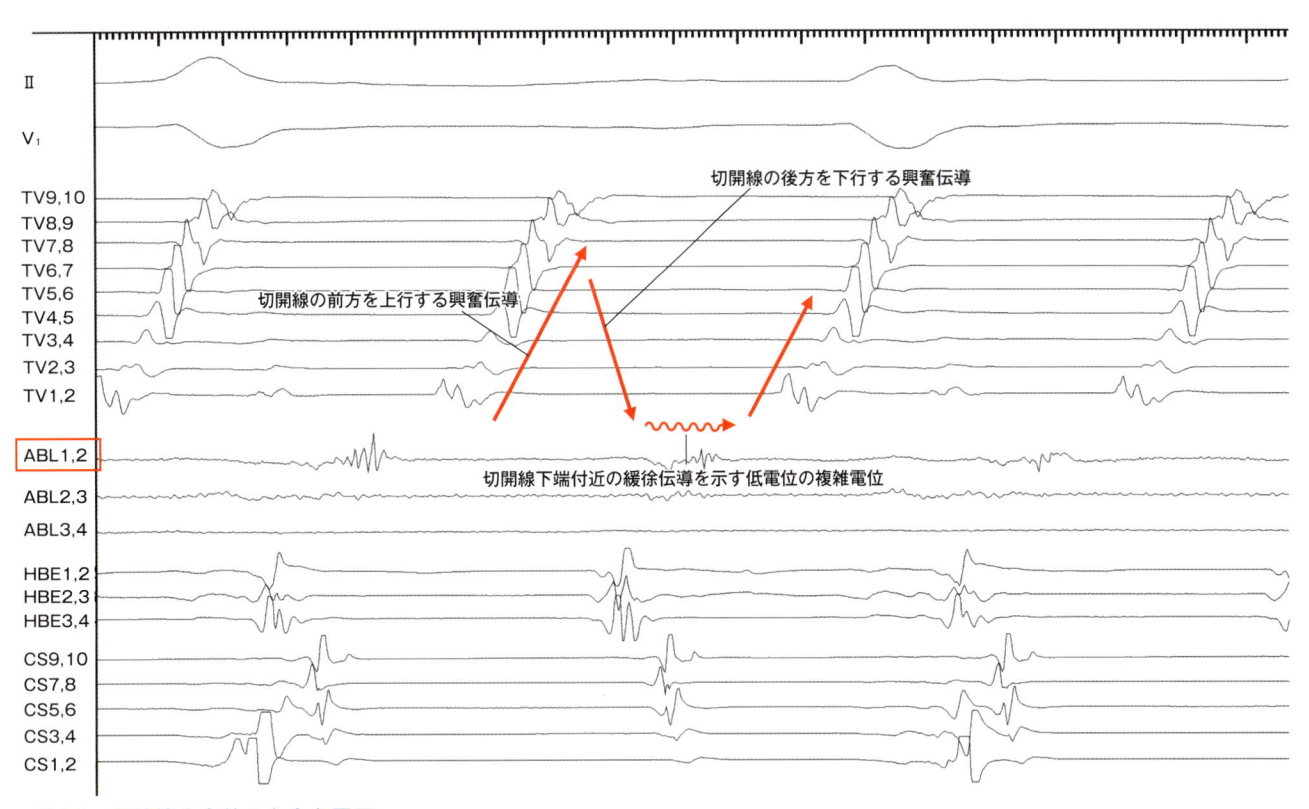

図11 頻拍停止直前の心内心電図

ABL1, 2(アブレーションカテーテル先端)は右房側壁切開線下端と下大静脈の間に位置しており，心房頻拍中に低電位の複雑電位(low voltage fragmented electrograms)が記録されている。

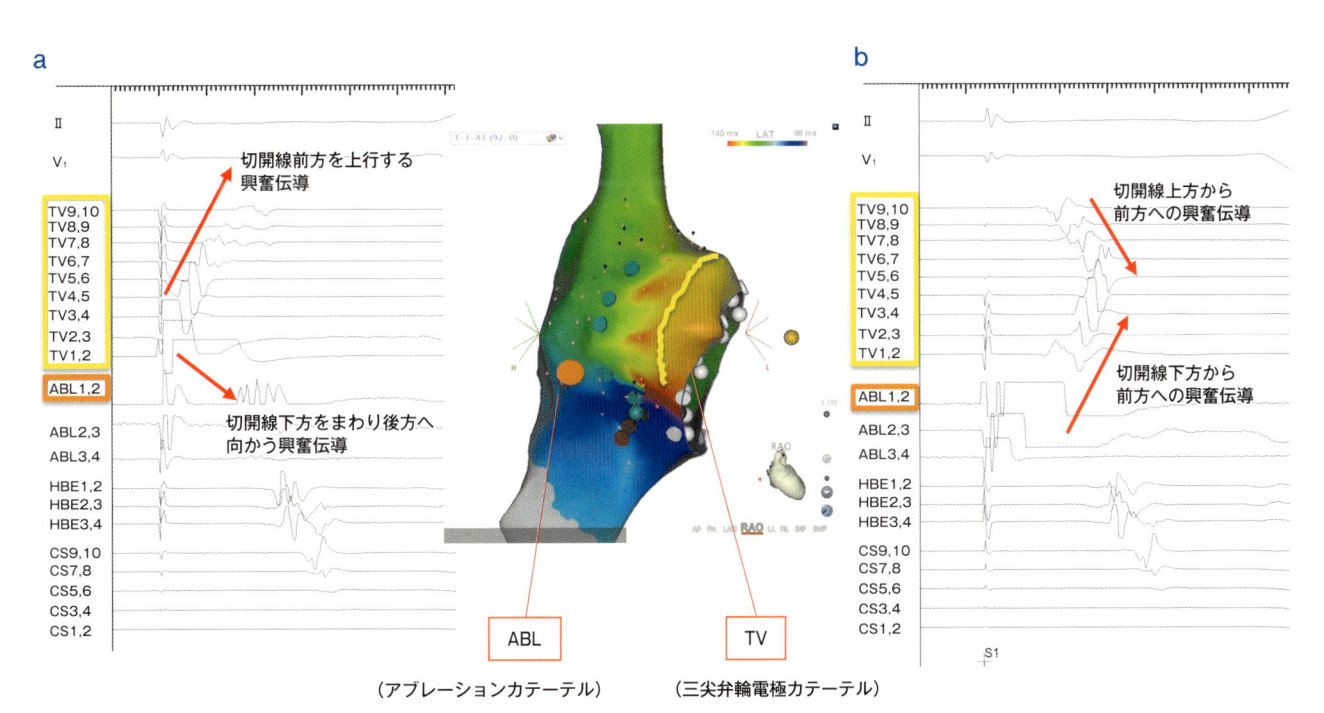

図12 ブロックライン前後でのペーシングによる伝導ブロックの確認(頻拍停止後)

a：三尖弁輪低位側壁ペーシング
b：ブロックライン後下方ペーシング

- LLRAペーシングではアブレーションカテーテルと三尖弁輪の電極カテーテルの電位が同じタイミングでみられます(図12a)。また、ブロックライン後下方のペーシングでは、三尖弁輪の電極カテーテルの近位と遠位から中間部に向かう電位を認めています(図12b)。すなわち、頻拍は停止したものの、伝導ブロックは未完成でした。
- 追加通電後に再度同様のペーシングを行いました。ブロックライン後下方のペーシングでは、三尖弁輪の電極カテーテルの近位から遠位に向かう電位を認めています(図13a)。LLRAペーシングではアブレーションカテーテルの電位が三尖弁輪の電極カテーテルの近位部より遅く、ブロックライン後方の中間部(オレンジ色の位置:図13b)より下部(黄色の位置:図13c)のほうが電位のタイミングが遅れています。これでブロックラインの**両方向性ブロック**が確認され、治療のエンドポイントとなります。この後、イソプロテレノール投与下の心房頻回刺激で頻拍誘発不能を確認し手技を終了しました。

One Point Advice

- 瘢痕関連性心房頻拍は、アブレーションを成功させるためにより高いエネルギーと高温度を必要とすることがあります。そのためにはlarge tipカテーテルやイリゲーションカテーテルが有用です。

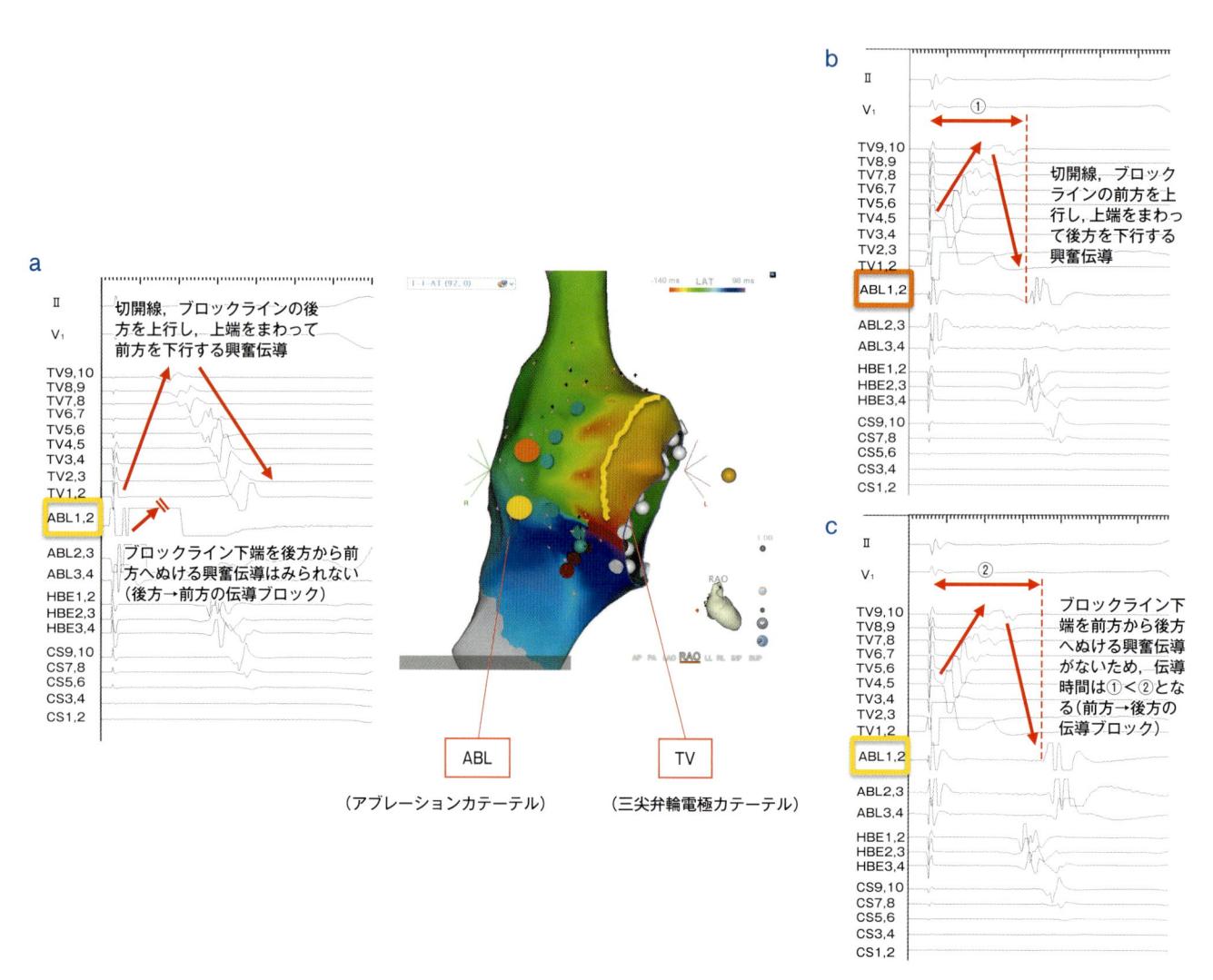

図13 ブロックライン前後でのペーシングによる伝導ブロックの確認(追加通電後)
ブロックライン後下方ペーシング(a)、三尖弁輪低位側壁ペーシング[アブレーションカテーテル位置;ブロックライン後方の中部(b)下部(c)]。

右側左房切開に伴う切開線瘢痕関連心房頻拍

- 僧帽弁の手術を行う際の心房切開法には，右側左房切開(図14a)やsuperior transseptal approach(図15a)があります。
- 右側左房切開による切開線瘢痕に関連した頻拍は，頻度としては多くありませんが，切開瘢痕周囲がリエントリー回路となります(図14b)。同時に僧帽弁輪周囲を旋回する頻拍がみられ，二重ループリエントリーとなることもあります。
- **アブレーションのターゲットは切開線瘢痕から僧帽弁輪までとなり，線状焼灼を要します。**

Superior transseptal approachに伴う切開線瘢痕関連心房頻拍

- Superior transseptal approach後の切開瘢痕に関連した頻拍は，右房自由壁から中隔にのびる切開線周囲を旋回するリエントリー性頻拍となります(図15b)。
- **アブレーションのターゲットは右房側壁切開に伴う切開線瘢痕関連心房頻拍と同様で右房自由壁の切開線下端と下大静脈の間**であり，点状焼灼ないし線状焼灼を行い，同部の両方向性ブロックを作成します。

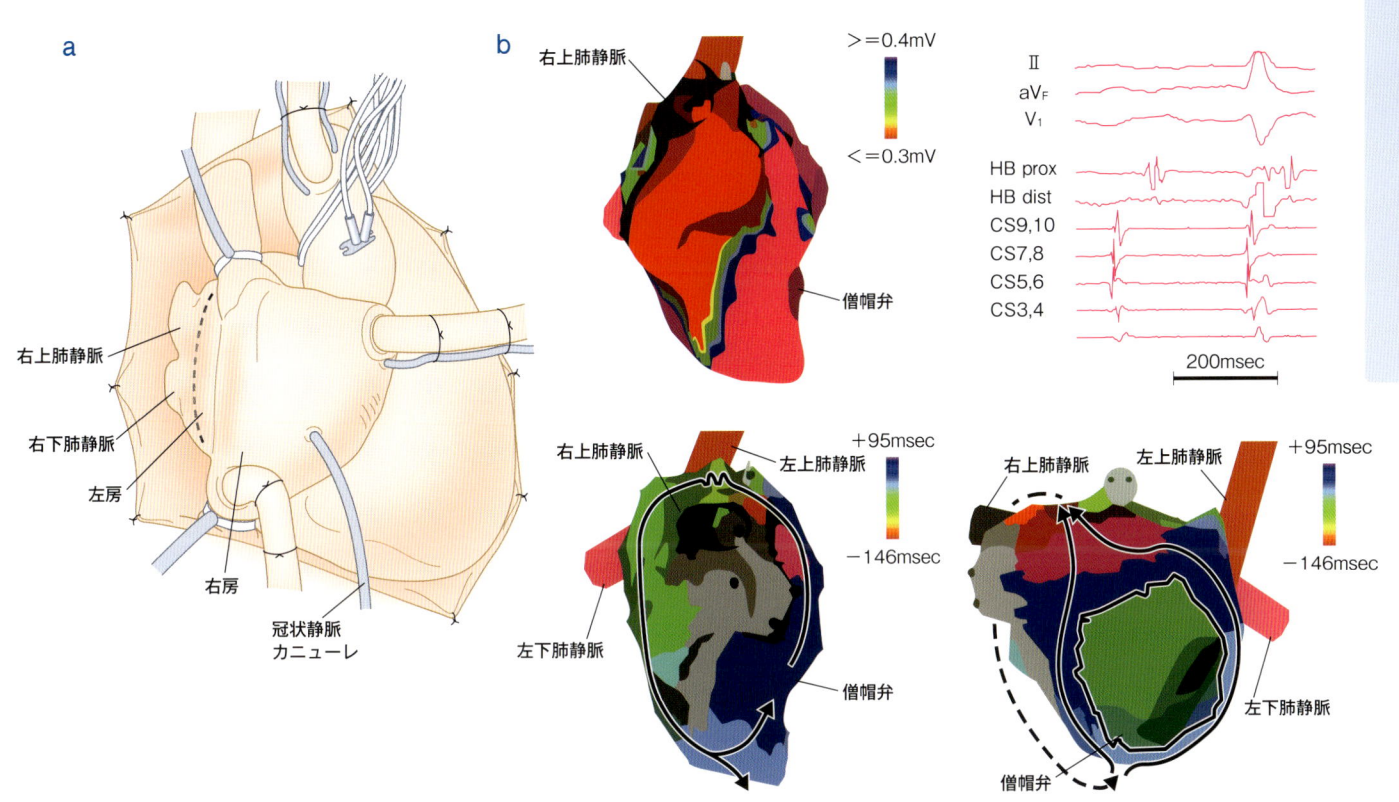

(Markowitz SM, Brodman RF, Stein KM, et al：J Am Coll Cardiol 39：1973-1983, 2002. Figure 1,4より改変引用)

図14 右側左房切開(a)と瘢痕周囲のリエントリー性頻拍 [b；ボルテージマップ(上段左)とアクチベーションマップ(下段左右)]
アブレーションのターゲットは切開線瘢痕から僧帽弁輪までとなり，線状焼灼を要する。

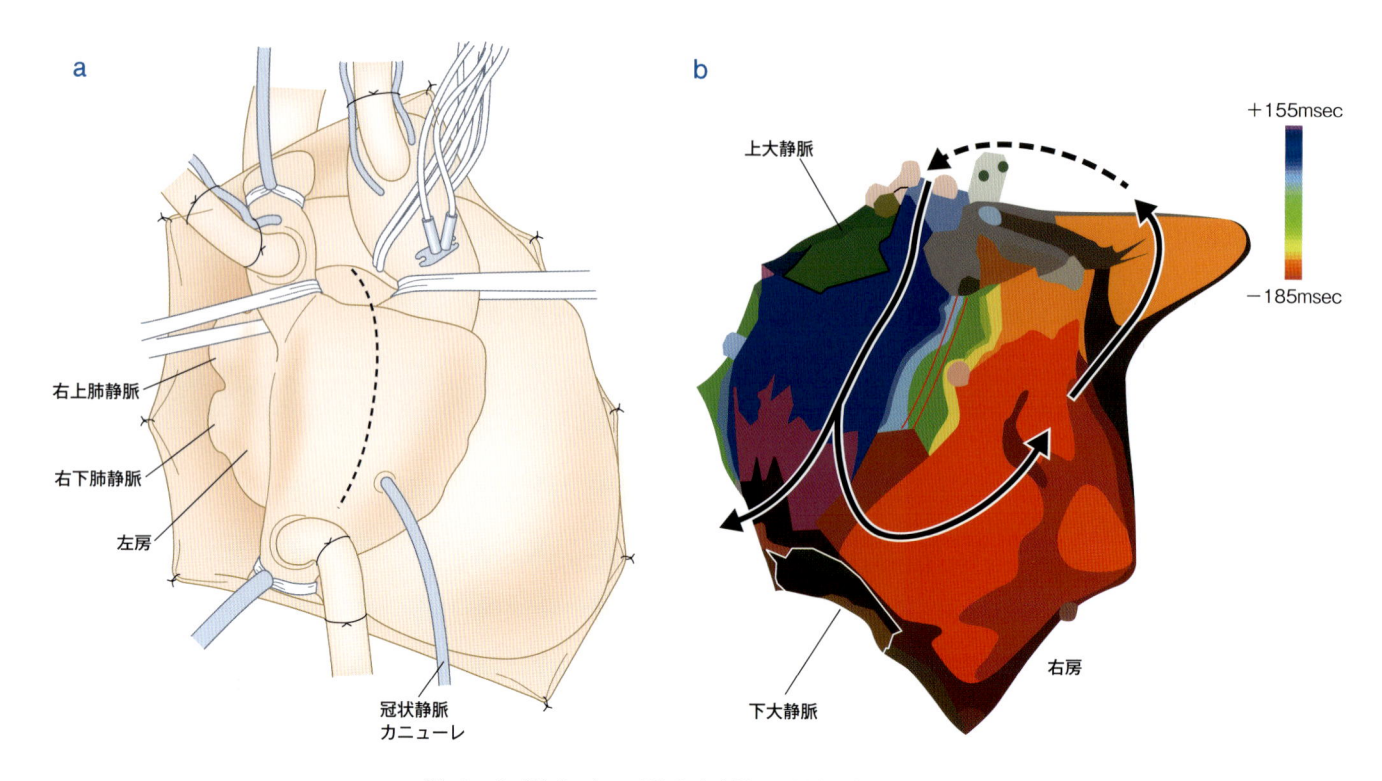

(Markowitz SM, Brodman RF, Stein KM, et al:J Am Coll Cardiol 39 : 1973-1983, 2002. Figure 1,2より改変引用)

図15 Superior transseptal approach(a)と瘢痕周囲のリエントリー性頻拍(b；アクチベーションマップ)
アブレーションのターゲットは，切開線下端と下大静脈の間である。

III

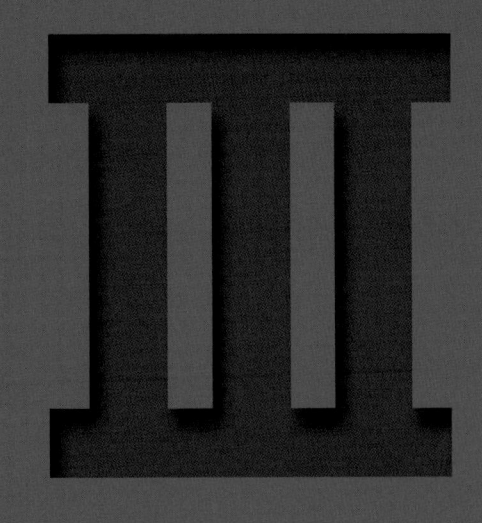

カテーテルアブレーション
心房細動

心房中隔穿刺（Brockenbrough法）のポイント

坂元裕一郎　豊橋ハートセンター循環器内科

心房細動アブレーションの最初の関門です。安全に，落ち着いて行える方法を習得しましょう。

Point　まずはこれだけ押さえよう

1. 初学者は心腔内エコーガイドで行うことをお勧めします。
2. 卵円窩の上方で穿刺するとアブレーション手技がしづらくなります。下方で穿刺することを心がけましょう。
3. ヘパリン投与で血栓を予防し，落ち着いて穿刺をしましょう。

心房中隔穿刺針（Brockenbrough針）の種類と選択

- 心房細動アブレーションの標準術式は肺静脈隔離術であり，右房側より心房中隔穿刺（Brockenbrough法）を行い，左房側にカテーテルを到達させる必要があります。
- 心房中隔穿刺針（Brockenbrough針）には従来の機械針と高周波通電を利用して穿通させるRF Needle®（日本ライフライン社）があります(図1)。機械針ではメカニカルに押す力で針を穿通させるため，厚い中隔や弾力性のある中隔（floppy septum）ではなかなか穿通できずに難渋することがあります。RF Needle®は高周波通電による組織の蒸発で穿通させるため，これらの症例でも術者がストレスを感じることなく，ほとんどの症例で容易に穿通に成功できます。結果，合併症も低減されることが報告されており，現在広く使用されるようになりました。筆者らの施設では機械針も使用しますが，**事前の経食道心エコーで難渋を示唆する所見がある場合や再セッション症例（初回時に比べ硬くなっていることがあるため）の際には，必ずはじめからRF Needle®を使用して心房中隔穿刺を行ってます**。

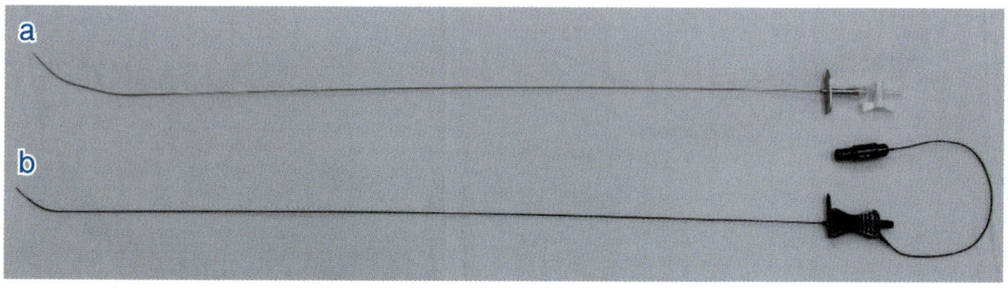

図1　Brockenbrough針の種類
a：従来の機械針（CMAP Needle®；センチュリーメディカル社）
b：RF Needle®（日本ライフライン社）

心房中隔穿刺（Brockenbrough法）の手順

- 手技に伴う主な合併症としては，誤って大動脈を穿刺してしまうことや左房後壁損傷による心タンポナーデなどが挙げられ，これらを防ぎ安全に中隔穿刺を行う必要があります。Acu-Navi™/SOUNDSTAR®（Johnson&Johnson社）などのPhased-Array走査方式心腔内エコーを使用することで，穿刺の一部始終を観察することができます。初学者が安全性と確実性を得るために有用であり，ここでは心腔内エコーガイドでRF Needle®を使用して心房中隔穿刺を行う手順について解説します。

①穿刺に使用するシースとしてPreface®ロングシース（Johnson&Johnson社）もしくはSwartz™ロングシース（St Jude Medical社）のSL-0を筆者らは使用しています。

②透視はRAO 30°，LAO 55°を使用し，電極カテーテルを冠状静脈洞に留置することでAV grooveを認識します。RAO viewで右房後壁のシルエットと冠状静脈洞カテーテルのおよそ真ん中に卵円窩が位置することになります。

③心腔内エコーを右房に留置し4時半方向に回すと，卵円窩と後方に左上下肺静脈の入口部と分岐部（carina）が描出されます（図5a）。

④卵円窩の上方で穿通してしまうとアブレーション時，右下肺静脈bottom付近を通電する際にカテーテルが届かなく手技に困ることがあります。**上方へ針が滑らず下部を穿刺するため，心房の大きさに応じてシェイピングを行います**（図2）。

One Point Advice

- 卵円孔開存（**PFO**）も上方前方で開存しており，同じ理由でアブレーションには不向きとなります。開存があっても手間を省かず下方で穿刺を行うことをお勧めします。

PFO：patent foramen ovale

⑤針をシースの内筒に挿入し生理食塩水でフラッシュします。針先が内筒から出て体内で上大静脈損傷をしないよう，筆者らはモスキート鉗子を使用して固定しています（図3）。

⑥先に上大静脈に留置していたシース本体に内筒と針を挿入します。**外筒を内筒に被せるように接続し上大静脈の損傷を防ぎましょう。**

⑦針には先端の向きを示す矢印があります（図3）。矢印を4時半方向に向けて保持し上大静脈から降ろしていくと，スナップして先端が卵円窩に落ちたのが確認できます（図4）。同時にエコー画面でテンティングが確認できます（図5b）。**左上下肺静脈とcarinaが描出されるviewで，テンティングしていることを確認しましょう。**この方向だと後壁との距離が十分とれるため，後壁損傷のリスクが少ないと考えられるためです。左心耳が

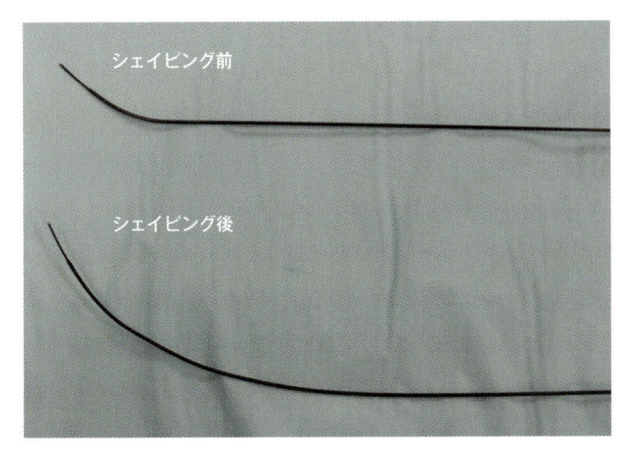

図2　Brockenbrough針のシェイピング

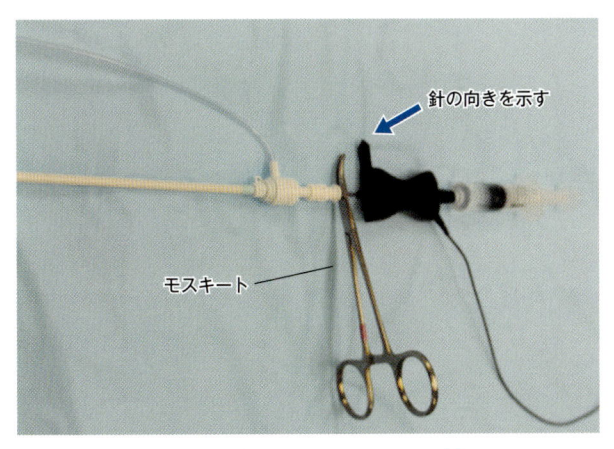

図3　シースに挿入したBrockenbrough針

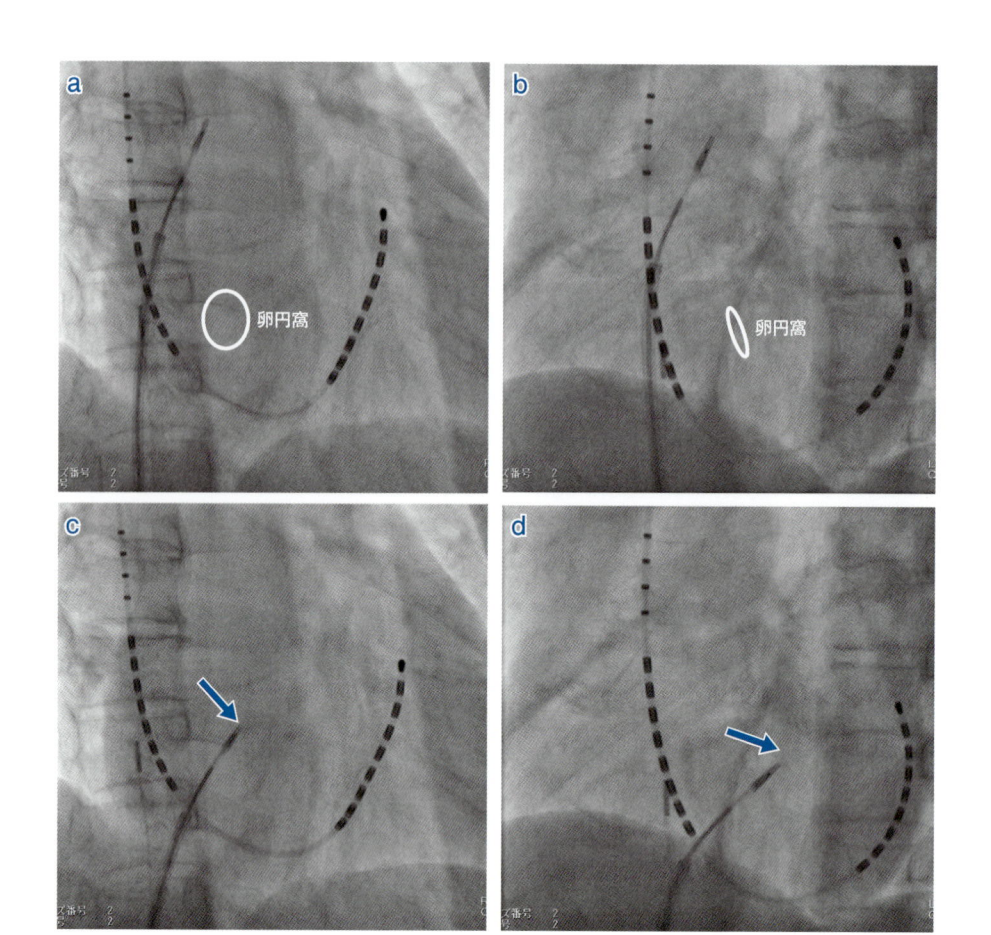

図4　透視で見た心房中隔穿刺の実際
a：RAO 30°，b：LAO 55°，c：RAO 30°，d：LAO 55°

> **ここに注目**
> シースと針を4時半方向に保持したまま上大静脈から引いていきましょう。

> **ここに注目**
> 卵円窩に落ちると矢印方向にsnapします（図4c，d→）。

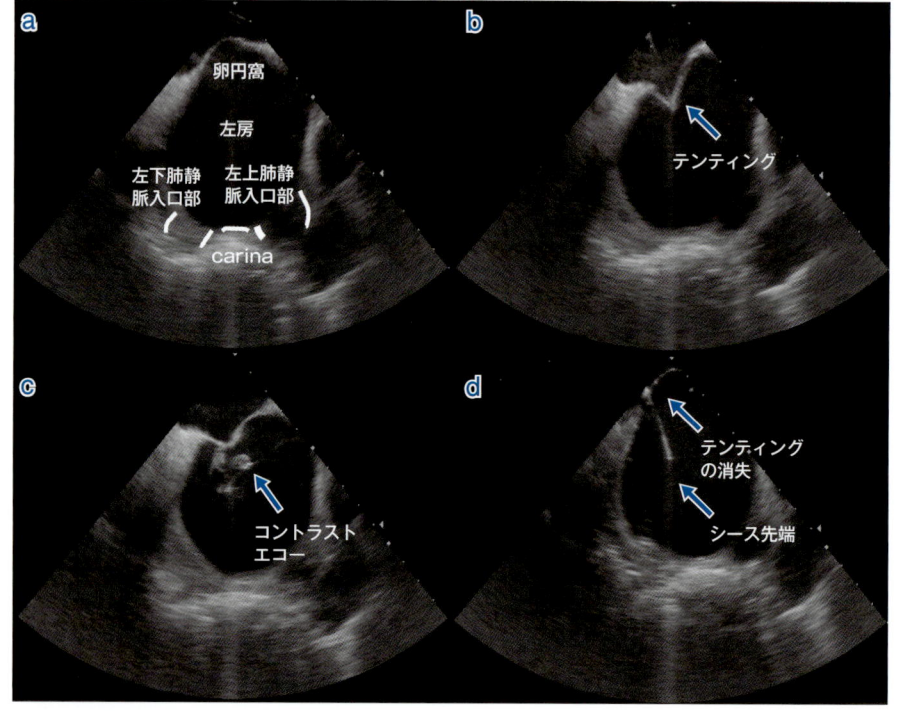

図5　心腔内エコーで見た心房中隔穿刺の実際
a：右房に留置した心腔内エコーを4時半方向に向けた際に得られる画像。卵円窩と後方に上下肺静脈の分岐部（carnia）が確認できる。
b：卵円窩にシースが落ちた際のテンティング。本例では十分下方でテンティングしていることがわかる。
c：RF Needle®で高周波通電を行った際に生じるコントラストエコー。
d：シース内筒が左房に入るとテンティングが消失する。

> **ここに注目**
> 心腔内エコーを使用すると，中隔穿刺の一部始終を観察することができます。

描出されるviewでテンティングしていれば前方に，後壁から右肺静脈が描出される
viewであれば後方に向き過ぎていると考えられます．角度の修正が必要となりますが，
この状態から針先の向きを変えることが難しい場合には，上大静脈から降ろすところか
らやり直しましょう．卵円窩の上方でテンティングしている場合には，さらにシースを
5mmほど下げてから押し上げると，より下方でテンティングさせることができます．
⑧モスキートを外し，エコーで針の先端が滑って上方に逃げていかないことを確認しなが
　ら針を進めます．なお従来の機械針と同様にRF Needle®でも針を内筒から進めるだけ
　で穿通できることがあります．
⑨RF Needle®と本体をケーブルで接続して高周波通電を行います．左房内にコントラス
　トエコー(図5c)が見え，穿通に成功したことがわかります．動脈血が逆血できたら，
　少量の造影剤を注入して透視およびエコーで穿通の成功をもう一度確認します．エコー
　でのみ確認する際は，生理食塩水の使用となります．
⑩右手で針を固定しながら透視下にシースを押し進めます．シース内筒の先端が左房に抜
　けるとテンティングがなくなります(図5d)．なかなか抜けない場合には少しシースを
　3時方向に戻して，再度4時半方向にトルクを加えながらゆっくり進めるとよいでしょう．
⑪針を抜きガイドワイヤーに入れ替えて左上肺静脈まで進めます．シースを5～6時方向
　に向け**ワイヤーを後壁に沿わして進めることで，左心耳への迷入を防ぎます**．
⑫左上肺静脈に到達したワイヤーをガイドにさらにシース全体を左房に進めます．中隔壁
　の肥厚でシースの内筒と外筒の段差で外筒が穿刺部位をなかなか通過しないことがあり
　ますが，ここでも時計方向にトルクを加えながらゆっくり進めると通過に成功します．

複数のシースを左房に入れる手順

- 通常，心房細動アブレーションではアブレーションカテーテルのほか，肺静脈をマッピ
ングするためのリング電極も用います．このため複数のロングシースを左房に挿入する
必要があります．心房中隔穿刺を繰り返し別々に挿入する方法もありますが，単一穿刺
部位から残りのシースを挿入する手順について紹介します．
- ワイヤーを左上肺静脈に残したまま1本目のシースを右房まで戻し，シース外径分の穴
にワイヤーのみが通っている状態とします．ディフレクタブルカテーテルを使用してワ
イヤーの横から中隔を通過させることで次のシースを左房に挿入させることができます
(図6a，b)．**必ずRAO，LAO view両方でワイヤーとカテーテル先端の軸が穿刺点で
合っていることを確認して進めましょう．**

One Point Advice

- 軸が合わない状態で無理に押しても通過できません．また，一見通過できたように見え
ても中隔を解離させて右房と左房の間をカテーテルが抜けてしまうことがあり，心タン
ポナーデの原因となってしまいます．カテーテルの操作性の悪さを少しでも感じた場合
は決して無理に進めたりせず，やり直す必要があります．

- ディフレクタブルカテーテルを使用しない方法では，穿刺の際の手順と同じように上大
静脈からシース降ろしてスナップさせ，シース先端を穿刺部位に押し当てます．そこか
らワイヤーを出すと，中隔を通過して左房に挿入させることができます(図6c，d)．
この方法の際にもワイヤーがスムーズに進まない場合は，右房と左房の間を解離させて
迷入している可能性が考えられますので，慎重に引きましょう．

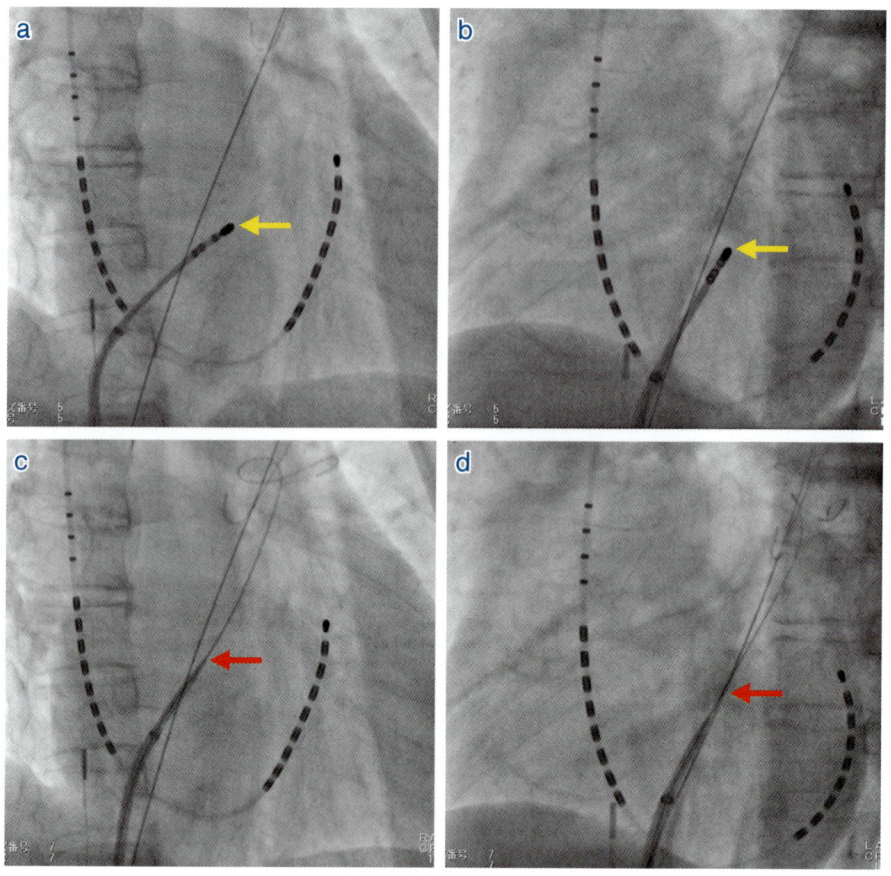

図6 単一穿刺部位から複数のシースを左房に入れる方法
a(RAO 30°), b(LAO 55°)：ディフレクタブルカテーテル(⬅)を使用した例。
c(RAO 30°), d(LAO 55°)：シース外筒に内筒(⬅)とワイヤーを入れ使用した例。

その他の工夫や注意点

- Phased-Array 走査方式心腔内エコーをガイドに，RF Needle®を使用して行う手順について解説しました。従来の機械針を使用する際の手順についても，高周波通電の点を除けば，特に大きな変わりはありません。RF Needle®が使用できない状況でなかなか穿通できず難渋した際は，針のシェイピングをより強くするなどの工夫が必要となります。
- 症例経験数が多い施設によっても方法に違いはあります。左房と大動脈が透視上で重ならず分離するように深いRAO viewで造影する，卵円窩のおおよその高さを把握するためHis束記録部位にカテーテルを留置する，先端圧をモニターするなどの方法が従来より知られています。自分によく合った方法を探して工夫してみるのもよいでしょう。
- ロングシース内，ワイヤーには血栓が容易に付着します。**抗凝固薬の内服状況にかかわらず，中隔穿刺前に必ずヘパリンを投与することをお勧めします**。慣れないなかで血栓形成も気にかけながら行うよりも，手技当初より血栓予防を行いつつ，心腔内エコーガイド下で落ち着いて確実に手技を行うほうが初学者にとってはよいはずです。筆者らの施設ではシースすべてが体内に入った段階でヘパリン 5,000単位を静注し，その後は20分ごとに活性凝固時間(ACT)を測定し300〜350秒に達するよう追加投与をしています。

ACT：activated coagulation time

肺静脈隔離術
①リング状カテーテルの留置方法と電位の解釈

徳田道史　東京慈恵会医科大学循環器内科

肺静脈の解剖および至適通電部位の特徴を理解しておきましょう。

Point

まずはこれだけ押さえよう

1 各肺静脈に適切なリング状カテーテルを選択できるようにしましょう。

2 リング状カテーテルの留置方法をマスターしましょう。

3 各電位の意味および分離方法を理解し，術中に惑わされないようにしましょう。

4 肺静脈隔離における適切な焼灼部位の見分け方をマスターしましょう。

心房細動に対する肺静脈隔離術

- 肺静脈隔離術は心房細動の根治療法として確立されてきています。**心房細動発祥のトリガーとなる異常興奮の90％以上は肺静脈を起源としています。**また，肺静脈は心房細動を持続させる基質としても重要です。これらの理論的背景から，肺静脈隔離術が心房細動アブレーションの基本かつ最重要な手技となっています。
- 当初施行されていた肺静脈入口部での肺静脈隔離術は，同部位より近位部の不整脈源を残してしまうのみでなく，肺静脈狭窄という合併症を引き起こします。そのため入口部より近位部の肺静脈前庭部，あるいはさらに近位部での拡大肺静脈隔離術に改良されてきています。肺静脈隔離法はその手法からいくつかに分類されますが，本項ではその手技に必須のリング状カテーテルの操作方法や電位の解釈について概説します。

リング状カテーテルの選択

- 肺静脈のサイズをCTや3Dマップ上で測定し，口径に合うリング状カテーテルを選択することが成功への近道です。リング状カテーテルにはさまざまな種類があり，可変式のカテーテルも存在します。筆者らは通常，**左上・右上肺静脈には25mm，左下・右下肺静脈には20mmのリング状カテーテル**を使用しています。
- 電極数は10極のものと20極のものがありますが，筆者らは局所電位と遠隔電位の鑑別がより容易な20極のリングカテーテルを使用しています。

リング状カテーテルの挿入

- 肺静脈隔離の手技のなかで最も重要かつ奥深いのがリング状カテーテルの適切な留置です。
- 小さい径のリング状カテーテルを肺静脈の遠位に留置する施設もありますが,筆者らは**リング状カテーテルの適切な留置位置は肺静脈前庭部で肺静脈の軸と直交するような位置で**と考えています。
- 各肺静脈への留置方法は,
    ①左上肺静脈は心房中隔を通過後左後ろの上方向に位置し,ridgeを介してすぐ前方に左心耳があります。左心耳の壁は薄く,心穿孔の好発部位なので,慣れないうちはカテーテルの電位を見ながら左心耳への迷入に注意して操作しましょう。カテーテルが左心耳に入ると心房や肺静脈よりも高電位が記録され,透視上カテーテルの拍動が大きくなります。左上肺静脈に挿入したら時計方向に回転を加えながら位置を微調整します(図1, 2)。
    ②左下肺静脈は左上肺静脈の下に後方より流入しています。カテーテル操作時に左上肺静脈同様左心耳に迷入しやすいので注意しましょう。左上肺静脈のときよりカテーテルを強めに曲げて,左下肺静脈の入口部上部にリング状カテーテルのシャフト部分を沿わせ,時計回転を加えると,回転とともにカテーテルが左下肺静脈に入っていきます。正面像で正円,LAO 60°で真横から見えるように入るのが理想的な形です(図1, 2)。
    ③右上肺静脈は中隔穿刺部位より右前方に位置しています。ほかの肺静脈と違いリング状カテーテルを時計回転させても変形して奥に入っていくばかりでうまくいきません。回転でなく,肺静脈の入口部方向に合わせてそっと置いてくる感じで留置しましょう。LAO 60°で正円となり,正面像では垂直に立つような位置が理想的です(図3, 4)。
    ④右下肺静脈は中隔穿刺部位より右後方に位置します。リング状カテーテルを強く曲げ正面で正円になるように進めていきます(図3, 4)。カテーテルの時計回転が有効なこともあります。右下肺静脈は右上肺静脈とほぼ同じ高さに位置し前後の関係になっていることもあり,うまくいかない場合は事前の肺静脈造影をよく観察し直すことが重要です。

> **ここに注目**
>
> リング状カテーテル操作の注意点として,リング状カテーテルの構造上(リングがシャフトから半時計回りに出ている),リング状カテーテルにトルクをかけるときは基本的に時計方向に回すことが挙げられます。反時計回転ではリングの先端が先行することになるので組織を傷つけるリスクが高くなります。

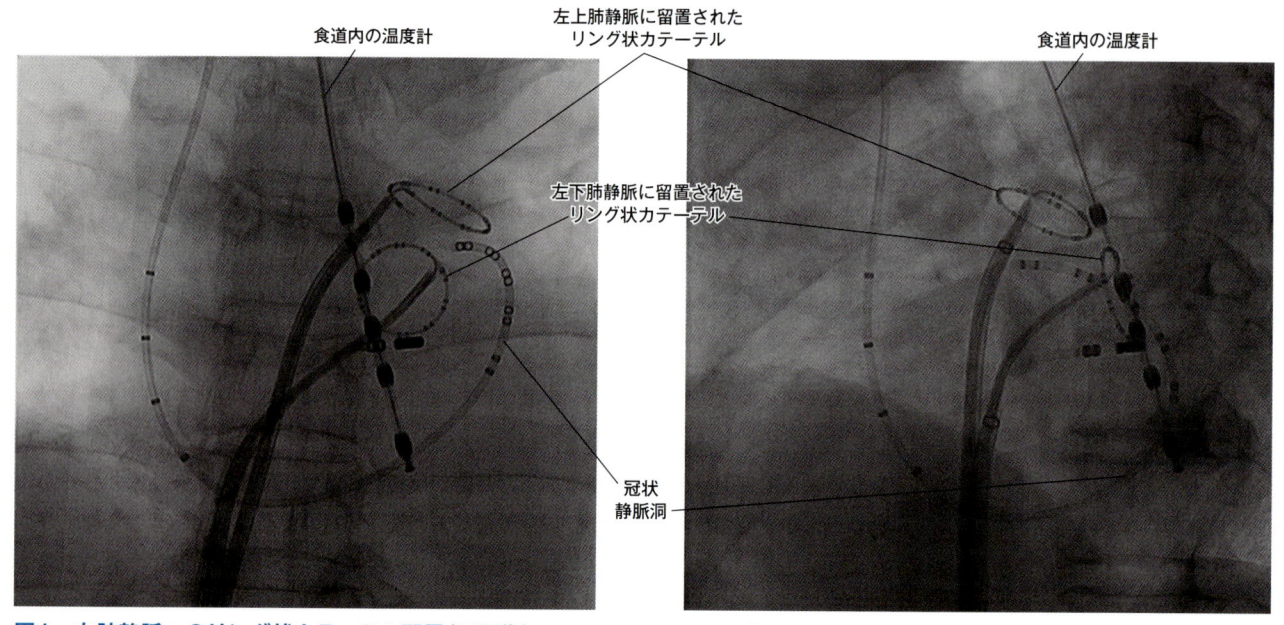

図1　左肺静脈へのリング状カテーテル配置(正面像)

図2　左肺静脈へのリング状カテーテル配置(左前斜位60°)

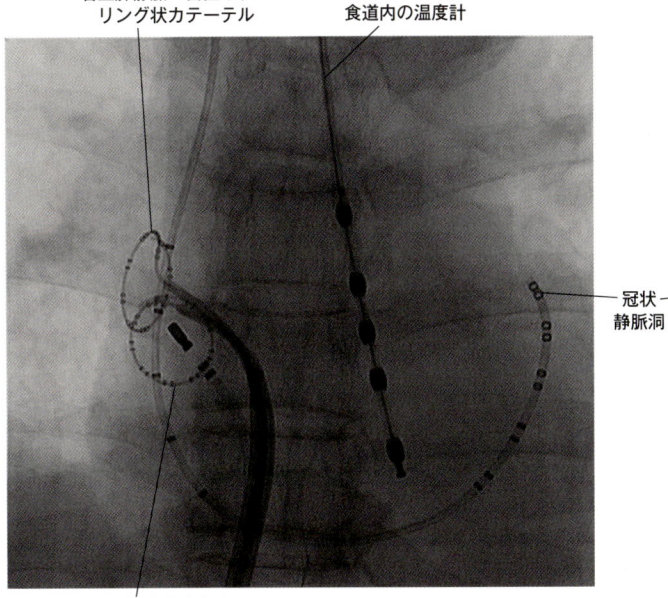

図3　右肺静脈へのリング状カテーテル配置（正面像）

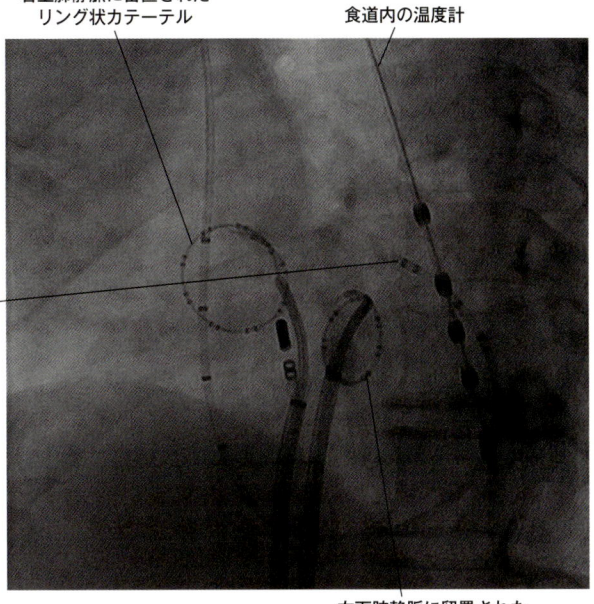

図4　右肺静脈へのリング状カテーテル配置（左前斜位60°）

ここに注目

リング状カテーテルは留置時にはロングシースを有効に用いますが、留置後安定性に問題がなければ、左心系への血栓や空気塞栓を防ぐためにも、なるべくロングシースの先端を右房以下まで引いておくのが望ましいです。

One Point Advice

- 慣れないうちは、リング状カテーテルの各電極の前後関係が直感的にわからなくなることがあります。筆者らは、基本的にシャフトが各肺静脈の12時周辺にくるように留置しています。それにより「電極3〜8あたりは左肺静脈なら前方、右なら後方」などと覚えておくと迷わずに済みます。

個々の症例における解剖の理解

- 肺静脈は通常左右に2本ずつ灌流しますが、各患者間でその太さや左房との角度はさまざまです。肺静脈隔離術を施行する前に、**事前に撮像された造影CT、MRIや術中の肺静脈造影を利用して個々の症例ごとの正確な肺静脈の解剖を把握することが重要です。**
- 肺静脈の代表的な解剖学的変異として肺静脈共通幹が挙げられます。主に左肺静脈（左上＋左下、図5）で発生しますが、下肺静脈（左下＋右下、図6）の共通幹も経験することがあります。右上＋右下肺静脈の共通幹はまれですが、右肺静脈では右中肺静脈（図7）が時折見られます。それぞれの発生率は筆者らの経験では左共通幹8.2％、右中肺静脈2.3％、下共通幹0.9％、右共通幹0.3％でした。左肺静脈共通幹の場合は共通幹の部位にリング状カテーテルを留置して上下一括で隔離しています。
- 術中にこれらの診断を行うことは意外に難しいこともあり、事前に解剖学的情報を得ることは適切なストラテジー選択による安全性の向上や術時間の短縮という面でも重要です。

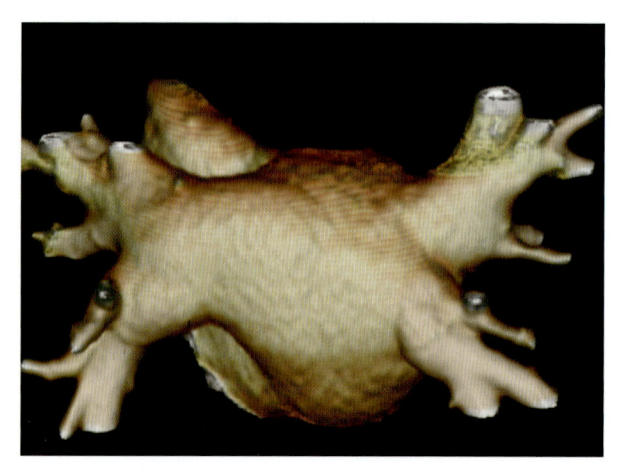

図5　肺静脈-左房の造影CT（左共通幹症例）

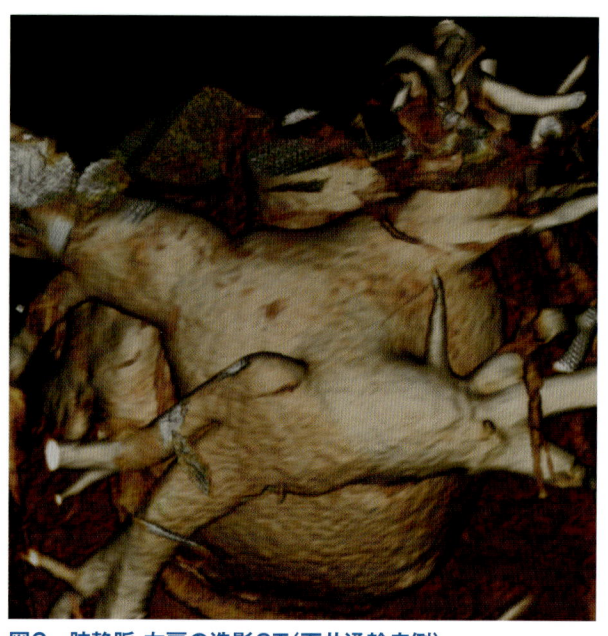

図6　肺静脈-左房の造影CT（下共通幹症例）

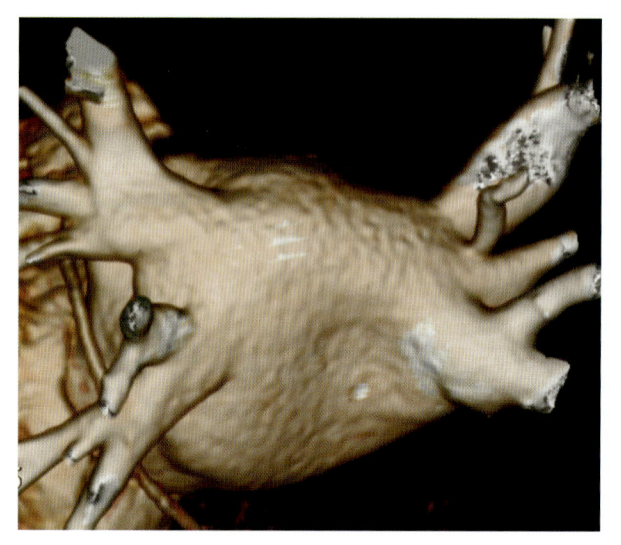

図7　肺静脈-左房の造影CT（右中肺静脈症例）

電位の解釈

- 肺静脈にリング状カテーテルを留置できたら，いよいよ各肺静脈を隔離していくこととなります。ここで正確かつ迅速に隔離を行うために，リング状カテーテルにより得られた電位の正確な解釈が必要となります。

左肺静脈

- **左肺静脈に挿入されたリング状カテーテルでは，左肺静脈電位と左心耳の電位が記録されます**。洞調律時は右房からきた興奮が左心耳と肺静脈にほぼ同時に到達するため，左心耳と肺静脈の電位が重なり，それぞれの鑑別が困難となります。そこで**遠位冠状静脈洞からペーシング**を行います。
- 興奮伝播の変化により左心耳に比較し，**肺静脈の電位が遅れて出現するようになり，左心耳と肺静脈の電位の鑑別が容易になります**（図8a, b）。肺静脈隔離は心房電位の早期性や極性を見て順次行っていきますが，左心耳の電位は隔離部よりも心房側にあるので隔離完成後も残存します（図8c）。ほかにも心房のfar field電位が残存することがありますが，肺静脈の電位はfar field電位と比較して電位高が高くシャープです。

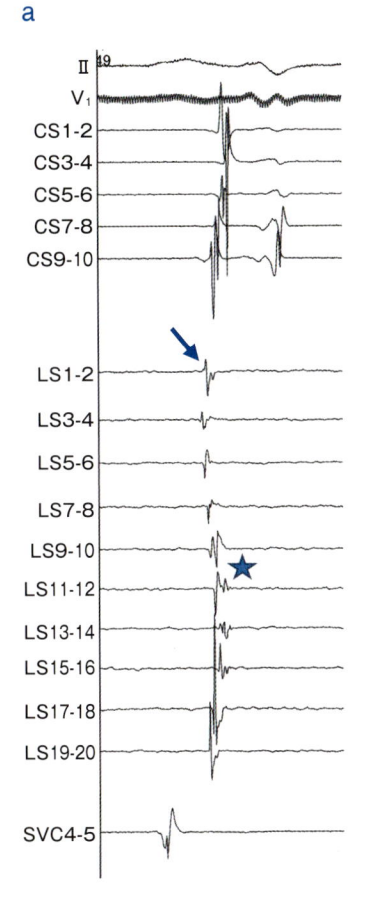

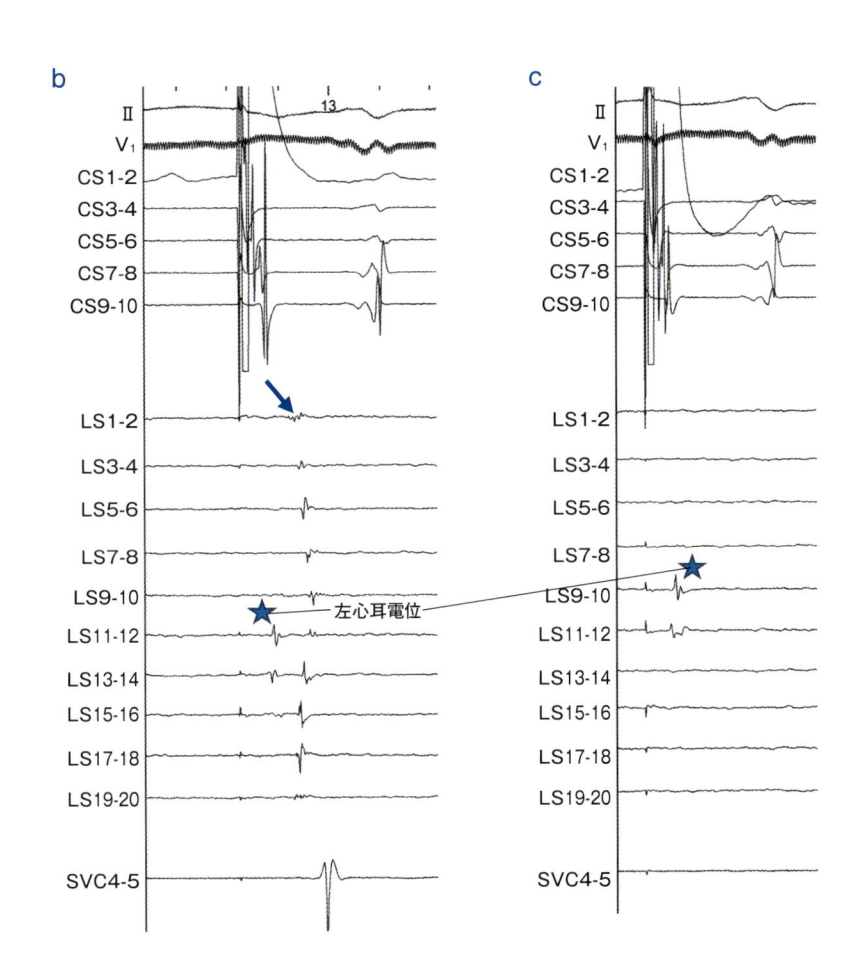

図8 左肺静脈隔離時の心内電位
リング状カテーテルは左上肺静脈（LS 01-02からLS19-20）に留置されている。CS：冠状静脈洞，LS：左上肺静脈，SVC：上大静脈，すべて1-2が遠位端。
a：洞調律下で肺静脈電位（↘）と左心耳電位（★）との区別は困難である。
b：冠状静脈洞（CS1-2）からペーシングを加えることによって，肺静脈で記録される電位が分裂する。LS 11-16に認められる前半の電位は左心耳電位（★）で，後半の電位が肺静脈電位（↘）である。
c：アブレーションにより後半の肺静脈電位は消失しentrance blockが完成しているが左心耳電位（★）は残存している。

> **One Point Advice**
>
> ● 肺静脈電位と左心耳電位の明確な分離のために，冠状静脈洞内のなるべく遠位部（最低でも僧帽弁輪3時以上）にカテーテルを留置して冠状静脈洞遠位からペーシングをすることが重要です。しかし，冠状静脈洞遠位へのカテーテル留置はときに困難で冠静脈の穿孔のリスクもあります。筆者らはインナールーメン付きの冠状静脈洞カテーテルを使用しており，ワイヤーを冠状静脈洞遠位に先行させ，over the wire法で簡便で安全に冠状静脈洞遠位にカテーテルを留置しています。

右肺静脈

● 左肺静脈は冠状静脈洞ペーシング下に隔離するのに対し，右肺静脈の隔離は洞調律下に施行します。右上肺静脈隔離で注意が必要なのが上大静脈電位です。上大静脈が右肺静脈の前方を走行するため，右上肺静脈内の前方で上大静脈電位が記録されることがあります（図9a，★印）。分離は上大静脈ペーシングにより可能です。肺静脈内の電位ではないので，右上肺静脈隔離後もこの電位は残存します（図9c）。肺静脈隔離後に上大静脈電位記録部位でペーシングすると，上大静脈補足によりexit block（肺静脈→左房）が完成していないように見えることがあります。上大静脈電位が直接捕捉されている場合，肺静脈内を捕捉している場合に比べ，ペーシングから上大静脈（**SVC**）電位までの時間が短く，その鑑別が可能です（図10）。

SVC：superior vena cava

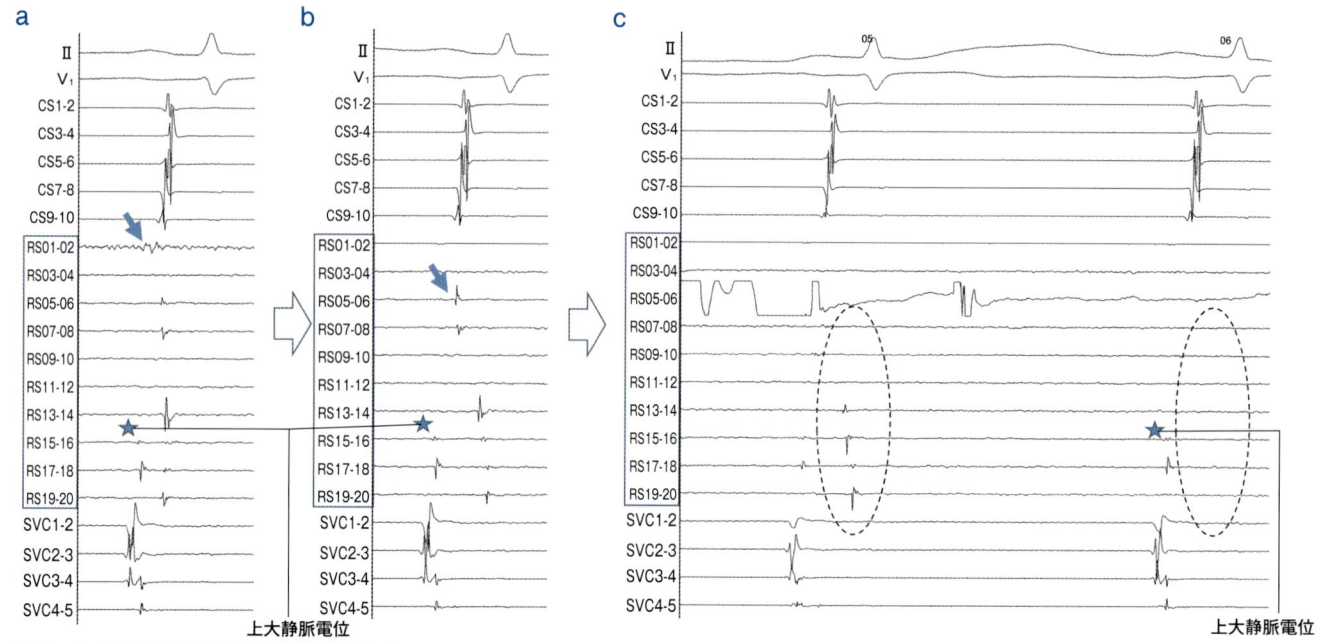

図9 右肺静脈隔離中の心内電位の変化

CS：冠状静脈洞，RS：右上肺静脈，SVC：上大静脈，すべて1-2が遠位端．

a：右肺静脈は洞調律下に隔離を施行する．右上肺静脈(RS 01-02からRS19-20)で記録されている電位に注目する．一見最早期はRS15-16のように見えるが，RS15-16周辺はdouble potentialとなっており前半の電位(★)は上大静脈電位である．すると肺静脈電位の最早期はRS1-2である．同部位の通電にて(b)に変化した．

b：最早期はRS5-6である．よく見るとRS5-6(−+)，7-8(+−)の極性は逆転(polarity reversal)しており，同部位が至適通電部位であることがわかる．

c：同部位の通電にて肺静脈電位が消失した．肺静脈電位消失後も上大静脈電位(★)は残存していることにも注目する．

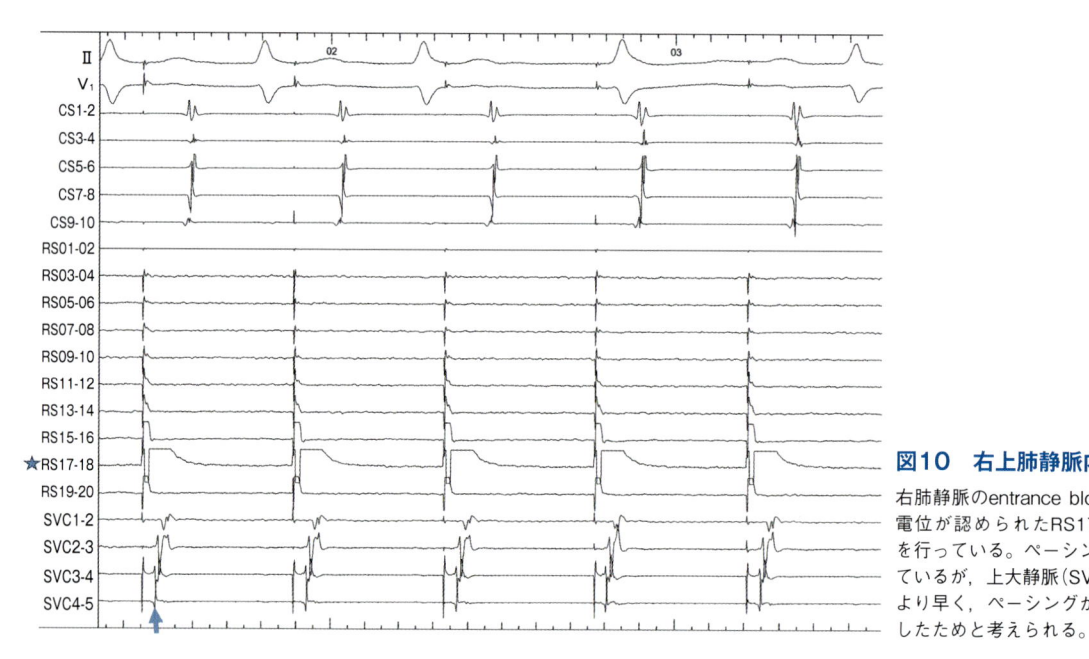

図10　右上肺静脈内ペーシング

右肺静脈のentrance block完成後，上大静脈電位が認められたRS17-18よりペーシングを行っている．ペーシングで心房が捕捉されているが，上大静脈(SVC)の電位は心房電位より早く，ペーシングが上大静脈を直接捕捉したためと考えられる．

肺静脈隔離術

- 筆者らは解剖学的でなく**局所電位を指標にpoint by pointで肺静脈前庭部隔離**を施行しており，その手法につき概説します。
- **至適通電部位の鑑別に重要なのは，最早期マッピングとベクトルマッピング**です。最早期マッピングは**リング状カテーテル上の最早期興奮部位を順次アブレーションする**方法です。また，ベクトルマッピングは**心房との電気的交通部位を中心に両側の電位の極性が逆転することを利用する方法**で，両者を併用して肺静脈隔離を施行しています（図8, 9）。
- 多くの施設で解剖学的指標の全周性の焼灼が施行されていますが，適切な部位を選択し焼灼していけば，**1つの肺静脈につき3～4カ所程度の通電でも隔離は可能**です。
- 肺静脈隔離のエンドポイントは心房―肺静脈間の両方向性ブロックの確認です。各肺静脈のentrance block（心房→肺静脈）が完成したら，肺静脈内のリングカテーテルの全電極（1点では不十分）でペーシングしexit block（肺静脈→心房）を確認します。各肺静脈におけるアブレーションカテーテルの操作方法はp.159を参照ください。

III カテーテルアブレーション 心房細動

3 肺静脈隔離術 ②マッピングシステムの活用方法

奥村恭男，佐々木直子　日本大学医学部内科学系循環器内科学分野

肺静脈隔離術を正確に行うために，それぞれのマッピングシステムの特徴と3次元画像を構築するときのコツを覚えておきましょう。

Point まずはこれだけ押さえよう

1 CARTO®マッピングシステムとEnSite NavX™システムには，両者ともにカテーテルの軌跡から三次元（3D）geometry画像を構築する方法と術前に撮影したCT画像から3DCT画像を構築し，セッション中の3D geometry画像と統合する方法（3DCT MERGE/fusion）があり，肺静脈隔離術で広く使用されています。

2 CARTO®マッピングシステムでは，2次元心腔内エコー画像の集合体による3D構築画像（CARTOSOUND®）も使用できます。

3 それぞれの3Dマッピング画像には一長一短があります。3DCT MERGE/fusion画像は解像度が鮮明であり初心者向けですが，リアルタイムの解剖学的位置情報とのずれが大きい場合があります。カテーテルの軌跡による3D geometry画像はリアルタイムの位置情報を非常によく反映しますが，画像の正確性は作成する術者に強く依存します。また，CARTOSOUND®画像は視覚的に位置情報を確認することが可能で，術者に依存しないリアルタイムの画像を構築できますが，構築に慣れが必要で少し時間がかかります。

- 現在，わが国で使用可能な3次元（3D）マッピングシステムには，CARTO®マッピングシステムとEnSite NavX™システムがあります。

CARTO®マッピングシステム

- CARTO®マッピングシステムでは，CARTO®，Fast Anatomical Mapping（FAM），CARTOSOUND®，CARTOMERGE®の4つのマッピングシステムを使用することが可能です。
- カテーテル先端のpoint by pointの位置情報により3次元（3D）geometry画像を作成する方法がCARTO®です。肺静脈隔離術で活用される3Dマッピング画像では，特に後者3つのマッピングシステムが中心となるので，これらの活用法に関して述べます。

呼吸変動の自動同期機能（ACCURESP機能）

- 呼吸変動の影響を取り除くことは，カテーテルの軌跡，位置情報と3Dマッピング画像の解剖学的位置情報の正確性および整合性を保つうえで最も重要です。なぜなら，肺静脈入口部の位置は吸気時に前下方に大きく移動し，特に下肺静脈はおよそ15mmも下方移動するからです（図1）[1]。
- 呼吸周期において，吸気時間と呼気時間の比はおおむね1：2であり，1回1回の呼気の横隔膜の位置はあまり変動しないため，従来は呼気時のカテーテルの位置情報を恣意的

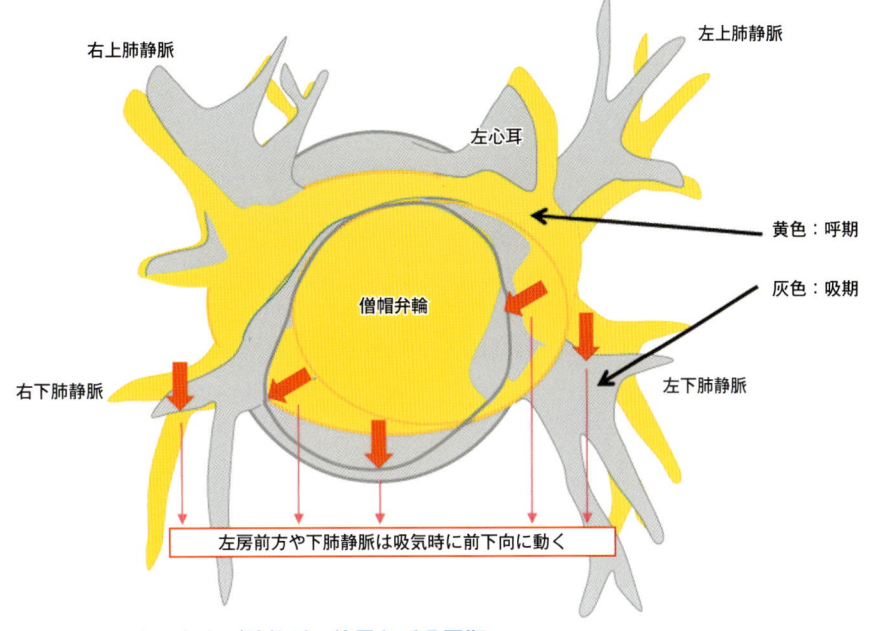

図1　左房および肺静脈の位置と呼吸周期
吸気時は左心房および肺静脈の位置の変動幅が大きいため，カテーテルの位置情報を獲得する時相と術前のCT撮影の時相を呼気時に一致させる。

(文献1より改変)

に獲得して画像の位置情報の正確性を保っていました。しかしACCURESP機能により，自動的に呼気周期のみの位置情報を3Dマッピング画像上に獲得することが可能になりました。具体的には，まず3Dマッピング作成前に患者の呼吸変動パターンを記録保存し，ACCURESPシステムを稼働させます。この際，心腔内磁気センサー付き超音波(**ICE**)カテーテル(SOUNDSTAR®)あるいは磁気センサー付き電極カテーテル(NAVISTAR®カテーテルなど)先端を，心腔内で呼吸変動を鋭敏に反映する解剖学的位置であるHis束領域に留置し，呼吸変動を記録保存します。

ICE：intra cardiac echo

- 呼吸が弱く，呼吸変動を正確に記録できない場合は，カテーテル先端を冠状静脈に留置すると良好な呼吸変動が記録可能です。以上の設定を終えると，セッション中のカテーテルの軌跡，位置情報はすべて自動的に呼気時に同期して3Dマッピング画像上に投影されるので，正確な解剖学的位置情報に基づくマッピング，アブレーションが可能になります。

ファーストアナトミカルマッピング[Fast anatomical mapping(FAM)]

- FAMシステムは，カテーテルの軌跡をマッピングシステム上に描出することで3D画像を構築する方法です。カテーテルの軌跡はACCURESP機能により呼気周期に合わせることができるため，呼吸による影響を最小限に抑えることが可能です。
- カテーテルの押しつけによる組織表面の歪みを抑えるため，肺静脈をマッピングする際は，LASSO® 2515NAVカテーテルではなくNAVISTAR®カテーテルを使用します。当院では，2014年から使用可能となったPENTARAY®NAVカテーテル(図2)を使用しています。このカテーテルは先端が5枝に分かれ，それぞれに4個の電極があるので合計20極の多点同時マッピングが可能です。また，先端が非常に柔らかくできているため，組織表面の歪みを最小限に抑えることができます。LASSO® 2515NAVカテーテルで作成したFAM画像と比べると，PENTARAY®NAVカテーテルでは肺静脈入口部から分岐までが描出された良好なFAM画像を作成することができます(図2)。

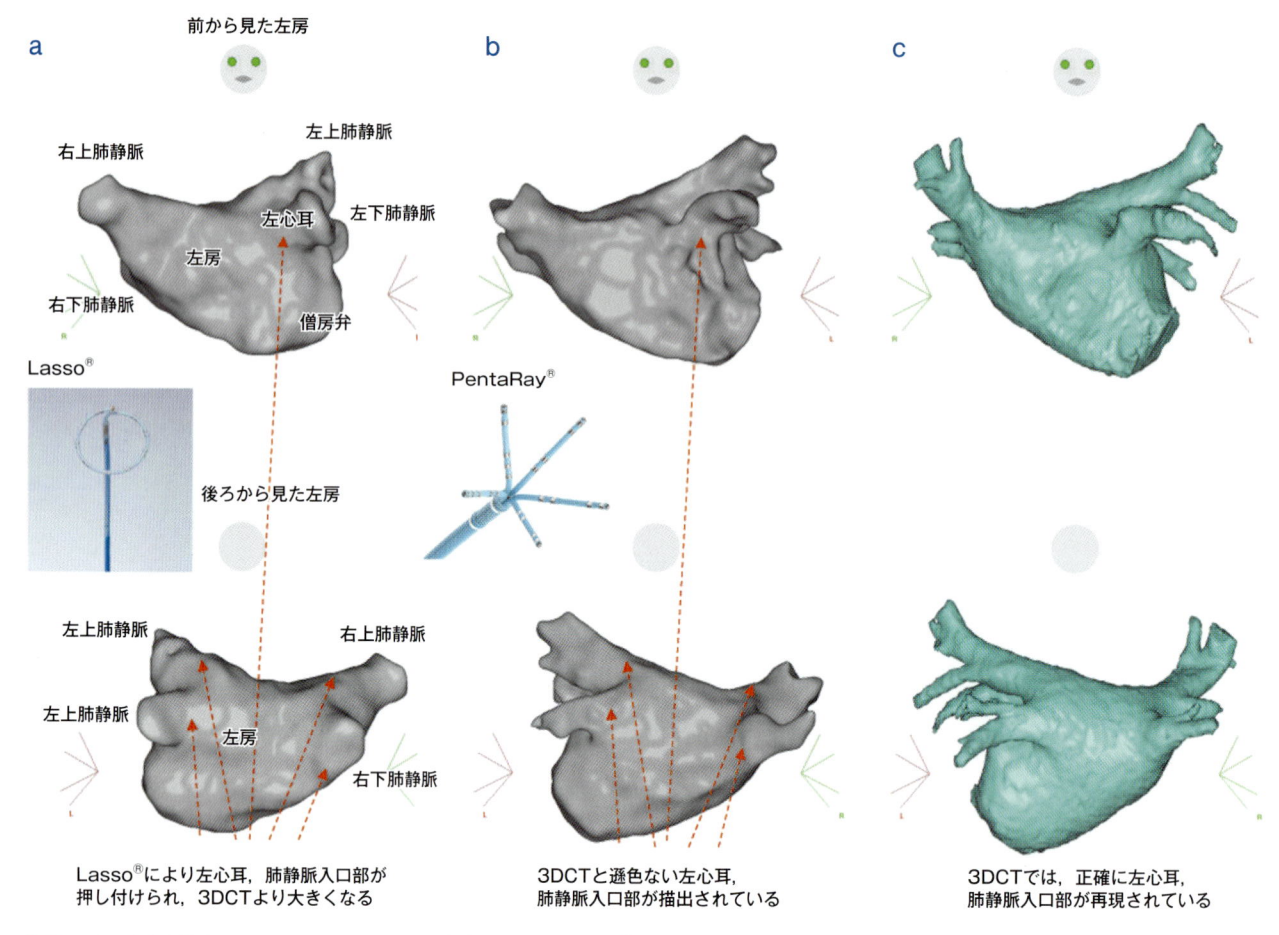

図2 LASSO® 2515 NAV カテーテル(a)，PentaRay® NAVカテーテル(b)により作成されたファーストアナトミカルマッピング(FAM)画像と術前に撮影した3次元CT画像(c)の比較

CARTOSOUND®

- ICEカテーテル(SOUNDSTAR®)を操作し，描出される2次元(2D)ICE画像の集合体により3Dマッピング画像を構築するシステムを，CARTOSOUND®といいます。このシステムは，リアルタイムの可視化された解剖学的位置情報に基づいているため，術者に依存しない正確な3D画像を構築することができます。

- 実際の左房および肺静脈画像の構築法を以下に示します。ICEカテーテルを右房中部よりやや上方に留置し，時計方向に旋回させると，大動脈弁が描出されます(図3a)。大動脈弁の後側が左房になるため，大動脈弁は左房を描出するうえでよいメルクマールであり重要です。さらにゆっくり時計方向に旋回させると，心房中隔および左房本体が描出されます(図3b)。この部位で左房内膜面を描きますが，症例によっては左心耳が描出され，そこから少し時計方向に旋回させると左下肺静脈が描出されます。さらに時計方向に旋回させると左房後面，右肺静脈分岐部，右上下肺静脈の順に描出されるので，それぞれの内膜面を描き3D画像を構築します(図3c，d)。

- 右房に留置したICEカテーテルでは，プローブから離れた左上下肺静脈，左心耳を描出できない症例も多いため，そのような場合は右室流出路や左房内にICEカテーテルを留置するとそれらの描出が可能となります(図4)。

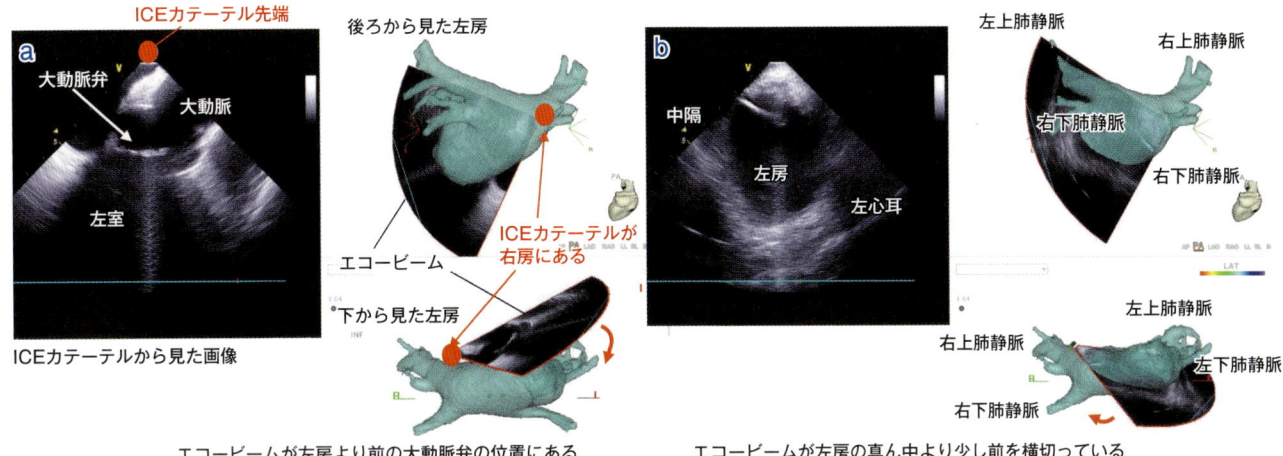

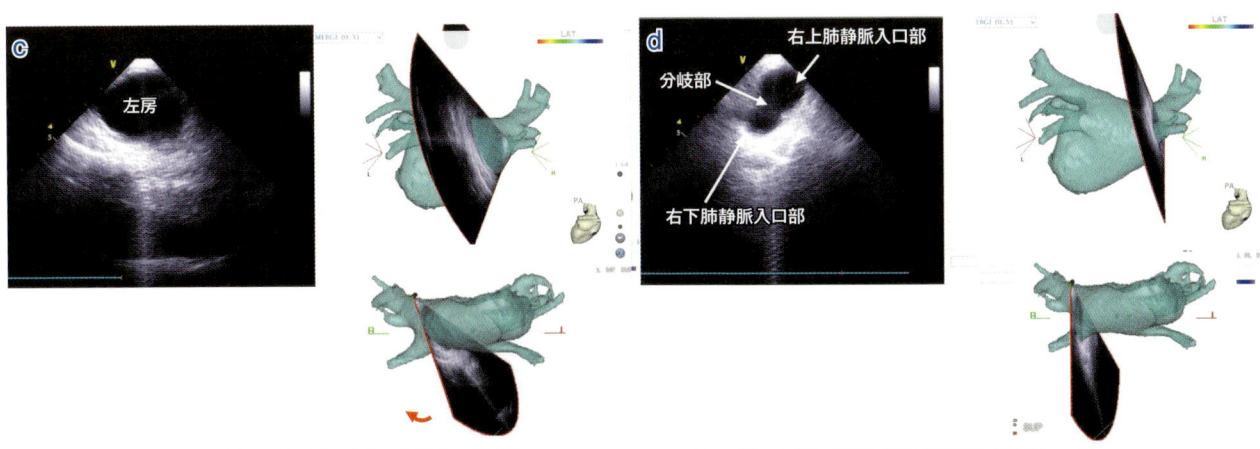

図3 右房内に留置した心腔内磁気センサ付き超音波カテーテルで描出された左房・肺静脈の心腔内エコー画像

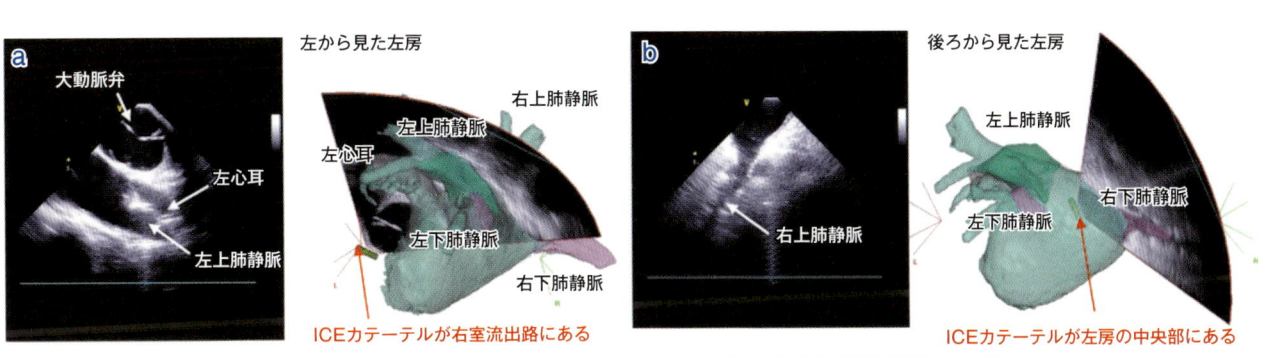

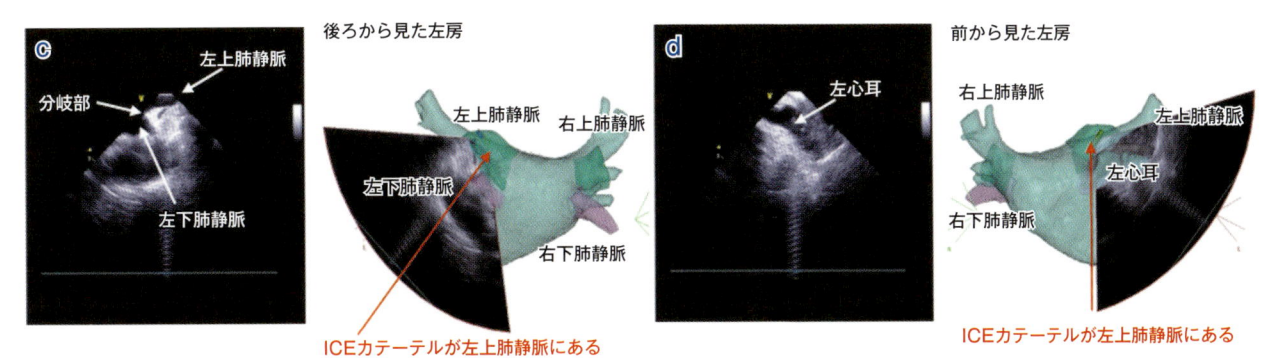

図4 右室流出路および左房内に留置した心腔内磁気センサ付き超音波(ICE)カテーテルで描出された左房・肺静脈の心腔内エコー画像

a：右室流出路にICEカテーテルを留置し、ゆっくり時計方向に旋回させると大動脈弁の後面に左心耳および左上下肺静脈が描出される。
b：ICEカテーテルを左房に挿入し、左房中心部付近で時計方向に旋回させると左房後面から分岐した右下肺静脈がよく見える。
c：ICEカテーテルを左上肺静脈に挿入し、肺静脈入口部付近で時計方向に旋回させると左上下肺静脈の分岐部が見える。
d：逆に反時計方向に旋回させると左心耳が観察可能。

CARTOMERGE®

- CARTOMERGE®システムは，術前の3DCT画像とセッション中に構築された3D画像を統合するシステムです。セッション中のカテーテルの位置情報は前述のとおりACCURESPで呼気周期を基調にしているので，術前の3DCT画像も呼気に同期して撮影します。左房体積は心周期に応じて約40mm³の大きな変動を示すため(図5)[2]，CT撮影時には心周期を考慮する必要があります。

- セッション中の3Dマッピングシステムでのマッピングポイント記録におけるリファレンスは，通常冠状静脈洞電位です。したがって，CT撮影の際はそれにほぼ一致した時相であるP波の終末部，すなわち体表心電図でのRR間隔の70〜80%付近に同期させます。心房細動では，この心房周期が不安定であるため，R波に同期させて撮影します。

①CARTOMERGE®法

- MAPとCTをポイントで合わせるVisual Alignment法またはLandmark Registration法と，面で合わせるSurface Registration法があります。以下にそれらの方法を示します(図6)。まずVisual Alignment法あるいはLandmark Registration法により，ポイントを基調としたMERGEを行います。どちらの方法にも一長一短があるので，慣れた方法で行ってください。

1）Visual Alignment法

- MAP上の解剖学的に正確な1点を選択し，それに対応する3DCT画像上の点をMERGEする方法です。この方法は簡便ですが，選択する点がずれていると精度が低くなる危険性があります。

- 選択する1点は，カテーテルにより同定される解剖学的位置情報が正確であることが絶対条件なので，左下肺静脈内から引いてきたカテーテルが左房に落ちる直前の左下肺静脈開口部下縁や，左房天蓋部の左右の変曲点などが推奨されます(図6左)。

2）Landmark Registration法

- MAP上の解剖学的に正確な3点以上の点と，それに対応する3DCT画像上の複数点MERGEする方法です。選択する点が複数であるため，位置情報の軽度のずれは修正されますが，やや慣れが必要な方法です。

- 左右下肺静脈開口部下縁，左右上肺静脈の左房への移行部，左房天蓋部の左右の変曲点など3，4点を選択しMERGEを行います。

②Surface Registration法

- 続いて，MAP上で獲得した複数の点全体と3DCT画像の表面を合わせるSurface Registrationを行います。左心耳や僧帽弁輪部などの左房前壁側は，心周期によるず

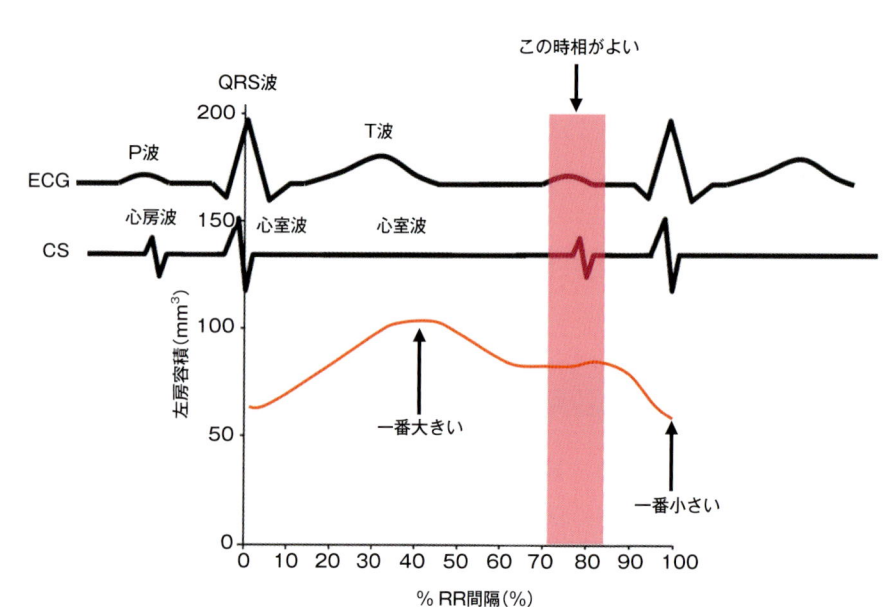

図5　心周期と左房容積の関係

セッション中のマッピング時に使用するリファレンスの心周期と同様の心周期になるように，体表面心電図に同期してCT撮影を行う。通常，体表面心電図上でRR間隔の70〜80%（P波終末部：左房収縮中期）になるタイミングが，CT撮影に至適な時相であるが，R波に同期する施設もある。

((文献2より改変))

れの影響が大きく，またカテーテルの押しつけによる歪みが生じやすいため選択する点としては適切ではありません。

- 壁運動が少なく，かつカテーテルによる歪みが少ない左房後壁を中心に10〜20点をとり，MERGEさせるのがコツです**(図6右)**。適切なMERGEでは，Surface mismatchが2mm未満といわれています。

- 以上の方法は，カテーテルで記録したポイントを基調とした方法ですが，FAM画像を用いて同様の方法でMERGEすることも可能です**(図7)**。しかし，FAM画像はセッション中の正確な解剖学的情報を反映しているので，MERGEせずそのまま肺静脈隔離術に活用する施設も多いです。

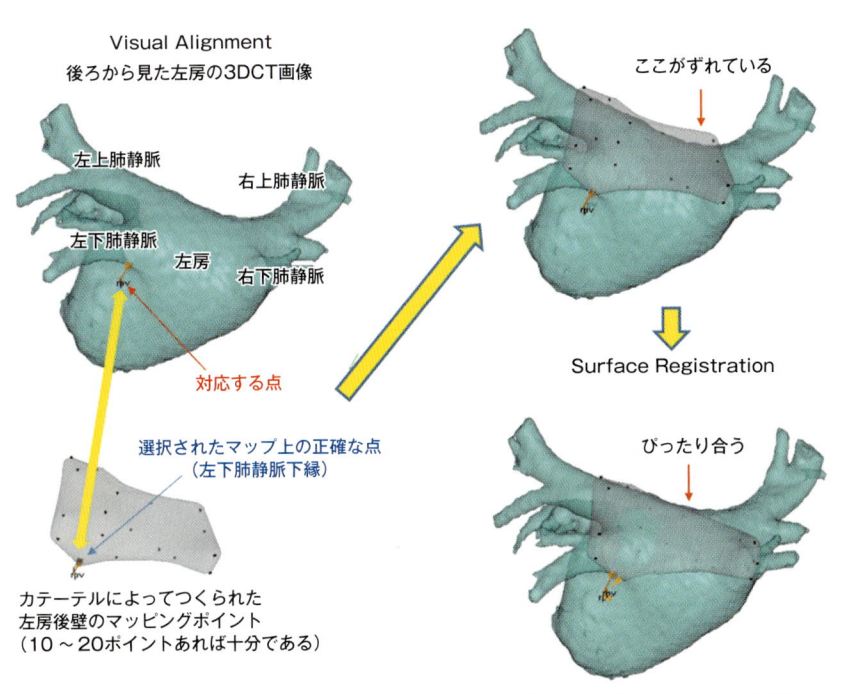

図6 Visual Alignment法，Surface Registration法によるMERGE法

左下肺静脈を選択してVisual Alignmentを行い，続いてSurface Registrationを行った。Surface mismatchは1.4mmであり，適切なMERGEと考えられる。

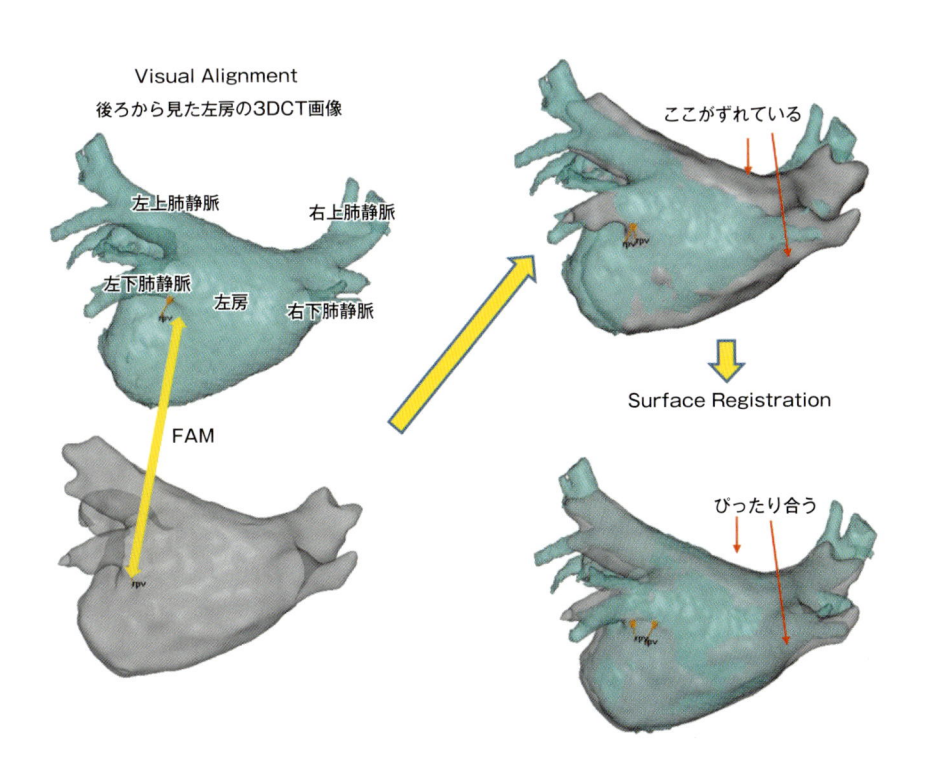

図7 FAMによるMERGE法

CARTOMERGE®と同様に，左下肺静脈を選択してVisual Alignmentを行い，続いて左房後壁のgeometryとSurface Registrationを行った。

CARTOSOUND®によるMERGE法

- CARTOSOUND®システムではICEカテーテル(SOUND STAR®)を用いて，リアルタイムの正確な2Dエコー画像を描出することが可能です。通常のMAP上のポイントによる（あるいはFAMによる）MERGEでは，MERGEに使用する点は術者に強く依存しますが，CARTOSOUND®では視覚的な位置情報が基調となっているため，客観的で正確なMERGEが可能です。以下にMERGE法を述べます（図8）。
- CARTOSOUND®によるMERGEでは，まず解剖学的に正確に同定可能である右肺静脈入口部と左房後壁を中心に，2D ICEエコー断面を描出します。その際，左房前壁の情報は，前述したように心拍による影響を強く受けているため，後壁のみ輪郭を描きます。描くスライス数は5～7スライスで十分です。
- 次に右上下肺静脈分岐部を選択し，対応するCT画像上の1点を合わせてVisual Alignmentを行います（図8左）。
- 左上肺静脈上縁から左房天蓋部左側は，エコープローブから離れているためその輪郭を正確に描出できない症例も多いので，NAVISTAR®カテーテルでマッピングポイントを追加します（図8右上）。
- 最後に，Surface Registrationを行うと良好なMERGEが得られます（図8右下）。

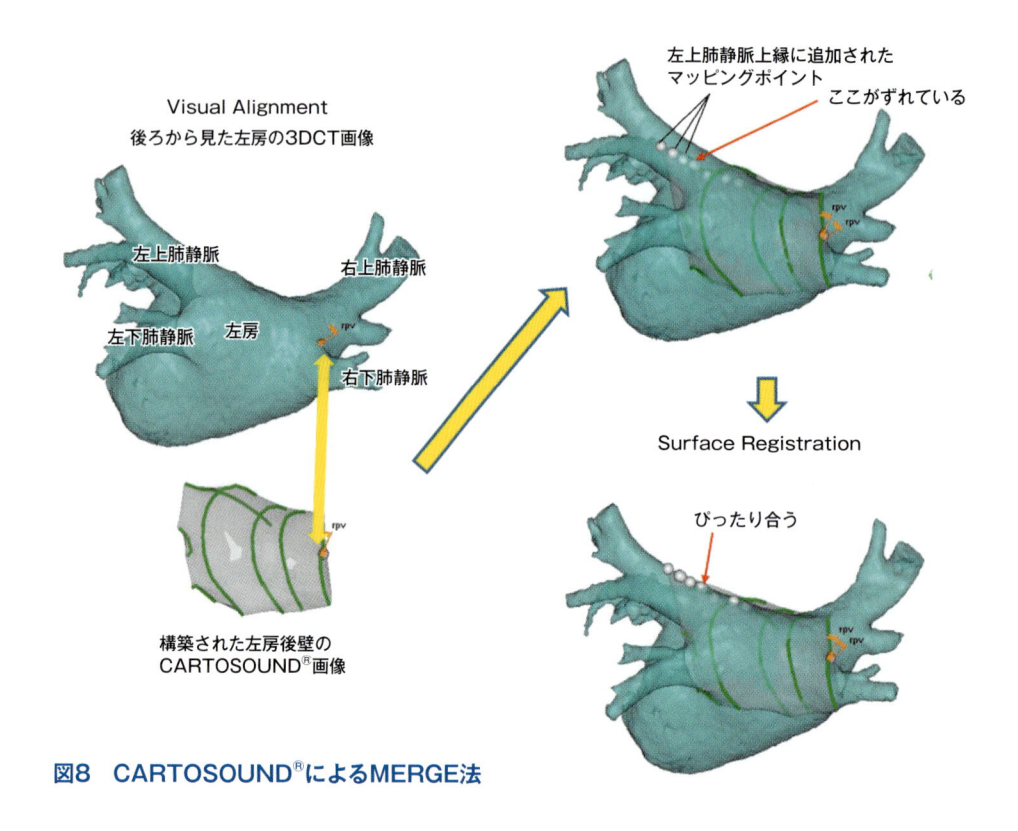

図8 CARTOSOUND®によるMERGE法

ここに注目

呼吸および心電図同期した3DCT画像でも，造影剤流入による左房体積の増加やCT撮影時の腕の挙上など多くの要因により，リアルタイムのカテーテルの位置情報とは若干の誤差が生じます。また，FAMではカテーテルの押しつけやマッピング不足により，CARTOSOUND®では2D ICE画像の解像度により，3Dマッピング画像の正確性が左右されます。一般的に3Dマッピング画像の左房容積は，FAM画像では3DCT画像とほぼ同等かやや大きく，CARTOSOUND®画像では心内膜面内側を描いているため，やや小さくなります（図9）。実際の焼灼ポイントは，それぞれの3Dマッピング画像上の心房壁に完全には一致しません[3]。したがって，3Dマッピング画像はあくまで解剖学的landmarkとして使用します。カテーテル先端で記録された電位波高やコンタクトフォースなどにより，正確な組織コンタクトを判断することが最も重要です。

左房容積
FAM ≧ 3DCT > CARTOSOUND®

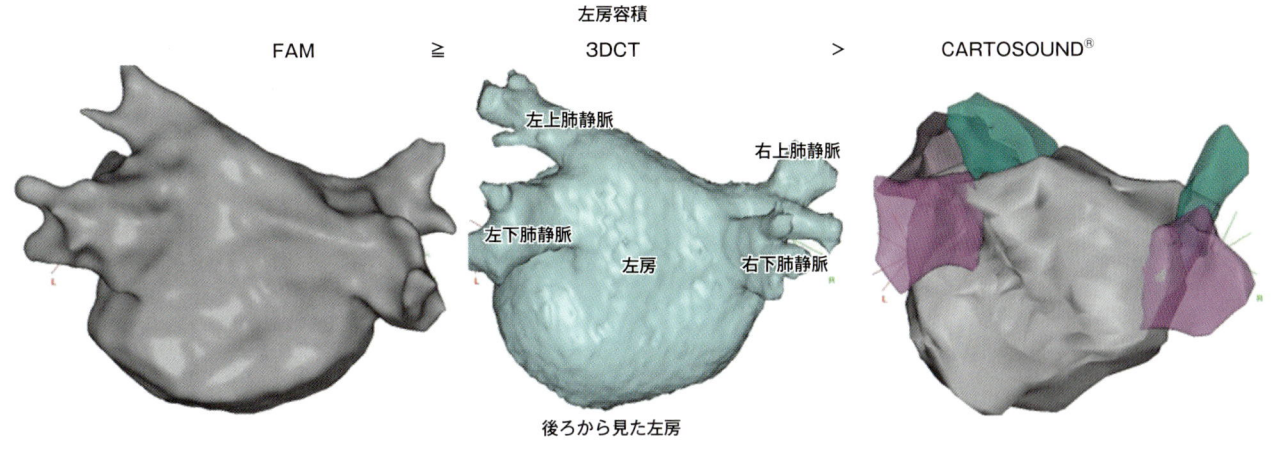

図9 構築された3Dマッピング画像の比較
左房容積：FAM ≧ 3D CT > CARTOSOUND®

EnSite NavX™システム

- EnSite NavX™システムでは，カテーテルの軌跡により3D geometry画像を構築する方法と，術前に撮影した3DCT画像と3D geometry画像とを統合するEnSite Fusion™法が肺静脈隔離術に活用されます。

3D geometry画像

- CARTO®マッピングシステムでのFAMと類似の方法で，リング状カテーテルやアブレーションカテーテルを使用し，くまなく左房，肺静脈および左心耳をマッピングして3D geometry画像を作成します。カテーテルの歪みの影響を抑えるために，肺静脈をマッピングする際はアブレーションカテーテルを使います。
- EnSite NavX™システムにも自動呼吸補正機能があります。CARTO®マッピングシステムとは異なり，12秒間の呼吸周期変動を記録保存し，これをリファレンスとして逆位相の呼吸変動カーブを自動補正するため，呼吸の影響は最小限に抑えられます（図10）。
- EnSite NavX™は，患者に貼付された3対の体表面電極パッチから発信された電気的ロケータ信号とカテーテル先端で感知された信号の相対値から解剖学的位置情報を獲得しているため，長軸方向の歪みを生じやや縦長の画像になります。得られた3D geometry画像はそのまま肺静脈隔離術に活用できますが，Field scalingという方法を用いて画像補正を行うことで，術前の3DCT画像と遜色ない3D geometryを得ることができます（図11）。当院ではfusionせずにそのままの3D geometryガイド下にアブレーションを行っています。

EnSite Fusion™

- Fusionの成功の鍵は，カテーテルによって作成されたgeometryの精度にあるため，できる限り詳細な3D geometry画像を作成します。次に3D geometryのfield scalingを行います。
- 作成された3D geometry画像上の解剖学的ポイントと，それに対応する3DCT画像上のポイントを選択します。Fusionでは3D geometryを3DCT画像に合わせながら貼り付けていくため，多くのポイントを選択して全体を合わせる必要があります。具体的には，左右上肺静脈上縁後壁，左右下肺静脈下縁後壁，左房天蓋部の左右の変曲点，左房底部，左心耳と僧帽弁輪の間，左房前壁，左房後壁，中隔の10点を選択し（図8上段），Fusionを行います。CT画像と合わない部位があれば，さらにポイントを追加し微調整を行います。

> **ここに注目**
> Fusionは作成された3D geometryを3DCT画像に貼り付けるため，点と点を合わせるCARTOMERGE®とは方法論がまったく異なります。極端な例ですが，他人の左房のgeometryや右房のgeometryを左房の3DCT画像にFusionすることもできるわけです。

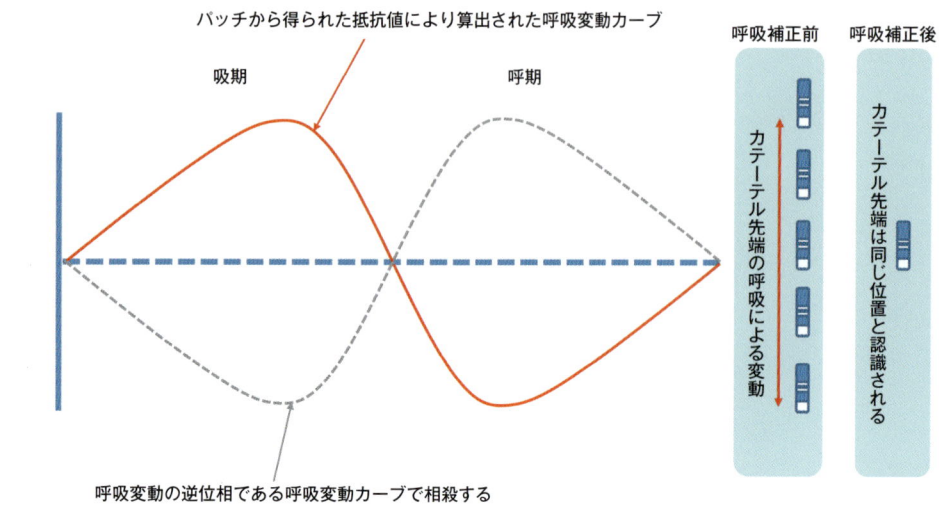

図10 Ensite NavX™システムでの呼吸補正

最初に呼吸パターンの収集をした後は，自動的に3秒ごとに呼吸パターンの収集と補正が行われる（Velocity Ver3）。新しいカテーテルが体内に留置された場合や極端な呼吸の変化による「シフティング」が起こった場合は，マニュアルで補正し直す必要がある。

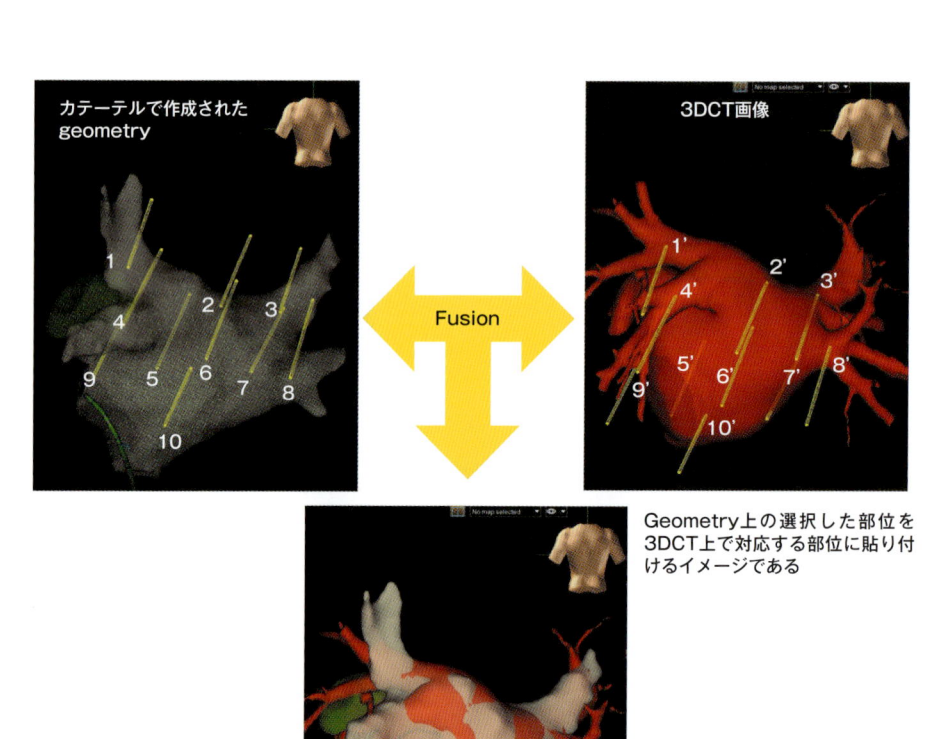

図11 Ensite NavX™ Fusion法

参考文献

1) Ector J, De Buck S, Loeckx D, et al：Changes in Left Atrial Anatomy Due to Respiration：Impact on Three-Dimensional Image Integration During Atrial Fibrillation Ablation. J Cardiovasc Electrophysiol 19：828-834, 2008.
2) Patel AR, Fatemi O, Norton PT, et al：Cardiac cycle-dependent left atrial dynamics：Implications for catheter ablation of atrial fibrillation. Heart Rhythm 5：787-793, 2008.
3) Okumura Y, Watanabe I, Kofune M, et al：Effect of Catheter Tip-Tissue Surface Contact on Three-Dimensional Left Atrial and Pulmonary Vein Geometries：Potential Anatomic Distortion of 3D Ultrasound-, Fast Anatomical Mapping-, and Merged 3D CT-Derived Images. J Cardiovasc Electrophysiol 2012（in press）.

4 肺静脈隔離術
③カテーテル操作の注意点とエンドポイント

松尾征一郎　東京慈恵会医科大学循環器内科

カテーテルの特性を理解しておきましょう。

Point　まずはこれだけ押さえよう

1 左房でのアブレーションでは，なるべくイリゲーションカテーテルを用いて焼灼するようにしましょう。

2 通電する場所によって，出力の設定などの変更を適切に行えるようにしましょう。

3 肺静脈隔離後は時間や薬剤を用いて，できるだけ入念に確認を行うようにしましょう。

肺静脈隔離術に使用するアブレーションカテーテル

- まずは，肺静脈隔離術に使用するアブレーションカテーテルの選択について解説します。もちろん肺静脈隔離術は左房で行うので，右心系で行うカテーテルアブレーションに比べてやはり術中の脳梗塞の危険性を十分考えなくてはなりません。そこで，肺静脈隔離術では心筋を焼灼するカテーテル先端から，ヘパリン入りの生理食塩水が還流されるイリゲーションカテーテルが用いられます（図1）。
- 現在，わが国で使用することが可能なイリゲーションカテーテルはいくつかありますが，アブレーションに使用する3Dマッピングシステムに対応したアブレーションカテーテルを選択することになります。そのため，肺静脈隔離術を始める際には，どのマッピングシステムを用いるかが直接アブレーションカテーテルを選ぶことにつながることを念頭に置いておきましょう。
- 現時点では，CARTO®システムを選択した場合は，同社のアブレーションカテーテルを使用することになります。まだ左房でのカテーテル操作に慣れていない，もしくは自信がない間は，CARTO®システムで用いるカテーテルのなかでも，組織とのコンタクト力が計測できるイリゲーションカテーテルを選択するとよいでしょう（図2）。
- イリゲーションカテーテルを用いることにより，過度な力で焼灼を行うことを避けることも可能となりますが，最も重要なのは組織に接していない状態での無効通電を極力減らすことができる点です。特に左肺静脈や左心耳付近，また左房天蓋部での通電時には，適度なコンタクト力（10～15g）を得られるよう，カテーテル操作をするよう心がけましょう。そして，図2のように，カテーテルの力の向き（ベクトル）も表示してくれるので，より的確な通電をするうえでとてもよい指標になります。その他のメーカーのイリゲーションカテーテルにも，それぞれ長所短所があります。それらを理解したうえで，適切なカテーテル選びを行うことが，安全に確実に肺静脈隔離術を行う第一歩です。

ここに注目

術者が目標としている"力の大きさ"や"方向"が，実際と違うこともありますので注意しましょう。

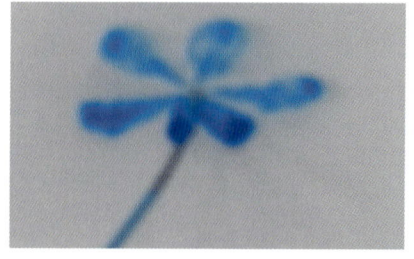

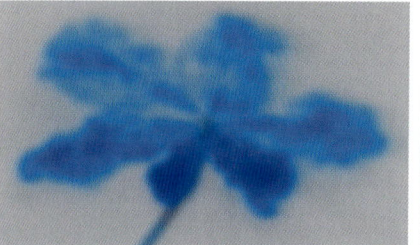

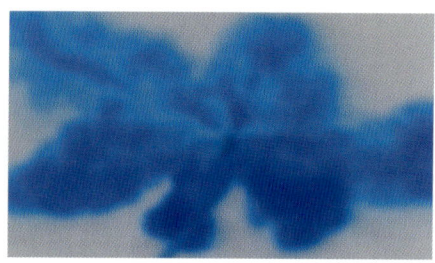

図1　イリゲーションカテーテルのカテーテルチップ還流の様子

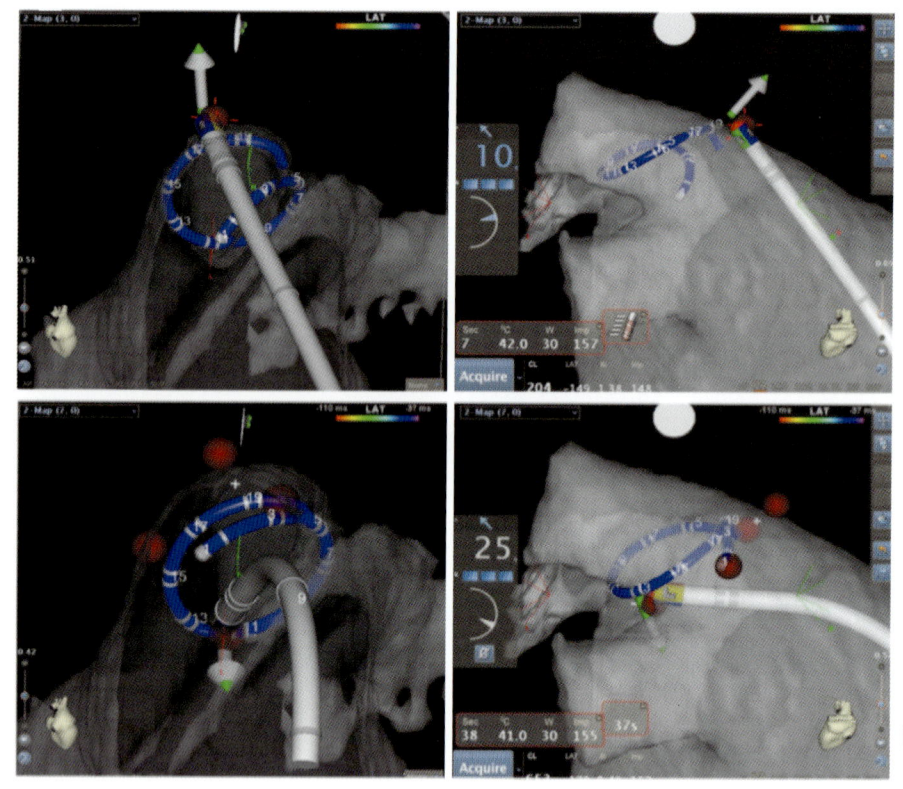

図2　アブレーションカテーテルのコンタクト力計測システム

イリゲーションカテーテルでの焼灼

- 元来のアブレーションカテーテルは，高周波によって加熱された電極は焼灼部位の血流で冷却されるのみでした。そのため血流が悪い部位では血液のみでの冷却効果が限られてしまい，十分な通電ができないこともしばしばあります。そして，高温になったアブレーションチップにより血栓が形成され，脳梗塞発症の危険性が増加する可能性も出てきます。しかし，イリゲーションカテーテルでは，アブレーションチップ先端から生理食塩水を随時還流し，チップを冷却しながら組織を焼灼することで冷却効果の改善はさることながら，血栓形成の危険性も減らすことができました。左房での焼灼，特に心房細動中では心房内の血流が低下しており，血栓が形成される危険性も増加されることが考えられるため，イリゲーションカテーテルを使用することが推奨されます。
- イリゲーションカテーテルでの焼灼は，従来のノンイリゲーションカテーテルと比べて強力だというイメージをもっている方もいると思います。しかし，実際はそうではありません。30Wで通電した場合，イリゲーションカテーテルでもノンイリゲーションカテーテルでも，30Wのエネルギーには変わりはないのです。従来のノンイリゲーションカテーテルでは30Wのパワーで焼灼を行った場合，チップ温度の上昇により通電エネルギーに制限がかかってしまい本来設定したパワーが得られない場合に，イリゲー

ションカテーテルは威力を発揮します。生理食塩水で還流することによって，温度上昇を防ぎ，設定したパワーでの通電を可能にします。その分，安定した通電が可能であることが，ノンイリゲーションカテーテルとの大きな違いです。繰り返しますが，ノンイリゲーションカテーテルで設定したパワーが得られている場合は，イリゲーションカテーテルを用いて同じ出力で焼灼を行ってもなにも変わりはありません。

- 1つ補足となりますが，アブレーションカテーテルの通電を行う先端チップのサイズは，焼灼効果に大きな違いを生みます。イリゲーションカテーテルが登場する以前は，現在，通常型心房粗動での下大静脈-三尖弁輪間峡部アブレーションで用いることが多い8mmチップを用いていました。イリゲーションカテーテルは，通常4mmチップですが，この8mmと4mmの違いは焼灼巣に大きな違いをもたらします。すなわち，チップが小さいほうが高周波の密度が高くなるため，同じ出力で焼灼を行ってもより深い焼灼巣が形成されるわけです。
- 焼灼巣に影響を与える因子を，正確に理解し，アブレーションカテーテルを選択し，焼灼を行っていくことが適切なアブレーションを行ううえでとても重要であることはいうまでもありません。

肺静脈隔離術でのパワー設定

- 肺静脈隔離術でのアブレーションを行う際は，部位によって通電エネルギーの設定を変更することが多く，また，設定を変更するには理由があります。その理由，すなわち特別に注意が必要な点は2つあります。1つ目は，食道付近の焼灼です（図3）。
- 言うまでもありませんが，心房細動アブレーションの重大な合併症の1つである食道損傷は致死的になりうるものであり，可能な限り避けることが必要です。食道に温度計カテーテルを挿入し，左房の通電による食道内の温度をモニタリングすることで食道温度の上昇を予防することも広く行われています（図4）。しかし，それでも食道損傷は完全に避けることができません。

> **ここに注目**
> 食道温度が上昇してからではなく，通電前に必ず食道に近いかどうかを確認することが重要です。

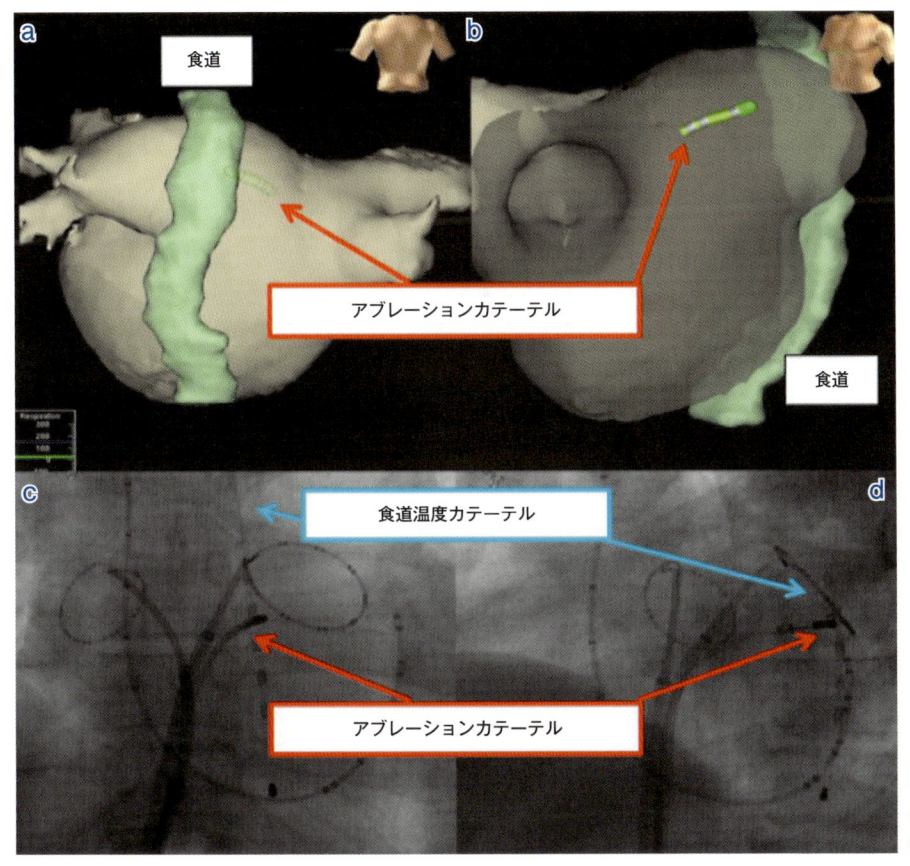

図3 食道付近でのアブレーション
a，b：CT上での食道付近の焼灼
c，d：透視上での食道付近の焼灼

- 最も効果的な食道損傷の回避は，食道付近の通電を行わないことです。食道の多くは，左下肺静脈後壁で最も左房に近くなります(図5)。症例によっては，右肺静脈側を走行したりすることもあるので(図6)，十分な注意が必要となります。
- なるべく食道上の焼灼を避けることが肝要ですが，どうしても通電が必要な場合には，20Wに出力を下げて食道温度が40℃以上に上昇した場合には，焼灼を直ちに中止するよう心がけましょう。食道温度は42℃以上になると損傷するおそれが出てくるとされ

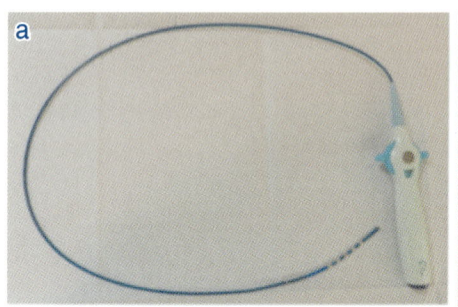

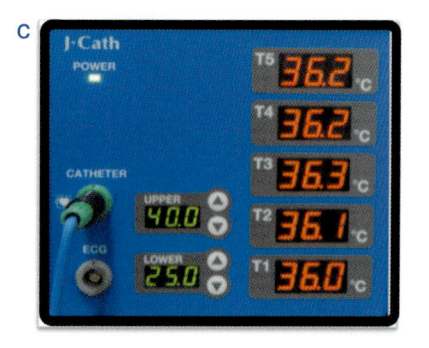

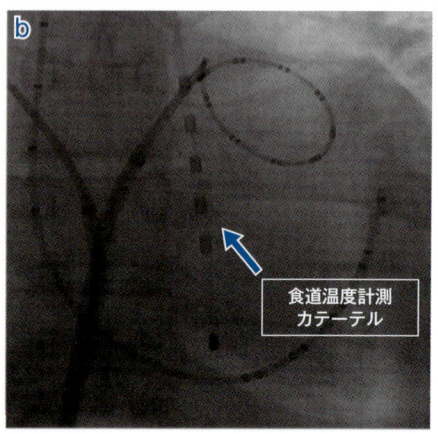

図4 食道温を計測するカテーテル
a：食道温カテーテル
b：透視上の食道温計測カテーテル
c：食道温計測器

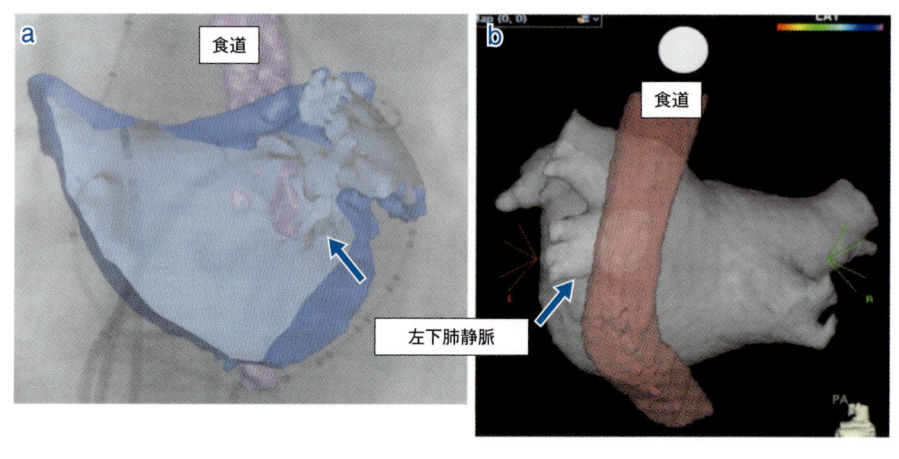

図5 肺静脈と食道の関係
a，b：左肺静脈に接した食道像

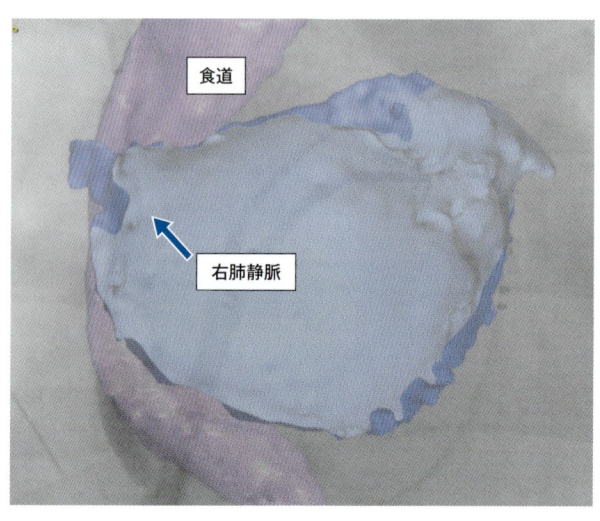

図6 右肺静脈に近接している食道

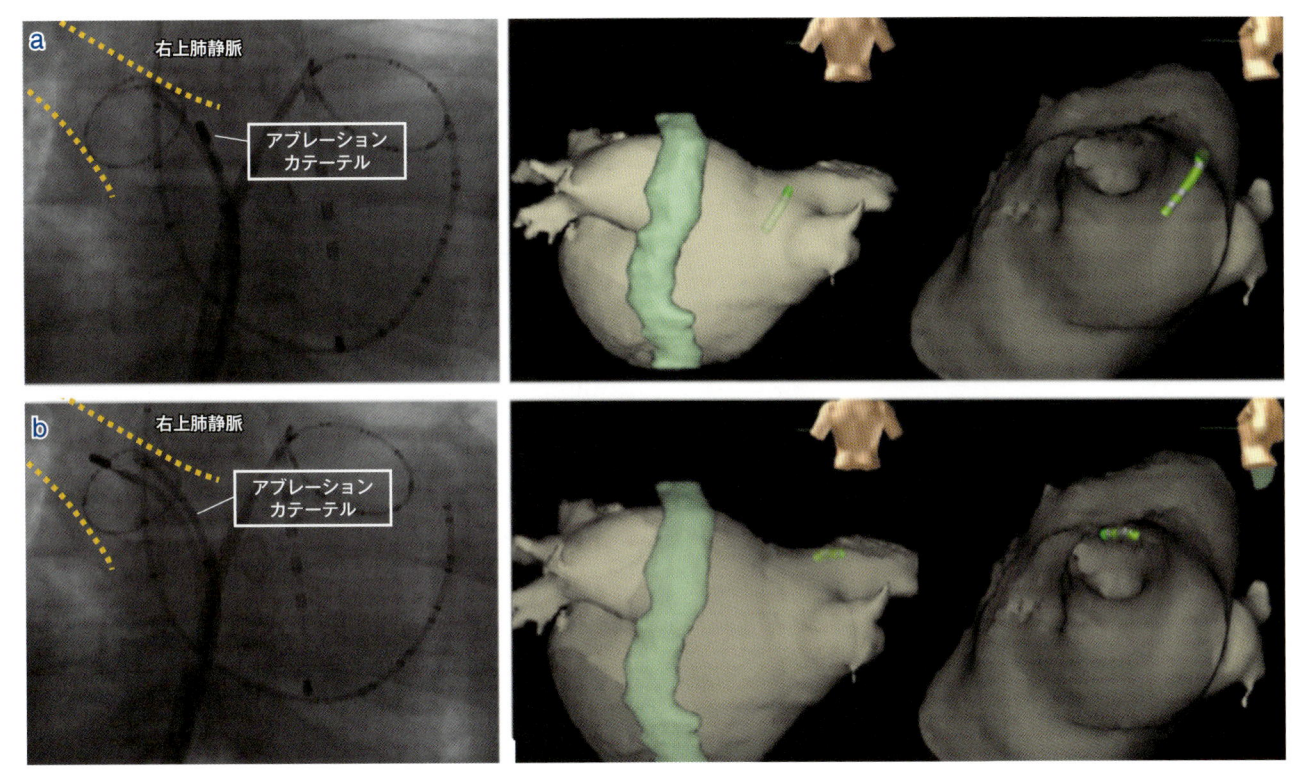

図7　肺静脈近位（a），肺静脈内（b）でのアブレーション

ていますが，通電を中止した後も温度上昇が続く場合が多くありますので，40℃まで上昇した際には中止するほうが無難です。また，左房後壁はカテーテルのコンタクトが強めになることも多いので，後壁を通電する際は食道との距離とは関係なく25Wに通電エネルギーを落として焼灼を行います。

- もう1つの通電エネルギー設定を低くすることが望まれる部位として，肺静脈に近接している（図7a），もしくは肺静脈内が挙げられます（図7b）。もちろん，肺静脈から離れた場所で隔離が完成できるに越したことはありませんが，なかにはそれだけでは隔離が困難な症例も存在します。そういった症例や，食道を避けるため肺静脈近くで通電を行わなければならない場合も，25W，肺静脈内では20Wまでエネルギー設定を落として焼灼を行うことが勧められます。これは，肺静脈狭窄を避けるために非常に重要な注意点です。
- その他の部位では，30Wで通電を行うことが通常ですが，カテーテルが患者の呼吸などで意図せず動いたりすることも，少なくありません。カテーテルの位置を常に意識しつつ通電をしましょう。

肺静脈隔離術のエンドポイント

- フランスのHaïssaguerre教授らが，2000年にリングカテーテルをガイドに用いた電気的肺静脈隔離術（図8）を発表した後，2002年には，イタリアのPappone教授らにより3Dマッピングシステムを使用した，解剖学的肺静脈焼灼術が世に出ました（図9）。心房細動アブレーション黎明期に提唱された，この2種類の肺静脈に対するアブレーション方法の大きな違いは，肺静脈隔離術ではその名のとおり，肺静脈と左房との電気的交通を完全に遮断することを目的としているのに対して，解剖学的焼灼術は肺静脈と左房の電気的交通が残存していても肺静脈の周り全周性に通電を行えば終了とするものでした。
- 理論的には，心房細動を惹起する肺静脈内の電気的異常興奮を左房に伝達させないことで，心房細動を治療することが可能であるという理論からは，解剖学的焼灼術のエンドポイントは到底信じられるものではありませんでした。しかしその後，肺静脈の電気的隔離が必要なのかどうかという議論が行われることになります。もちろん，さまざまな

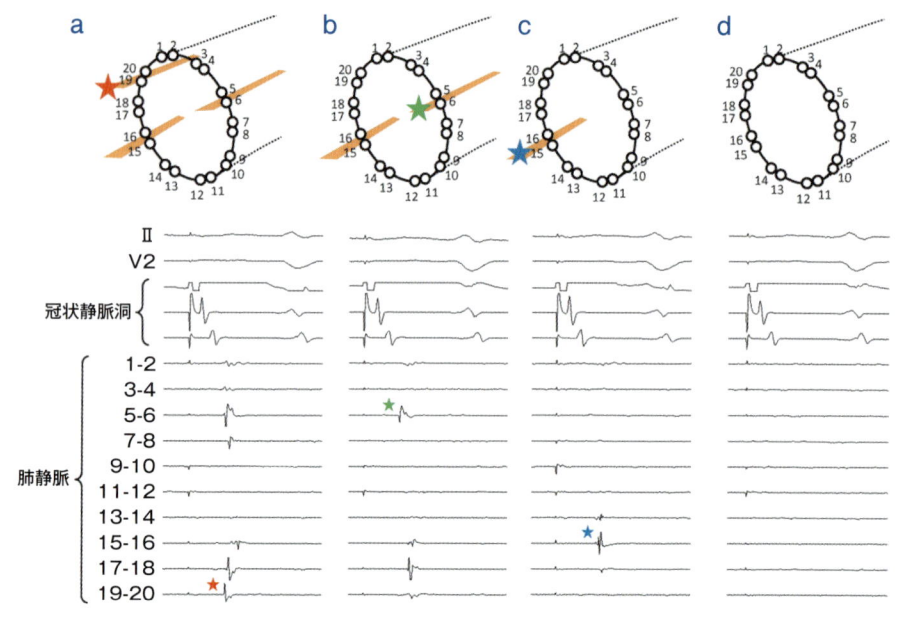

図8 電位指標肺静脈隔離術
a：リング状カテーテルでの最早期興奮部位19-20の通電（★）。
b：19-20の通電後，リング状カテーテルでの最早期興奮部位5-6の通電（★）。
c：5-6の通電後，リング状カテーテルでの最早期興奮部位15-16の通電（★）。
d：3回の通電により，肺静脈内電位は消失し隔離が完成された。

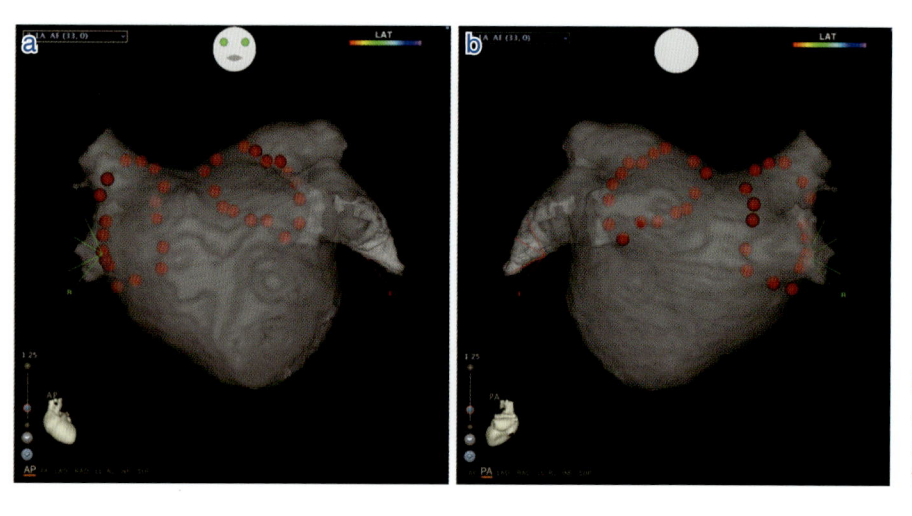

図9 解剖学的肺静脈隔離術
CT画像上（正面像aおよび後面像b）に示された解剖を指標として行われた，肺静脈両側同時隔離術での通電部位。

比較研究により肺静脈を電気的にしっかり隔離することでその後の洞調律維持率が高くなることが示されて以来，ガイドラインでも肺静脈のアブレーションを行う際には，電気的隔離を目指さなくてはいけないことが明記されています。

- 肺静脈の電気的隔離は，必ずリング状カテーテルを用いて行います。アブレーションカテーテルだけで，肺静脈内の電位がないことを証明するのは非常に難しいのです。理想的には，なるべく大きなリング状カテーテルを用いてなるべく焼灼を行った左房付近の電位を確認することが好ましいです。径が小さいリング状カテーテルでは，肺静脈の遠位部に挿入されてしまいます（図10）。

- 肺静脈内に迷入している心筋は，遠位部に行けば行くほど粗になっていくため，遠位部では肺静脈内の電位が認められず隔離が完成しているように見えても，肺静脈左房付近（近位部）には，まだ電位が認められ隔離が不完全であることがあります（図11）。

- アブレーション中に使用できるカテーテル本数にも限りがあるため，大きな径のリングカテーテルが使用できない場合にも，必ず焼灼を施行した部位よりも遠位部，すなわち肺静脈側に電位が残存していないことを，アブレーションカテーテルでできるだけマッピングする努力が必要です。また，本来の肺静脈隔離術の目的は，肺静脈から発火した異常電気を左房に伝えないことです。リングカテーテル上での電位消失は，左房から肺

ここに注目

近位部にリングカテーテルを留置するのは簡単ではありませんが，あきらめずにトライしましょう。

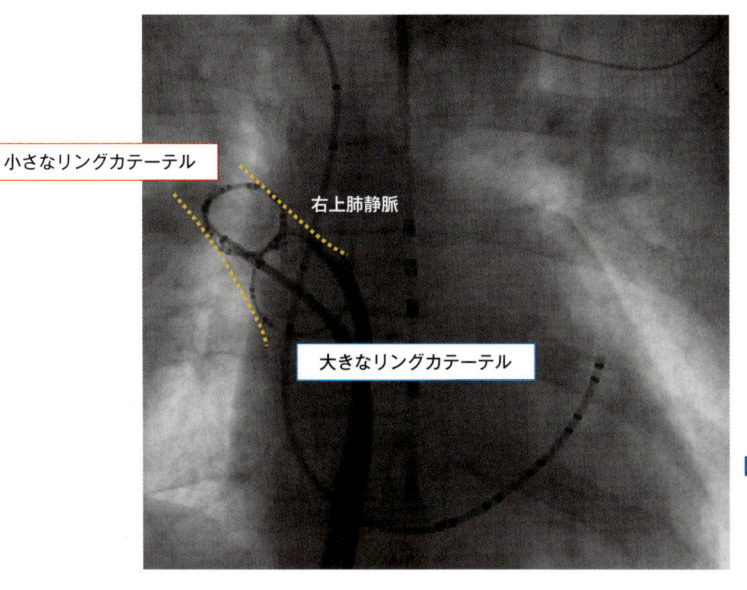

図10 肺静脈遠位部に挿入された小さなリングカテーテルと近位部に留置された大きなリングカテーテル

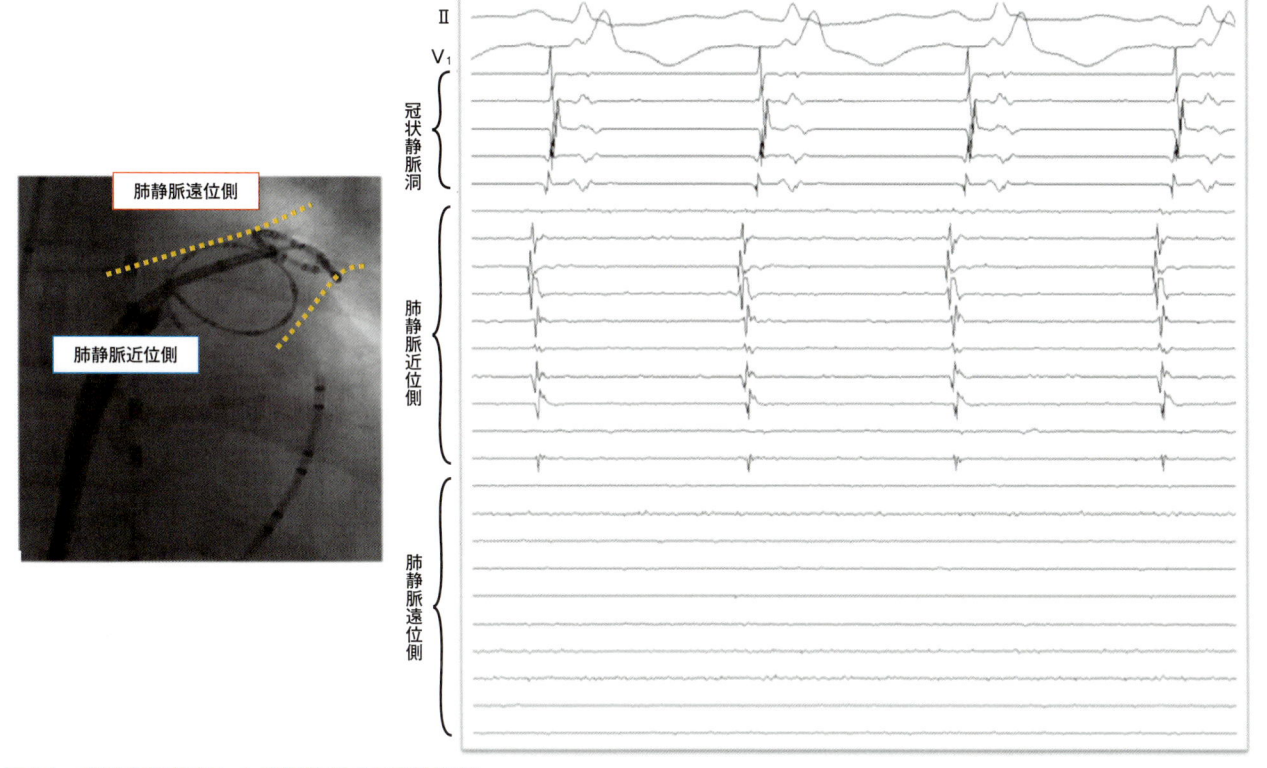

図11 肺静脈遠位部および近位部での電位記録

静脈に電気が伝わっていないことを証明しており，逆の肺静脈から左房への電気の伝導がないことを示しているのではありません。そこで，肺静脈に留置したリング状カテーテルの全電極から全周性にペーシングを行い，そのペーシングが左房を興奮させないこと，すなわち肺静脈から左房への伝導がないこと，「exit block」を確認することも，隔離のために有用な評価手段の1つです(図12)。

- 最後に肺静脈隔離術の完成度を確認するうえで，肺静脈を隔離した後，ある程度の時間（できれば30〜40分程度）が経過した後に再評価する，時間的再伝導評価が重要です。心筋は不完全な焼灼でも，炎症，浮腫や出血などで一時的に伝導しなくなることが多くあります。ある程度の時間を置くことで，不完全な焼灼部分が再び伝導することがしばしば認められますので，再伝導を確認できた場合はもちろん再隔離を行います。

- さらに，術後の再伝導を極力減らすために，アデノシン三リン酸(**ATP**)を用いた薬剤による肺静脈急性期再伝導を評価し，その薬剤誘発性再伝導部位を焼灼する方法があります(図13)。この方法で併用することが勧められます。ATPにより，洞停止および房室ブロックが必発であり，確認のため複数回の投与を余儀なくされることもありますので，可能であれば心室ペーシングができる状態で投与を行うことが望ましいでしょう。
- 最後に，一過性の再伝導部位を同定するのは，リング状カテーテルの助けが重要です。ATPの再伝導を焼灼する場合は，リング状カテーテルをなるべく近位部に留置することを目指してください。それにより，通電部位の決定が容易になります。

ATP: adenosine triphosphate

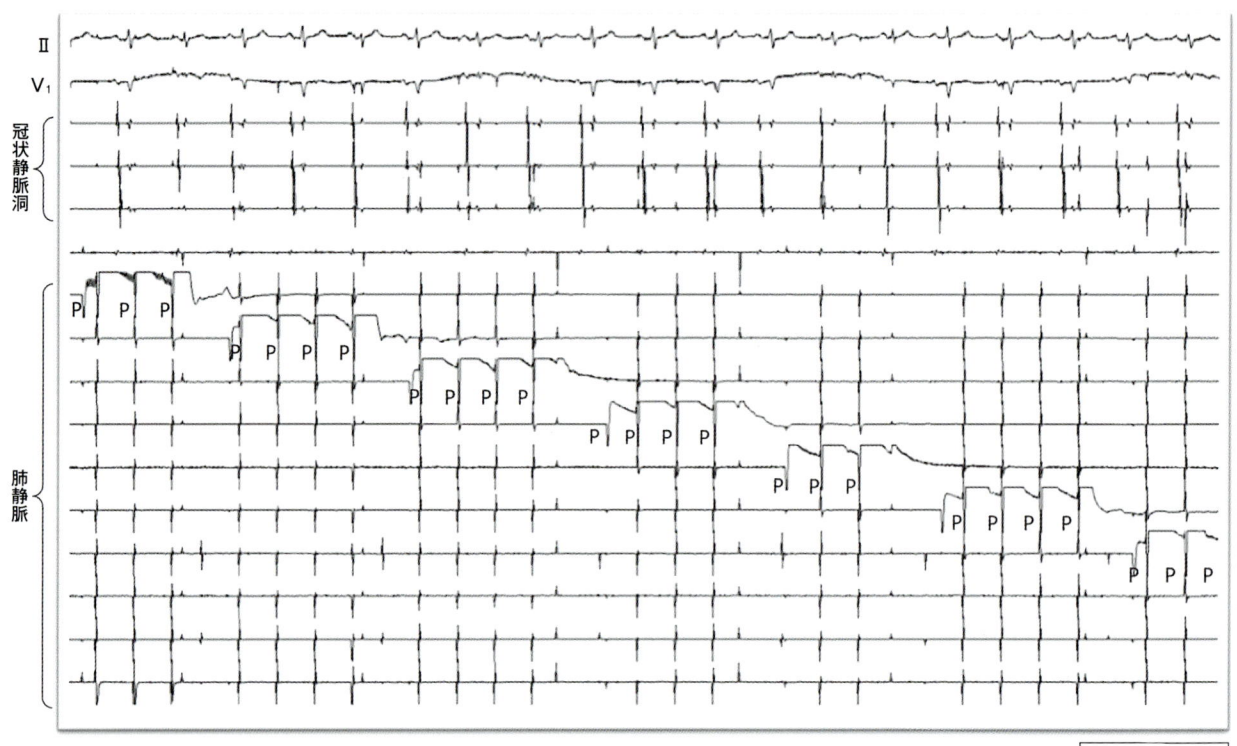

図12 リング状カテーテルからのexit blockの確認

P：ペーシング

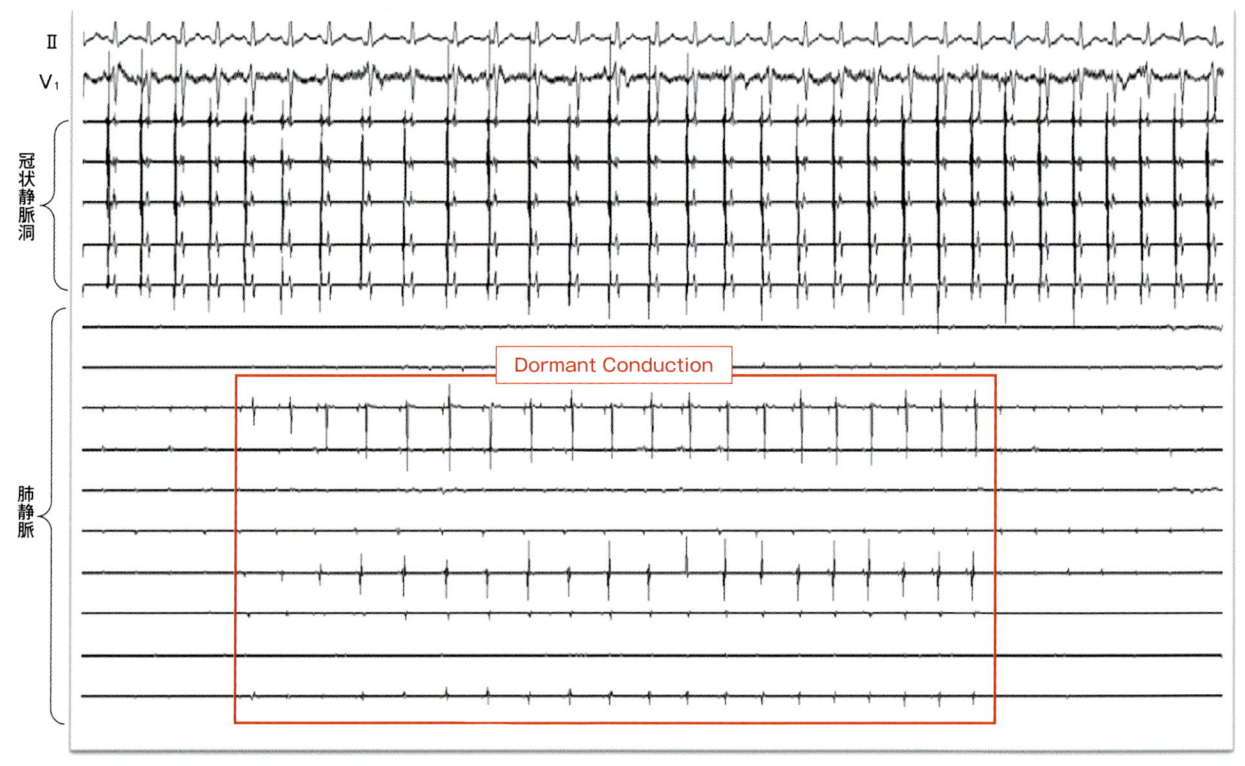

図13 アデノシンによる一時的肺静脈再伝導(dormant conduction)

肺静脈隔離術
④合併症とその対策

藤野紀之　東邦大学医学部内科学講座循環器内科学分野

起こりうる合併症を確認し，万が一起きた際はすぐに対応できるようにしましょう。

Point まずはこれだけ押さえよう

1 アブレーション治療前に心エコー図，胸部X線，心臓CTなどから左房，肺静脈の形態および解剖学的位置関係を把握し，血液データから感染症，肝腎機能，炎症反応，貧血の有無などを事前に確認しましょう。

2 合併症のなかで，発生頻度と重症度から最も留意しなければならない，心タンポナーデに関する知識，予防法と対処法である心嚢ドレナージ法を理解しましょう。

3 合併症は，早期発見，早期対応が非常に重要となります。心タンポナーデ以外の合併症についても，頻度と対処法を知っておきましょう。

肺静脈隔離術に伴う合併症

- 肺静脈隔離術に伴う合併症は今までいくつも報告されています。**4〜5%**に合併症を併発し，いまだ安全な治療法としては確立されていません。最近の心房細動アブレーションに伴う合併症の報告として，日本不整脈学会がまとめて報告した調査（J-CARAF Registry）結果があります。2013年9月に日本全国165施設で行われた3,373例［平均年齢62±11歳，男性2,567例（76%）］に対して，最も多かった合併症が，穿刺を要した心膜液貯留43例（1.3%）で，穿刺を要さない心膜液貯留32例（0.9%）と合わせて75例（2.2%）でした。次に，穿刺に伴うトラブル関連（穿刺部血腫29例，仮性動脈瘤4例，動静脈瘻3例）で，合わせて36例（1.1%）でした。重篤な合併症の1つである脳梗塞は一過性，無症候性を含め10例（0.3%）で，死亡例は存在しませんでした。
- 心房細動アブレーションが始まってから15年以上経過し，重篤な合併症である脳梗塞，食道関連合併症は少ないものの，心タンポナーデの発生は以前から変わらない頻度で起きています。本項では，発生頻度の高い合併症（特に，心タンポナーデ）を中心に概説します。

心タンポナーデの頻度と原因

- 心膜と心筋との間を心膜腔とよび，そこに溜まる液体を心膜液といい，正常な状態でも15〜50mLの心膜液を認めます。心膜液が増加すると心臓が外から圧迫されるため，心臓が十分に拡張することができず，本来のポンプとしての働きができなくなった結果，必要な血液を全身に送ることができなくなり心拍出量が低下，そして血圧低下に至ります。この状態を心タンポナーデといい，貯留量が多いと，心原性ショックから心停止に至る場合もあります。心房細動アブレーションに関連した心タンポナーデの発生の報告

は，**1.2〜1.4%**と合併症のなかでは最も高い頻度で発生します。
- 原因はさまざまですが，たいていは心房中隔穿刺が関与しているといわれていました。しかし，イリゲーションカテーテルの普及と，付加的アブレーションの増加により，カテーテル操作に伴う強いコンタクトや過度の焼灼によるポップ現象によって起こる心タンポナーデの発生頻度が増えてきていると指摘されています。
- 遅発性に生じる心タンポナーデも0.2%と発生頻度は少ないものの，知っておかなければなりません。周術期の心エコー図では心嚢液が確認できず，手術から平均12日後頃に非特異的な症状で病院を受診し発覚するといわれています。遅発性心タンポナーデは死亡例まで報告され，年間300件の手術件数を超える施設，発作性心房細動症例，イリゲーションカテーテルの使用例に生じることが多いと報告されています。

心タンポナーデの発見法および対策

- **心タンポナーデは，早期発見，早期対処が非常に重要**となります。心嚢穿刺およびドレナージによって，血圧低下を伴う急性循環不全やショックを回避できるからです。早期に発見するために治療中常に心タンポナーデを念頭におきながらアブレーションを行うことが大切です。

対策

- 当然のことですが，マンシェットによる定期的な血圧の管理と，動脈圧による随時血圧のモニタリングはかかせません。簡単にチェックできる顔面蒼白，首まわりの発汗や四肢冷感などの診察も定期的に行いましょう。
- 対策の1つに透視を利用する方法があります。透視正面像での左第3弓（左心耳）の動きの低下の有無を確認すること（図1），もしくは左前斜位（**LAO**）60°像で冠静脈洞内に留置した電極カテーテルと心陰影と距離間隔（図2）が治療前と同じであるかどうかを確認することです。心膜液が溜まると，左心耳周囲にも血液が貯留するため左心耳の動きがほとんど見られなくなります。そして，冠状静脈洞内に留置した電極カテーテルと心陰影の距離が広がっていきます。この2つを随時確認しながら治療を行うことで，早期発見につながります。

LAO：left anterior oblique

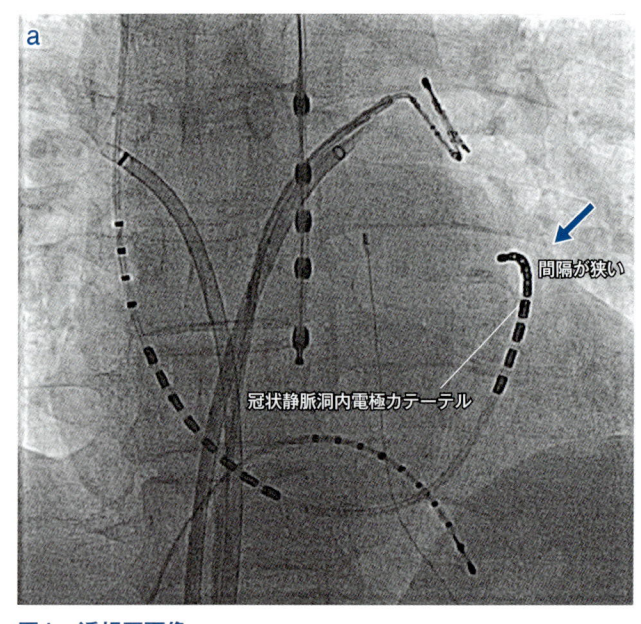

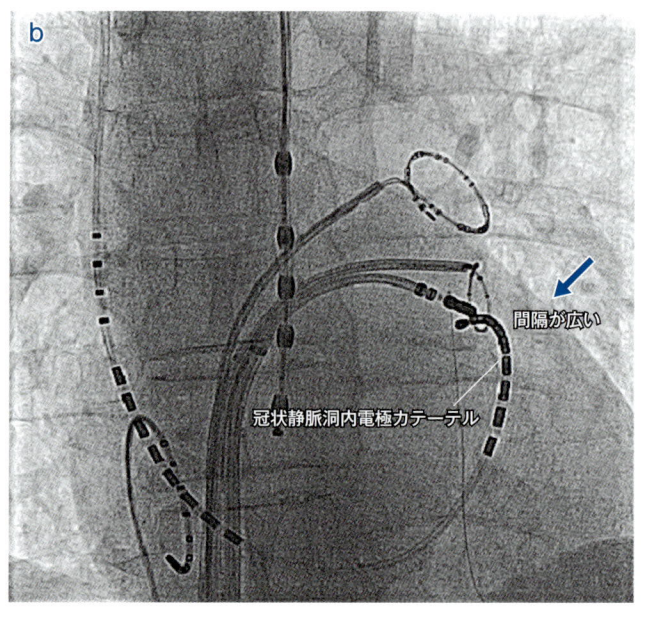

図1　透視正面像
a：正常（治療開始時）　b：心タンポナーデ
心タンポナーデになると，左第3弓（青矢印）の動きがほとんどなくなり，電極カテーテルと心陰影の間隔が広くなる。

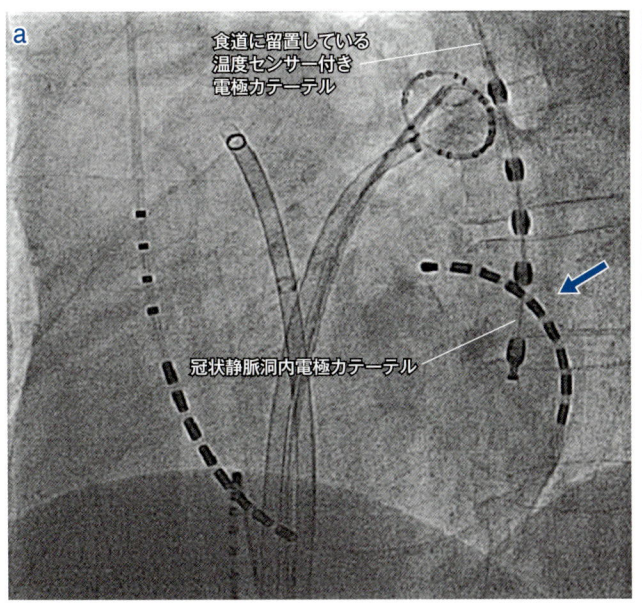

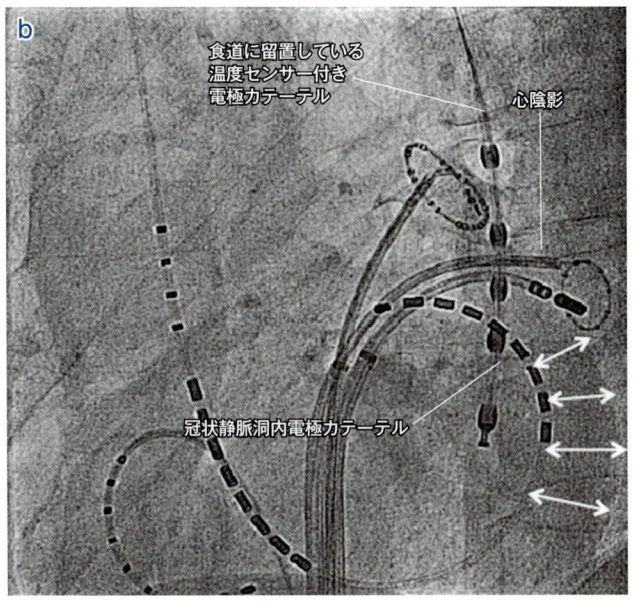

図2 心陰影と冠状静脈洞内電極カテーテルの位置（透視左前斜位60°像）
a：正常（治療開始時）　b：心タンポナーデ
心タンポナーデになると，電極カテーテルと心陰影の距離（矢印）が顕著に広くなる。

- 少量の心嚢液で血行動態が安定している場合でも，抗凝固療法を直前まで内服し，治療中活性化凝固時間（**ACT**）：300秒以上を維持するようヘパリンを投与しながら行うため，時間経過とともに心嚢液が増加するおそれがあります。よって，エコーで心膜液を確認した時点で，量にかかわらず心嚢ドレナージすることを勧めます。透視時間を減らす方法として3Dマッピングシステムの使用が重要視されていますが，透視での心臓の動きを観察する時間が少なくなることで，かえって発見が遅れることが懸念されます。
- もう1つは，心腔内エコー図（**ICE**）で観察する方法があります。治療中エコーの先端を右室に留置した状態でアブレーションを行います。視覚的に確認でき早期に対応できるため，心タンポナーデに至るまで時間は経過せず，心タンポナーデの発生頻度が0.25%まで減少したという報告があります。この方法は透視よりも早期に発見できるため，重症化しないことが予測されます。しかし，エコー用のシースが1本余分に必要となり，患者さんに多少の負担がかかります。

ACE：activated clotting time

ICE：intracardiac echocardiography

心タンポナーデの治療法：心嚢ドレナージ

- 透視のある心臓カテーテル検査室で手技を行うことを勧めます。心電図モニター，血圧監視下に，心膜液が貯留している場所，量をエコーで即座に確認します。穿刺部位は原則として，剣状突起の下1～3cmで，体軸に対し20°前後，針を30～45°上方斜めの角度で刺入します**(図3)**。
- 体型によってその方向は異なるため，剣状突起下よりエコーのプローブをあて，穿刺部位および穿刺角度を見極めます。穿刺部位がおおよそ決まったら，イソジンで消毒し，清潔野で再度エコーを行います。穿刺部に局所麻酔を行い，カテラン針（22Gもしくは23G）による試験穿刺を行います。同時に，透視下に心膜腔までの距離を穿刺針で確認し，本穿刺に入ります。
- 本穿刺は，穿刺針に造影剤を少量入れ，透視を見ながら試験穿刺と同じ距離まで進入させます。造影剤を注入することで，心膜を超えていれば煙状に造影剤が消え**(図4)**，距離が足りないとたいてい横隔膜が造影されます。逆に，心室まで針が到達すると，心室が造影され，かつ心室性不整脈が発生します。本穿刺針が心膜腔に入ったら，ガイドワイヤーを挿入します**(図5)**。心臓内にワイヤーが入っていないことを確認するために，エコーと透視で必ず確認します。

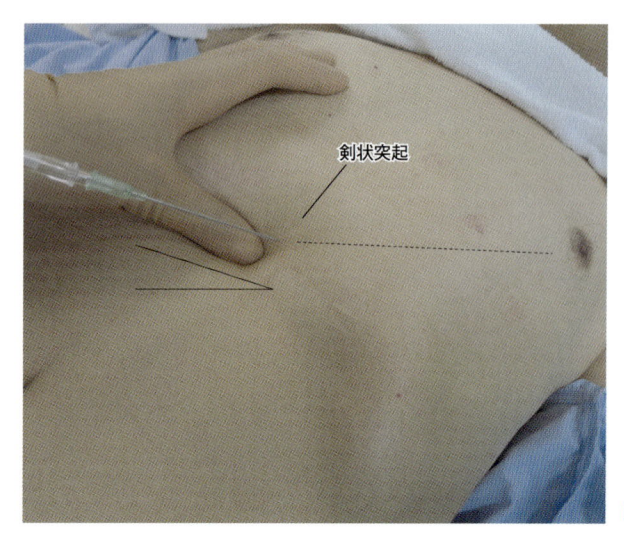

知っ得 穿刺針の穿刺角度はだいたい左乳首を目安にするとよい。

図3 心嚢ドレナージ穿刺位置および穿刺方向

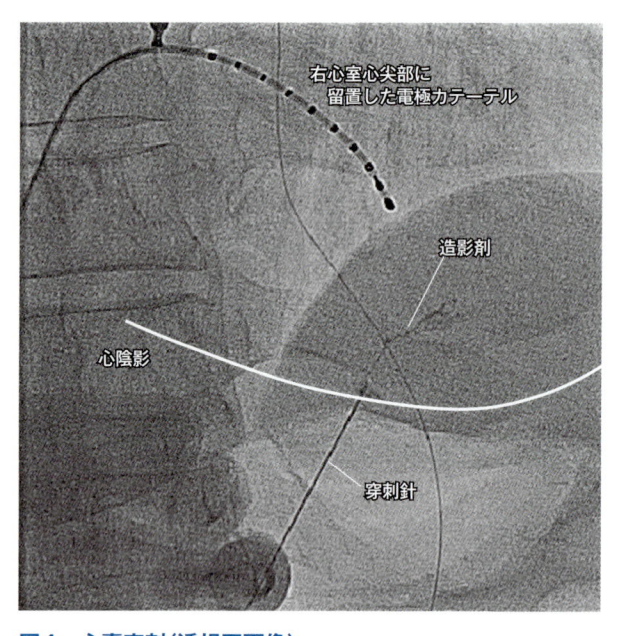

図4 心嚢穿刺（透視正面像）
心嚢穿刺針が心嚢腔内に到達。

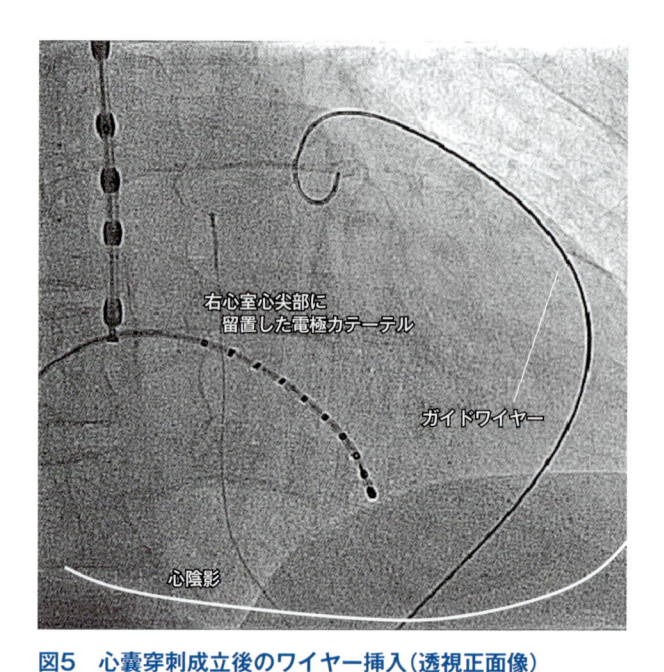

図5 心嚢穿刺成立後のワイヤー挿入（透視正面像）
心嚢腔内にガイドワイヤーが進入し，心膜（心陰影）に沿って高位まで到達。

- ガイドワイヤーが確実に心膜腔内に存在することがわかったら，抜去用のカテーテルを挿入します。カテーテルの位置を透視で確認し，付属の三方活栓と延長チューブを装着し，貯留した心膜液を採取，排液します（図6）。心膜液の排液に伴い，ほとんどの症例で血圧がすぐに上昇します。液体が，赤色であれば動脈血，黒色であれば静脈血を疑います。心膜液をすべて排液した後も，再貯留する可能性があるため，24時間は留置するようにしてください。それ以降は，心膜炎などの感染症のリスクも発生するため，留置し続けることはお勧めしません。排液量が500mL以上と多い場合，ショックとなることがあるため，輸血を事前に準備しましょう。
- 心嚢穿刺の手技に関しては合併症（後述）を念頭におき，十分なインフォームドコンセントをとるとともに，経験が少ないときは経験豊富な上級医に依頼するのがよいでしょう。ほとんどの症例は，緊急的処置が必要となるため，あらかじめカテーテル室に心嚢穿刺（心嚢ドレナージ）セットとしてすぐに出せるように準備しておくとよいでしょう（図7）。さらに，凝固促進薬（硫酸プロタミン）やビタミンK（ケイツー®）などの拮抗製薬も常備しておくとよいでしょう。他に，保険適応はありませんが，遺伝子組換え活性型第VII因子製薬（ノボセブンHI®）や血液凝固第IX因子複合体製薬（クリスマシンM®）も効果があります。

ここに注目

常に，心嚢穿刺する医師以外の医師やメディカルスタッフが，血圧と心電図を随時確認しましょう。

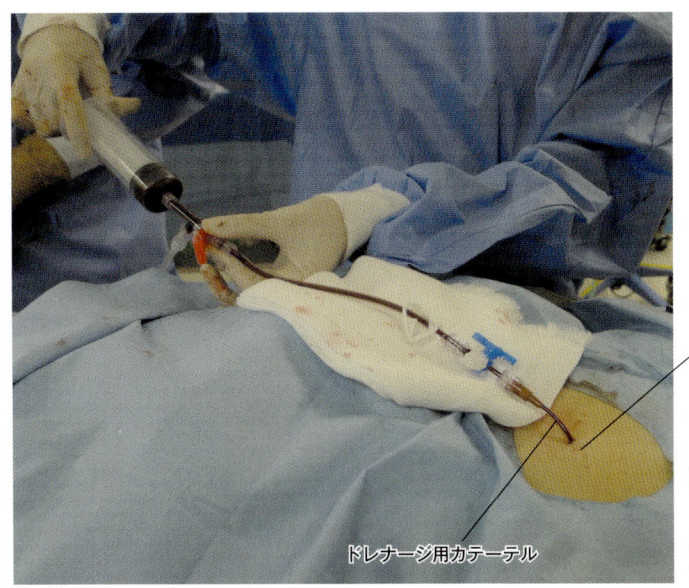

図6 心嚢ドレナージ
ドレナージ用カテーテルを心腔内に留置した後，三方活栓を装着し，血圧を確認しながら，ゆっくり排液する。

剣状突起
ドレナージ用カテーテル

穴あき滅菌ドレープ
カテラン針
排液用シリンジ
ドレナージ用カテーテルキット（心膜穿刺用カテーテルキット）

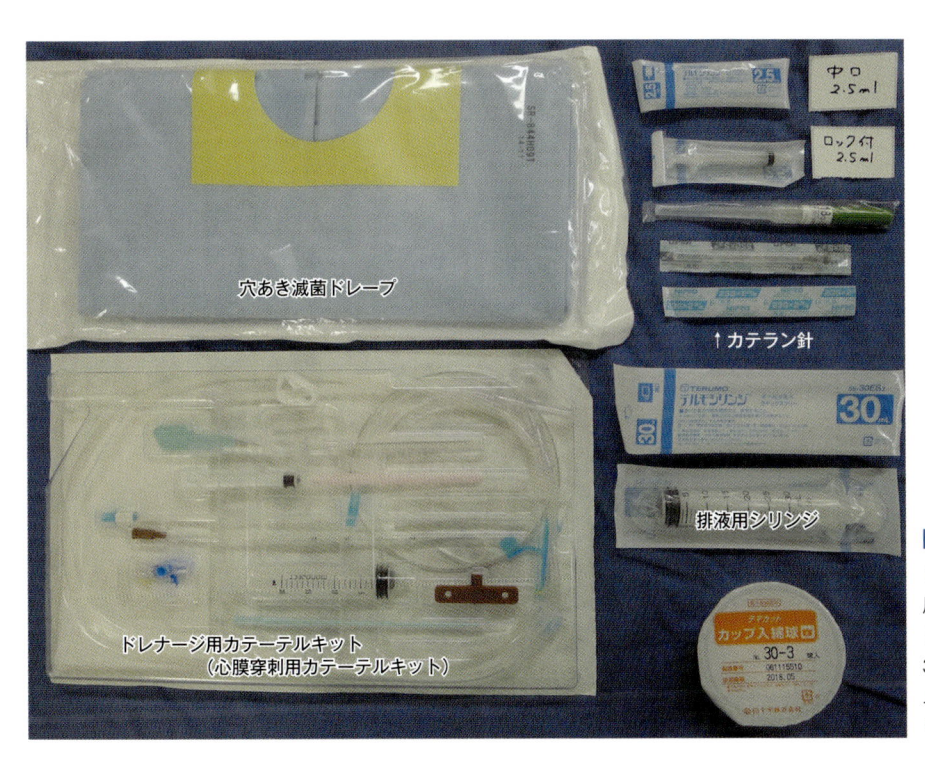

図7 心嚢ドレナージに準備するもの
ドレナージ用カテーテルキット（※心膜穿刺用カテーテル），穴あき滅菌ドレープ，22もしくは23Gカテラン針，注射器2.5mL，20mL，30mLそれぞれ数本。
上記以外にイソジン®，ハイポアルコール®，キシロカイン1%®，心臓超音波，滅菌手袋。

心嚢ドレナージに伴う合併症

- 心嚢穿刺時に伴う合併症として，冠動静脈損傷や心筋損傷があります。心電図モニターや血圧を適宜確認するとともに，全身状態，胸痛や動悸などの症状も注意深く観察し，異常を早期に発見しましょう。
- その他，考えられるものに，穿刺時に肺を傷つけてしまう肺損傷，血胸，気胸などがあります。サチュレーションの低下や呼吸促迫など呼吸不全を疑うような症状の観察が必要となります。
- 肝損傷，消化管穿孔，迷走神経反射が起こる可能性がありますので，ドレナージ後24時間は血圧，バイタルサインの観察が重要になります。
- 穿刺後に血圧などのバイタルサインが回復しても，胸部X線で気胸，心拡大の確認，エコーでシースの位置と心膜液再貯留の確認，採血で貧血，炎症反応，肝酵素の確認を必ず行いましょう！

穿刺トラブル（穿刺部血腫，仮性動脈瘤，動静脈瘻）

- **穿刺に伴うトラブルも比較的多くみられます。**原因として，止血不良，血管損傷の2つがあります。
- 通常，心房細動アブレーションではカテーテルシースを大腿静脈や内頸静脈などの太い静脈に数本挿入，留置します。前述のように，たいていの施設は，術中ACT：300秒以上でコントロールしているため，しばらく圧迫止血しても止血が困難となることがあります。さらに，出血が止まりにくいと血管の周囲に血液が漏れ出し，内出血となることがしばしばみられます。治療後約1週間は痛みも伴い，青紫色の斑が残りますが，時間が経てば自然に吸収されて消えていきます。
- カテーテルを血管内に挿入し，心臓へ向かって進める間に，血管壁を傷つけてしまう血管損傷もあります。軽い傷ならば自然に治りますが，放置しても治らないような血管の損傷が生じることがあります。大腿動脈などの太い動脈にカテーテルを刺したときに生じやすく，血管の壁が二層に裂け，その間に血液が溜り瘤状に膨らむ仮性動脈瘤や，血管に大きな傷をつけた結果，動脈と静脈が直接つながってしまう外傷性動静脈瘻がそれに含まれます。

対策

- 当施設では，シース抜去，圧迫止血した後に数人で穿刺部の観察（対側の鼠径部と比較）と聴診でシャント音を確認します**(図8)**。早期に発見すれば，再圧迫によりシャント音が消失しますが，時間が経過してしまうと，切開手術を行うことになります。血管確保に難渋し，何度も穿刺する場合は，仮性動脈瘤や外傷性動静脈瘻となる可能性があるため，術者の手を変えることも大切です。

> **ここに注目**
> 穿刺にまつわる合併症は軽視されていますが，実際に多く認めます。3回以上血管に当たらない場合は，手を変える姿勢をとるように心がけましょう。

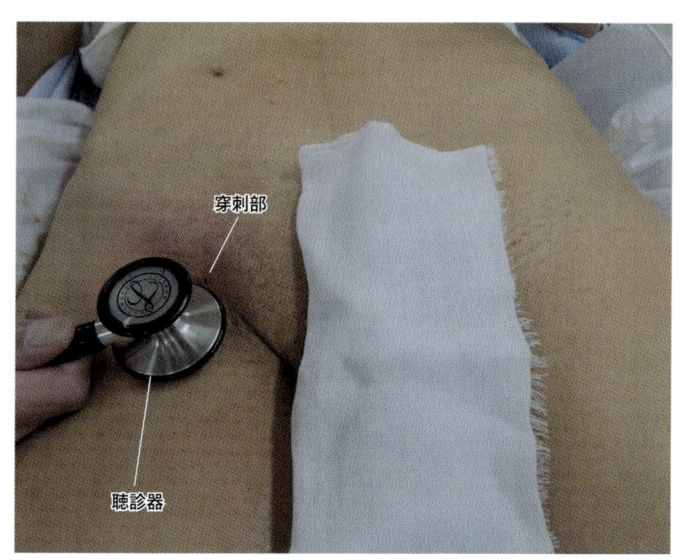

図8 治療後の穿刺部の診察
止血が終了したら，穿刺部位の腫脹（対側との比較）とシャント音の有無を確認

血栓塞栓症，一過性脳虚血発作

- 発生頻度は低いですが，脳塞栓は後遺症が残る致命的な合併症です。過去の報告では，一過性脳虚血発作（**TIA**）を含めると1％未満ですが，**MRIで見つかった無症候性脳梗塞は10〜20％に生じている**といわれています。
- ワイヤー，カテーテル，シースなど，身体にとっての異物が血液に触れると，血液は凝固しやすくなり，血栓が生じるといわれています。血栓塞栓症は，脳血管に詰まれば脳塞栓，肺に詰まれば肺塞栓となります。また，カテーテルを刺した静脈の血流が滞るために，刺した部分の心臓より遠い側の静脈が血栓の形成を伴う炎症を起こす，深部静脈血栓症（**DVT**）という合併症を起こす可能性もあります。十分な抗凝固療法が必要であり，長時間の手術に，長時間の安静が加わると，悪循環でさらに発生しやすくなります。

対策
- 抗凝固薬を直前まで内服し，治療中はACT：300秒以上を維持するようヘパリンを持続投与しながら行いましょう。DVTを予防するには，治療前から弾性ストッキングを履かせ，術後はフットポンプで予防しましょう。

TIA : transient ischemic attack

DVT : deep vein thrombosis

筆者からのアドバイス

- 心房細動アブレーションに伴う致死的合併症は約0.1％ですが，全体の合併症発生頻度は約4〜5％といまだ安全な治療とはいえません。よって，実際に治療を始めるまでは，上級医のもとである程度経験を積んでから行うことをお勧め致します。

IV

カテーテルアブレーション
心室頻拍

流出路起源心室頻拍/心室期外収縮

IV カテーテルアブレーション 1 心室頻拍

永嶋孝一　日本大学医学部内科学系循環器内科学分野

12誘導心電図から起源の推定とマッピング，アブレーション，そして合併症をしっかりおさえておきましょう。

Point　まずはこれだけ押さえよう

1. 治療前に12誘導心電図から，起源を推定しましょう。
2. アクチベーションマッピングとペースマッピングを用いて起源を同定しましょう。
3. 周囲の解剖を考慮し，合併症に注意してアブレーションをしましょう。

流出路起源の心室性不整脈の特徴

- 流出路起源の心室性不整脈は，器質的心疾患を伴うものと伴わない特発性とに分けられます。特発性心室性不整脈の発生機序の多くは，自動能や撃発活動（triggered activity）の亢進による非リエントリー性といわれています。失神や前失神症状を有する心室頻拍や，動悸などの有症候性で薬剤抵抗性の心室頻拍および期外収縮は，アブレーションの適応となります。また近年，頻発性心室期外収縮は心機能低下の因子であるとの報告があり，このような薬剤抵抗性の期外収縮もアブレーションの適応となってきています。
- アブレーションの成功率は約80〜90％と高いですが，左心系由来の心室性不整脈では50〜60％といまだ改善の余地があります。

12誘導心電図からの起源を推測しましょう

- 術前に12誘導心電図を詳細に検討し，起源を推定してアブレーション戦略を立てることは，成功率の向上と合併症の軽減に重要です。
- まずは右心系から焼灼可能か，冠尖や左室流出路を含む左心系にアプローチが必要かの鑑別が重要です。図1はCARTOSOUND®を用いて心室を三次元再構築したものです。流出路レベルで心臓の最前面にある組織は右室であり，その後方に右冠尖，左冠尖，大動脈弁僧帽弁連続部および大心静脈または前室間静脈があります。**右心流出路起源の不整脈は一般的に左脚ブロックパターンで，移行帯はV$_4$以降ですが，左心系起源，つまり起源が後方であればあるほど心室の興奮伝播の前方成分が増え，前胸部誘導でのR波成分が増高し，その結果，移行帯は反時計方向に移動し，さらに後方になると右脚ブロックパターンとなります。** この解剖知識は，起源を推定するうえで非常に有用ですので，ぜひとも頭に入れておきましょう。

a：右側面像　　　　　　　　b：正面頭側像

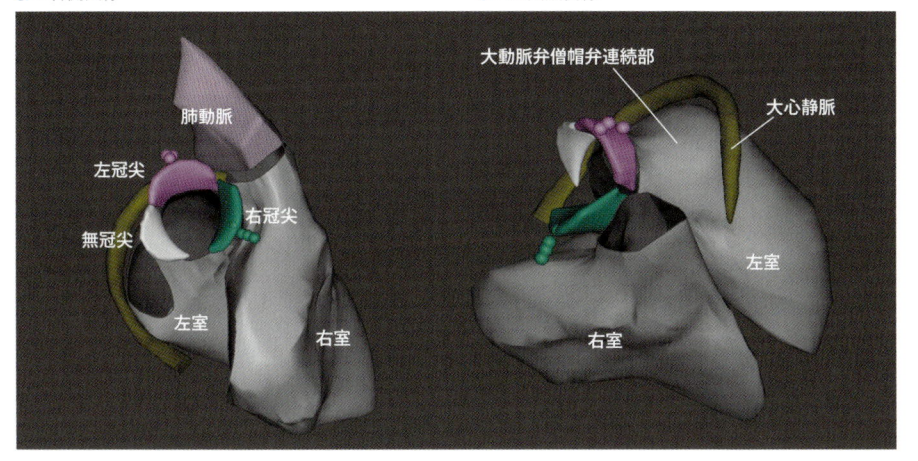

図1　CARTOSOUND®を用いた心室の解剖
流出路レベルでの心室組織は，前方から後方に向かって，右室→右冠尖→左冠尖→大動脈弁僧帽弁連続部および大心静脈または前室間静脈で構成されている。

> **ここに注目**
> 心室性不整脈の起源が，右室→右冠尖→左冠尖→大動脈弁僧帽弁連続部および大心静脈または前室間静脈と後方になるにつれて，移行帯は反時計方向に移動します。

- 左心系起源の不整脈は，移行帯がV_3誘導以前にあり，V_6誘導にS波（0.1mV以上）を認めることが多いのが特徴です。しかしながら右心系でも移行帯をV_3誘導に認める例や，起源が大動脈弁直下に存在する場合，V_6誘導にS波を認めない例もあり，心電図の特徴は少なからずオーバーラップしています。**移行帯がV_3であった場合，V_2 transition ratio[V_2での不整脈中のR波の割合（R波の波高/QRS波の波高）を洞調律中のR波の割合で除した値]の計算が有用であり，≧0.6で左心系由来**といわれています。

起源別不整脈の特徴

- 図2に，心電図波形による流出路不整脈の起源同定のためのアルゴリズムを示します。

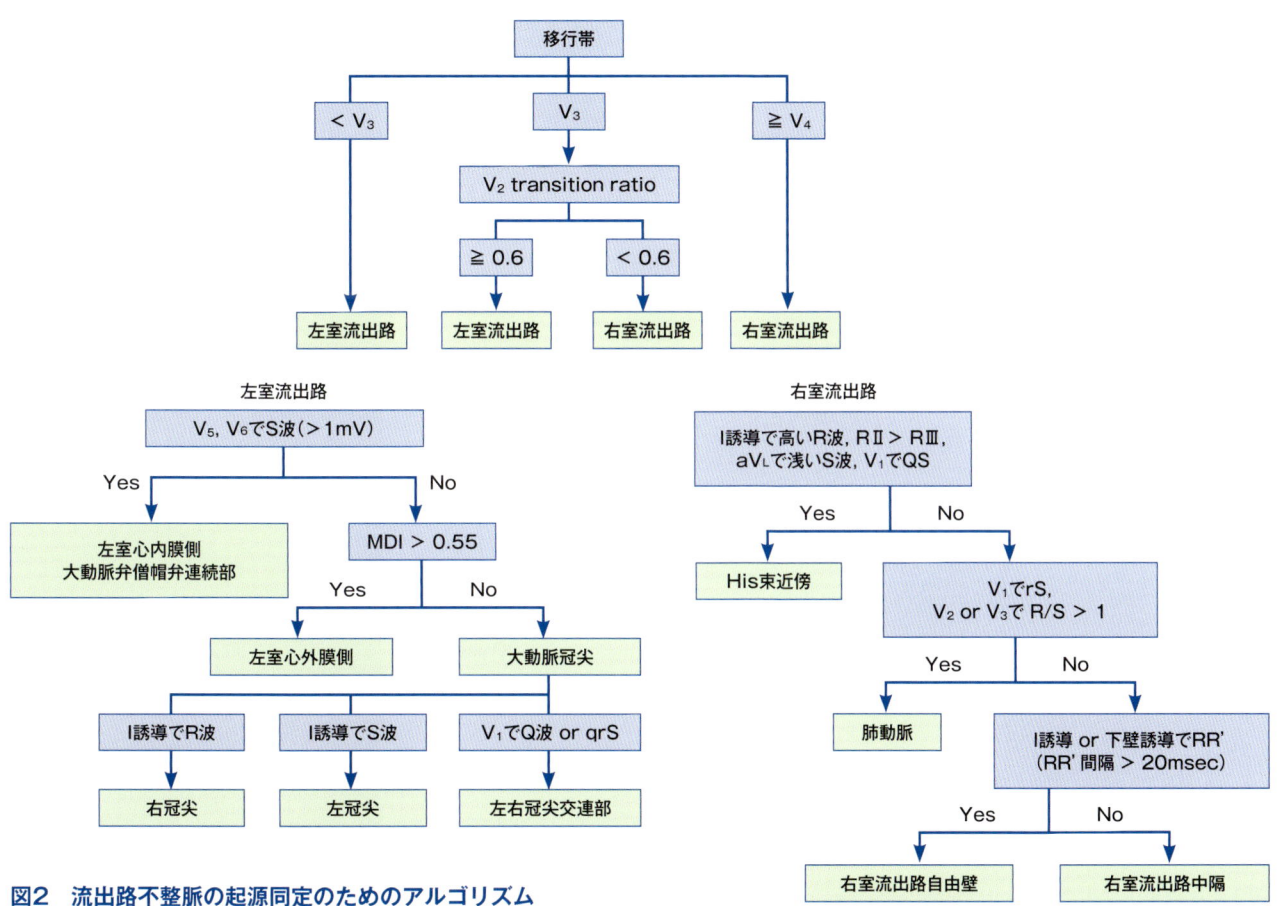

図2　流出路不整脈の起源同定のためのアルゴリズム
まずは上段のフローチャートを用い，移行帯の特徴から，右心系起源か左心系起源かを鑑別する。続いて下段のフローチャートを参考に，詳細な起源部位の推定を行う。

右室流出路起源

- 肺動脈弁下高位右室流出路中隔側，自由壁側，肺動脈，His束近傍（低位右室流出路）に分類されます。

①右室流出路起源（図3～4）

- 多くは中隔側（図3）ですが，自由壁側（図4）の症例も存在します。一般的に左脚ブロックパターンで移行帯はV₃以降です。中隔起源では左室と右室が同時に興奮するのに対し，自由壁側では右室の興奮後に左室が興奮するため，この両心室の興奮時相のずれにより**Ⅰ誘導と下壁誘導のR波にノッチ**（RR'パターンでRR'間隔≧20msec）を認めることが多く，下壁誘導のR波の波高は中隔起源に比べて小さくなります。また，自由壁のほうが前面に位置するため心室興奮伝播の後方成分が増え，V₁~₃でより深いS波を認めます。

②肺動脈起源（図5）

- 肺動脈は流出路のなかでも最も高い位置にあるため，**下壁誘導で著しく高いR波**（すべての下壁誘導で2.5mV以上）が見られます。また，肺動脈は右室流出路より後方に位置するため（図1），心室の興奮伝播の前方成分が増え，移行帯がV₃以前となることもあります。しかし，心室筋内へのexitが低位右室流出路であると，低いR波高あるいは移行帯がV₃以降となる場合もあります。

③His束近傍起源（図6）

- **Ⅰ誘導でR（RR'）パターン，V₁誘導でQ波**を認めます。また低位右室起源を反映して**下壁誘導のR波高は全体的に低く，特にⅢ誘導でR波高が小さくなる**ことが特徴です。His束に近いため，焼灼に難渋する症例も少なくありません。His束の後方にはValsalva洞（右冠尖，ときに無冠尖）が接しているため，His束近傍から焼灼できない場合には右冠尖（および無冠尖）のマッピングも試しましょう。

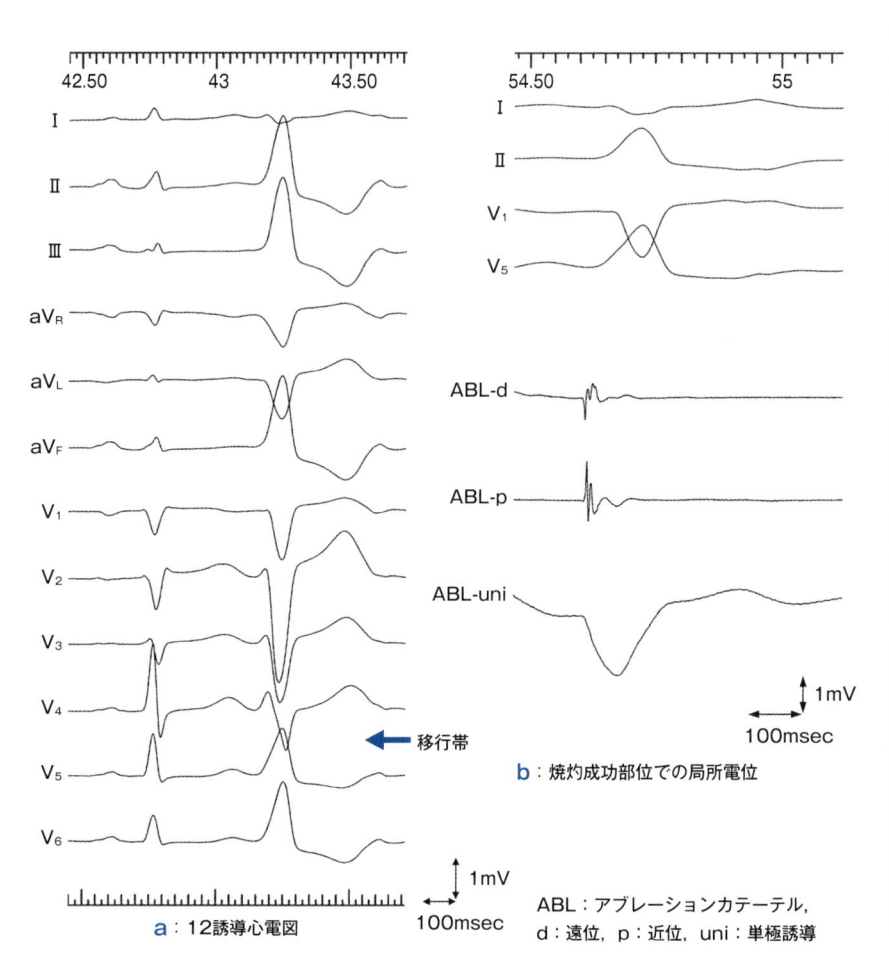

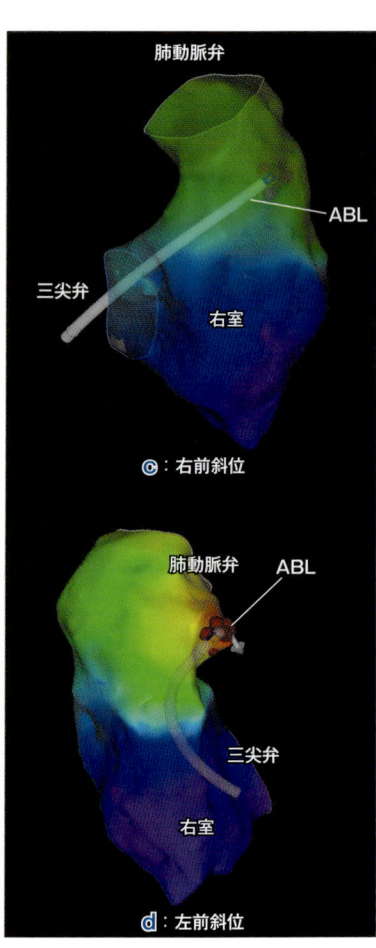

図3 右室流出路中隔起源
一般的に左脚ブロックパターンで移行帯はV₃以降（←）であることが特徴である。

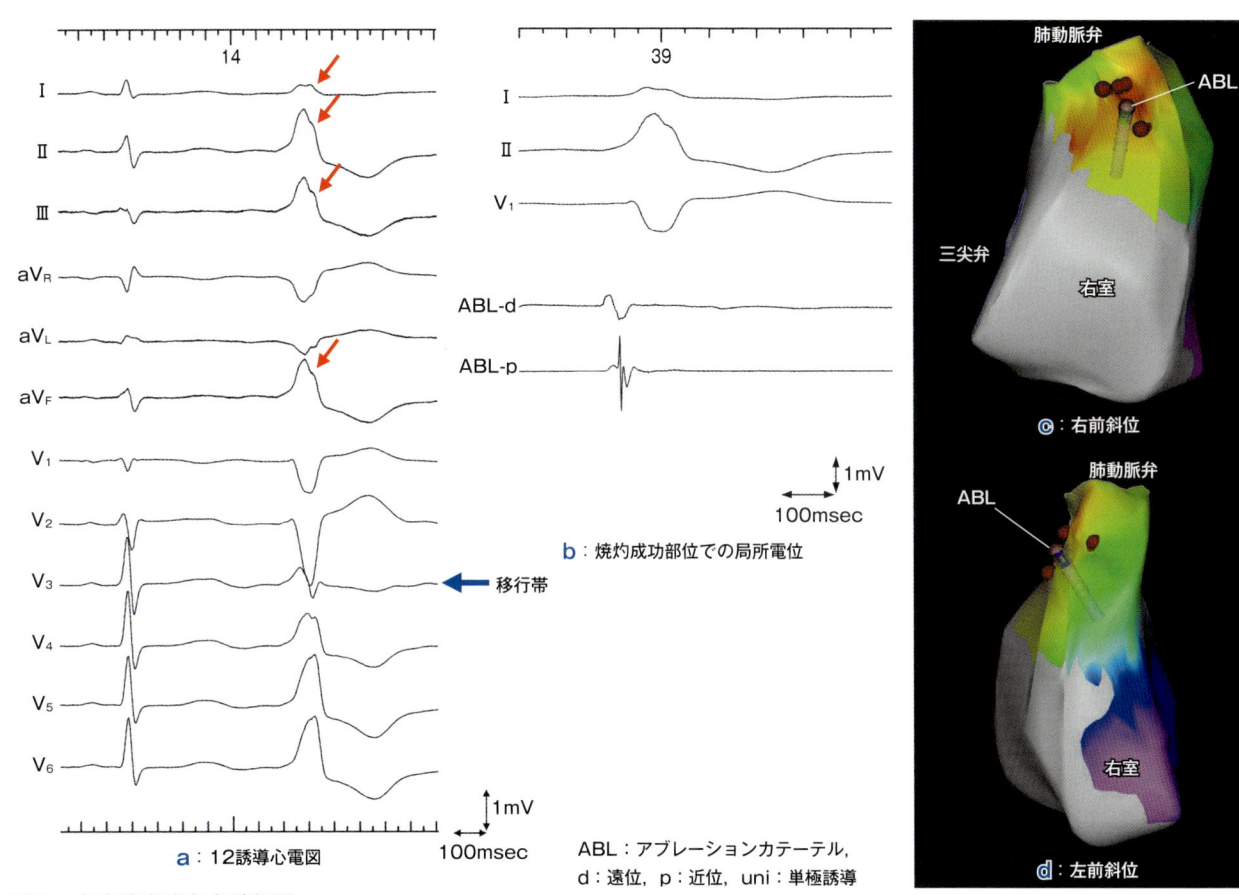

図4 右室流出路自由壁起源

左脚ブロックパターンで移行帯はV₃以降（←）であることに加え，I誘導と下壁誘導のR波にノッチ（RR'パターンでRR'間隔≧20msec，←）を認めることが多く，下壁誘導のR波の波高は中隔起源に比べて小さくなることが特徴である。

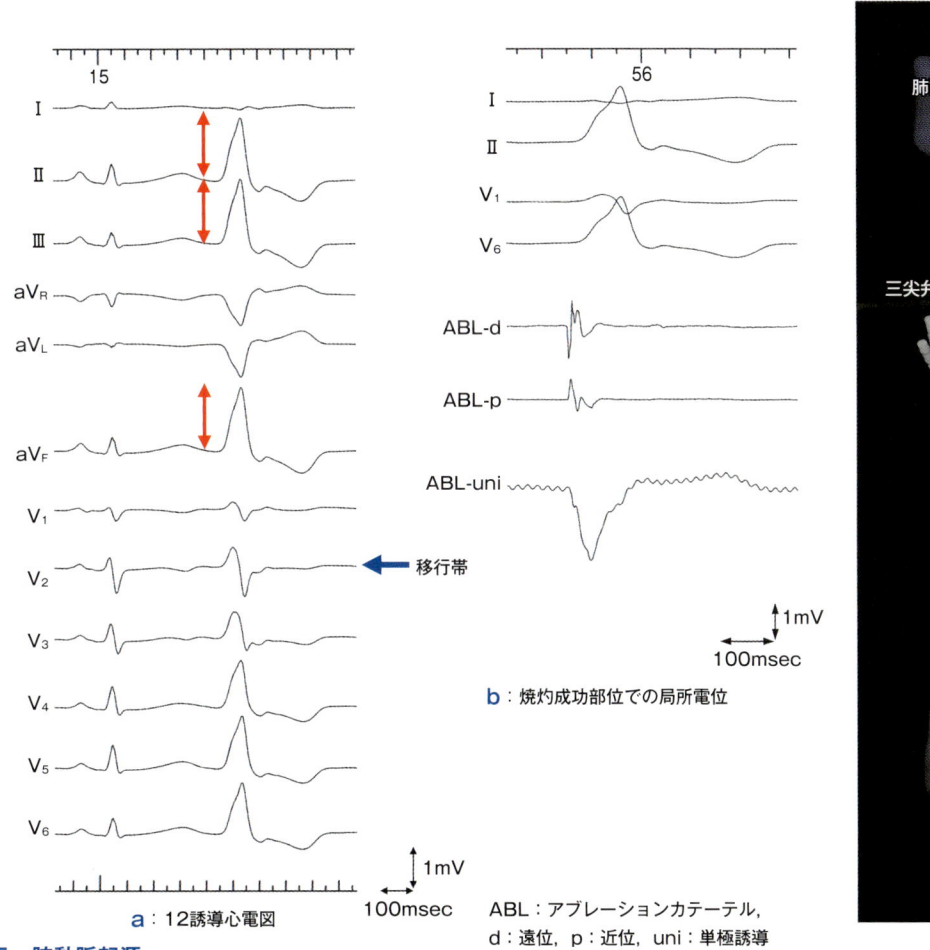

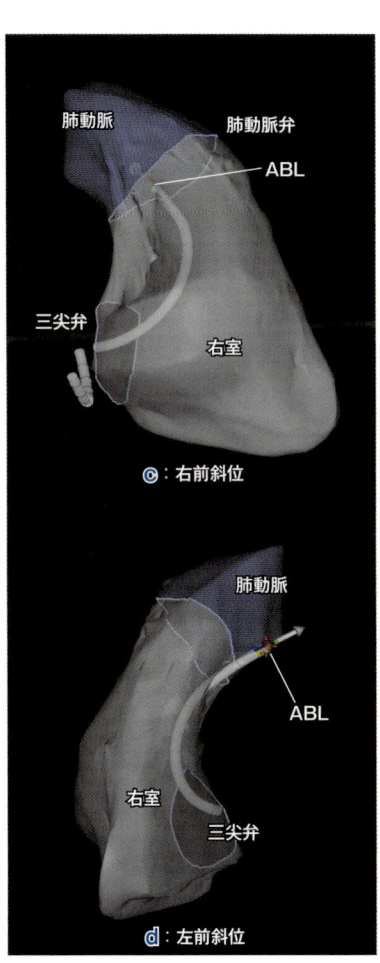

a：12誘導心電図
b：焼灼成功部位での局所電位
c：右前斜位
d：左前斜位

ABL：アブレーションカテーテル，d：遠位，p：近位，uni：単極誘導

図5 肺動脈起源

左脚ブロックパターンで，下壁誘導に著しく高いR波（すべての下壁誘導で2.5mV以上，←）が見られることが特徴である。移行帯がV₃以前となることもある（←）。

a：12誘導心電図
b：焼灼成功部位での局所電位
c：右前斜位
d：左前斜位

ABL：アブレーションカテーテル，d：遠位，p：近位，uni：単極誘導

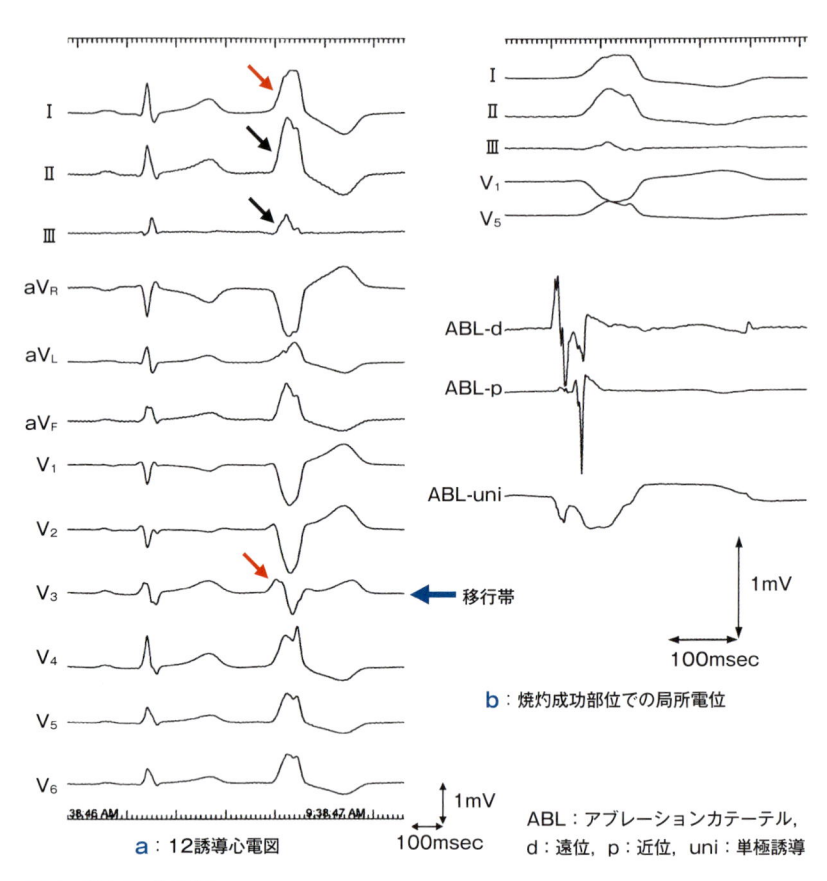

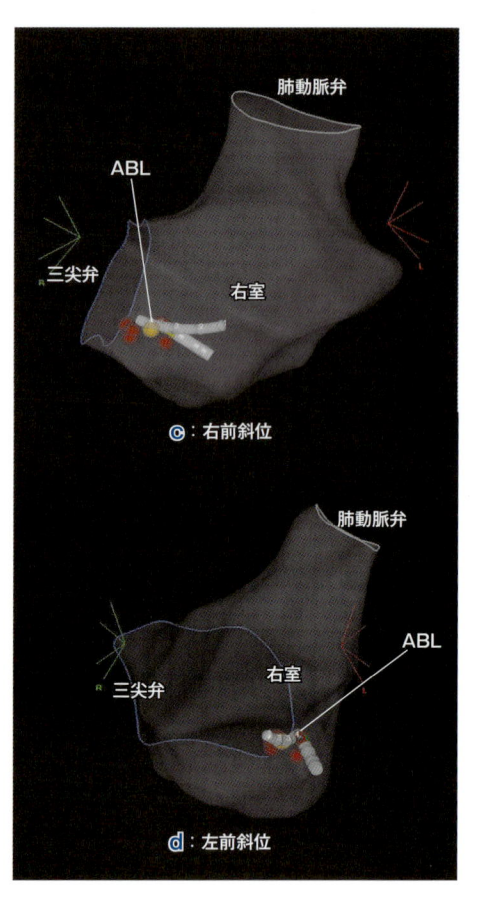

図6 傍His束起源

左脚ブロックパターンで，I誘導でR(RR')パターン，V₁誘導でQ波を認める(←)。また下壁誘導のR波高は全体的に低く，特にⅢ誘導でR波高が小さくなることが特徴である(←)。

左室流出路起源

- 大動脈冠尖を含めた大動脈弁上起源，大動脈弁僧帽弁連続部起源や流出路中隔起源を含めた弁下起源，そして大心静脈と前室間静脈の移行部近傍起源を含めた心外膜起源に分類されます。

①**大動脈冠尖起源**(図7～9)

- 前述のとおり，胸部誘導の**移行帯がV₃誘導以前，もしくはV₃誘導でかつV₂ transition ratio≧0.6**であり，加えてV₁，V₂誘導での**R wave duration index**(R波の幅/QRS幅を両誘導で計算し，大きいほうの値)**≧0.5**と**R/S amplitude ratio**(R波の波高/S波の波高を両誘導で計算し，大きいほうの値)**≧0.3**は左冠尖起源(図7)の診断に有用といわれています。
- 右冠尖は左冠尖に比べより右下方に位置するため(図1)，右冠尖起源の心電図は左冠尖起源に比べて，1)**Ⅰ誘導でR波が大きく**，2)**下壁誘導のR波高は小さく，Ⅱ誘導のR波高がⅢ誘導のR波高に比べて大きく**(Ⅱ/Ⅲratio>1)，そして3)**左脚ブロックパターンでV₂誘導ではやや幅の広い波高の小さなR波**を認めます(図8)。また，左右冠尖交連部起源では**V₁～V₃誘導でノッチ様のR波**(qrSパターン)を認めるといわれています(図9)。

②**大動脈弁僧帽弁連続部**(図10)

- この部位は主に線維組織で構成されていますが，一部に房室結節細胞のような特徴をもった細胞が迷入しており，不整脈起源となりうるといわれています。後方の左室心内膜由来であるため**右脚ブロックパターン**となり，さらに**V₁誘導でqRパターン**となることが特徴です。

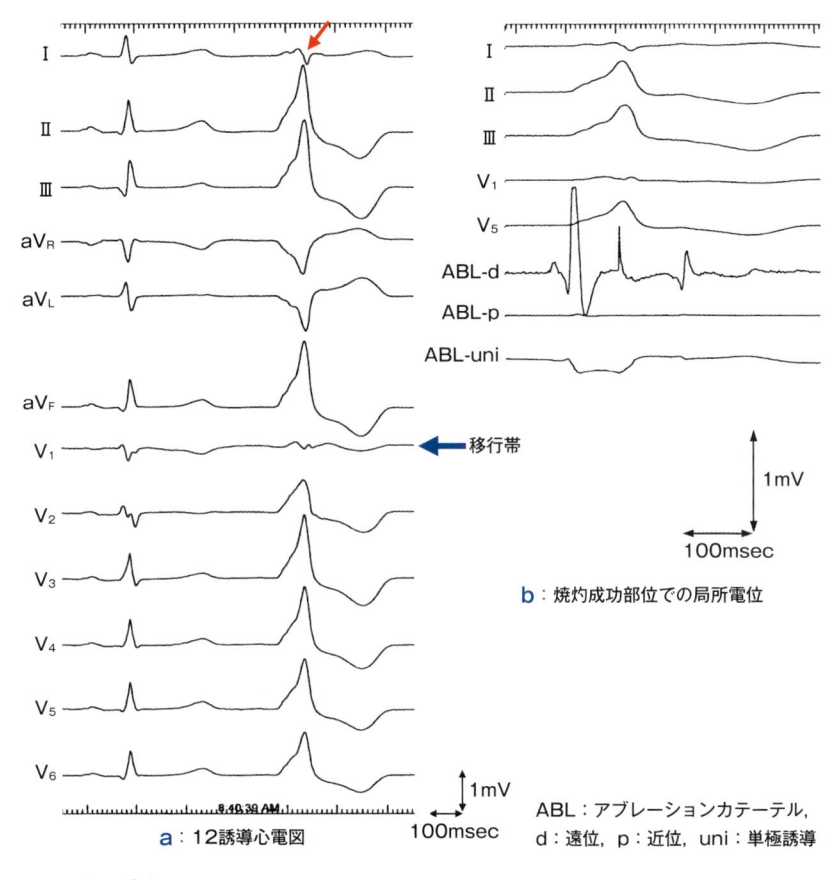

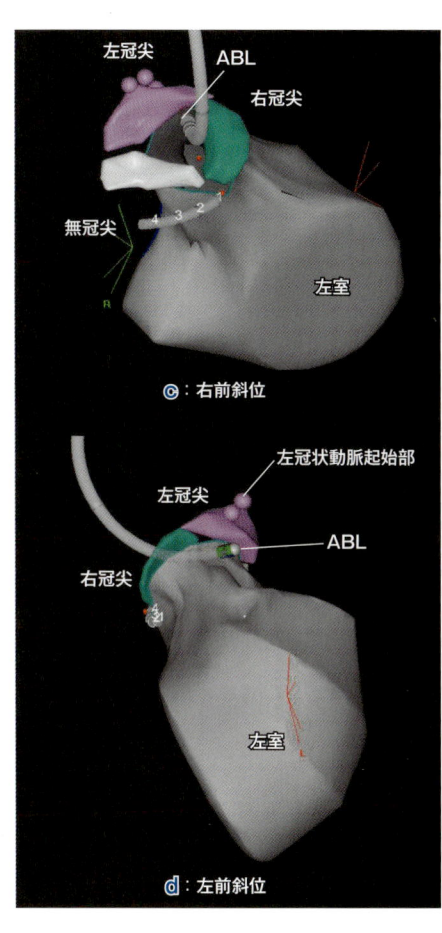

図7 左冠尖起源

左脚ブロックパターンで胸部誘導の移行帯がV₃誘導以前（←）もしくは，V₃誘導でかつV₂ transition ratio ≧0.6であり，さらにV₁，V₂誘導でのR wave duration index ≧0.5とR/S amplitude ratio ≧0.3であることが特徴である。またI誘導でS波が優位になる（←）。

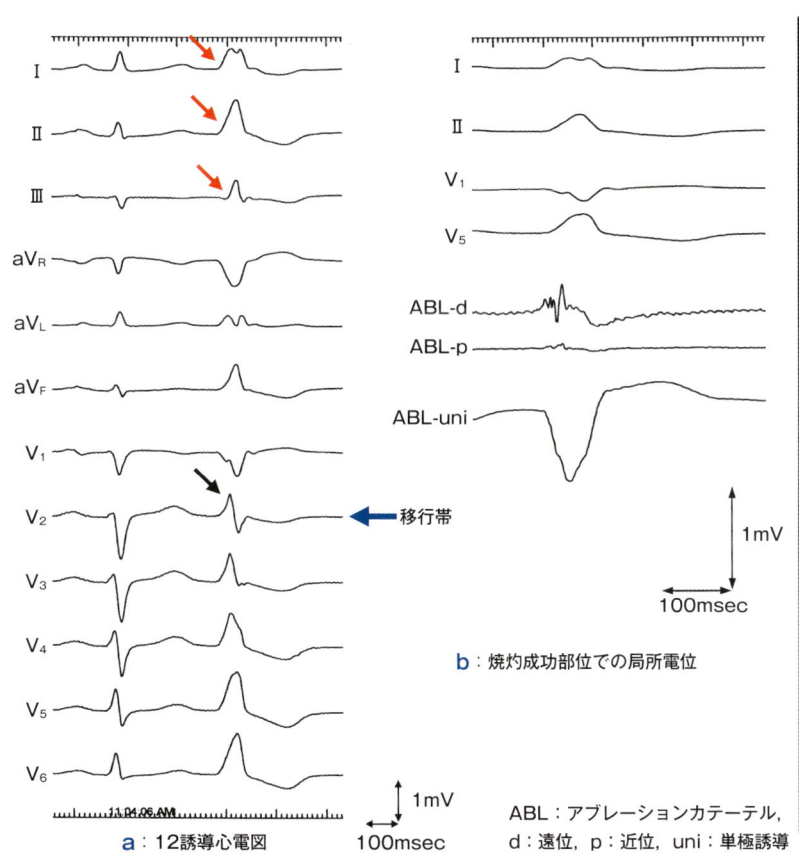

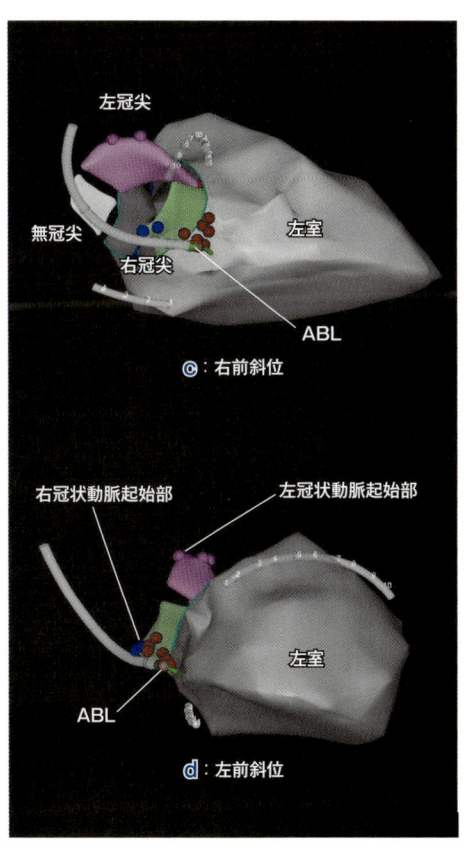

図8 右冠尖起源

左脚ブロックパターンで胸部誘導の移行帯がV₃誘導以前（←）もしくは，V₃誘導でかつV₂ transition ratio ≧0.6であることに加え，左冠尖起源と比べてI誘導でR波が大きく，下壁誘導のR波高は小さく，II誘導のR波高がIII誘導のR波高に比べて大きく（II／III ratio ＞1）（←），そしてV₂誘導でのやや幅の広い波高の小さなR波が特徴である（←）。

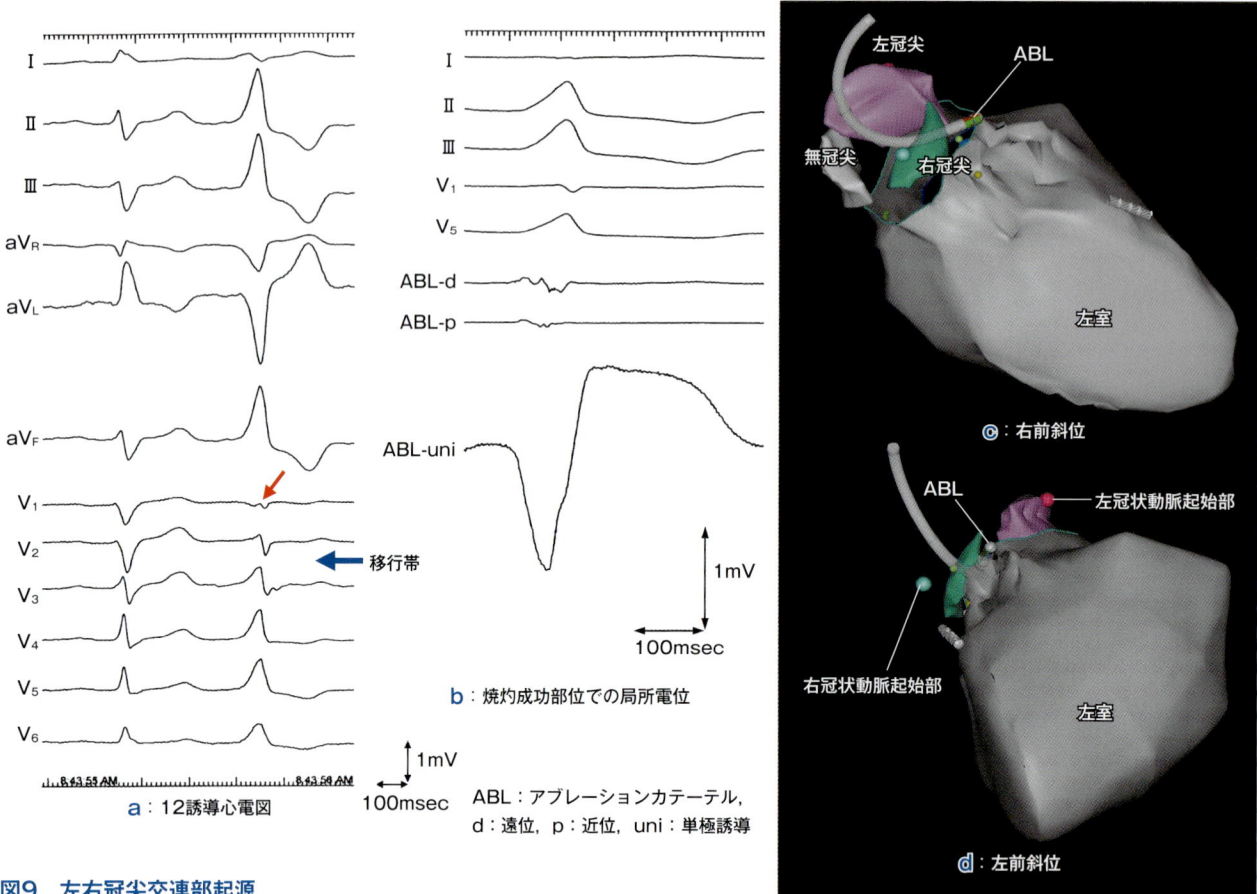

図9　左右冠尖交連部起源

左脚ブロックパターンで胸部誘導の移行帯がV₃誘導以前（←）もしくは，V₃誘導でかつV₂ transition ratio ≧0.6であることに加え，V₁～V₃誘導でのノッチ様のr波（qrS パターン，←）が特徴である。

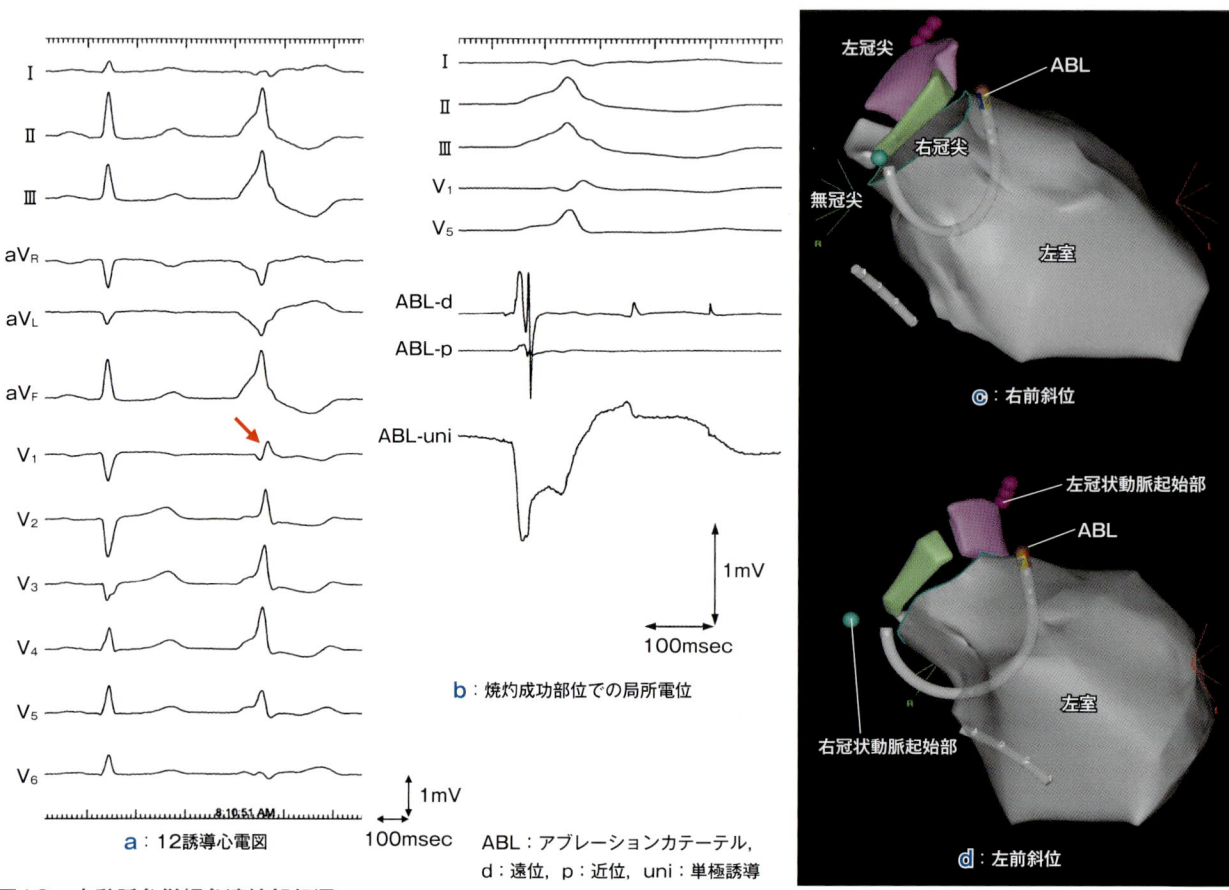

図10　大動脈弁僧帽弁連続部起源

右脚ブロックパターンとなり，さらにV₁誘導でqRパターン（←）となることが特徴である。

③大心静脈と前室間静脈の移行部近傍起源(図11)

- QRSの立ち上がりが緩やかで，**maximum deflection index**(胸部誘導でのQRS起始から最大振幅までの最短値/QRS幅)**≧0.55以上**の場合，心外膜起源である可能性が高くなります。この部位は左冠状動脈に近接しており，冠状動脈損傷のリスクが高いため通電自体が難しく，通電可能でも静脈内径が小さく電気抵抗値が高いと，十分な出力での有効通電ができない場合も多いです。しかしながら，対側の左室心内膜側もしくは左冠尖からの焼灼が可能な症例もあり，不整脈中の大心静脈内の局所電位と対側心内膜側での局所電位の差が7msec以内，距離が13.5mm以内であれば，焼灼可能であるとの報告もあります(図12)。

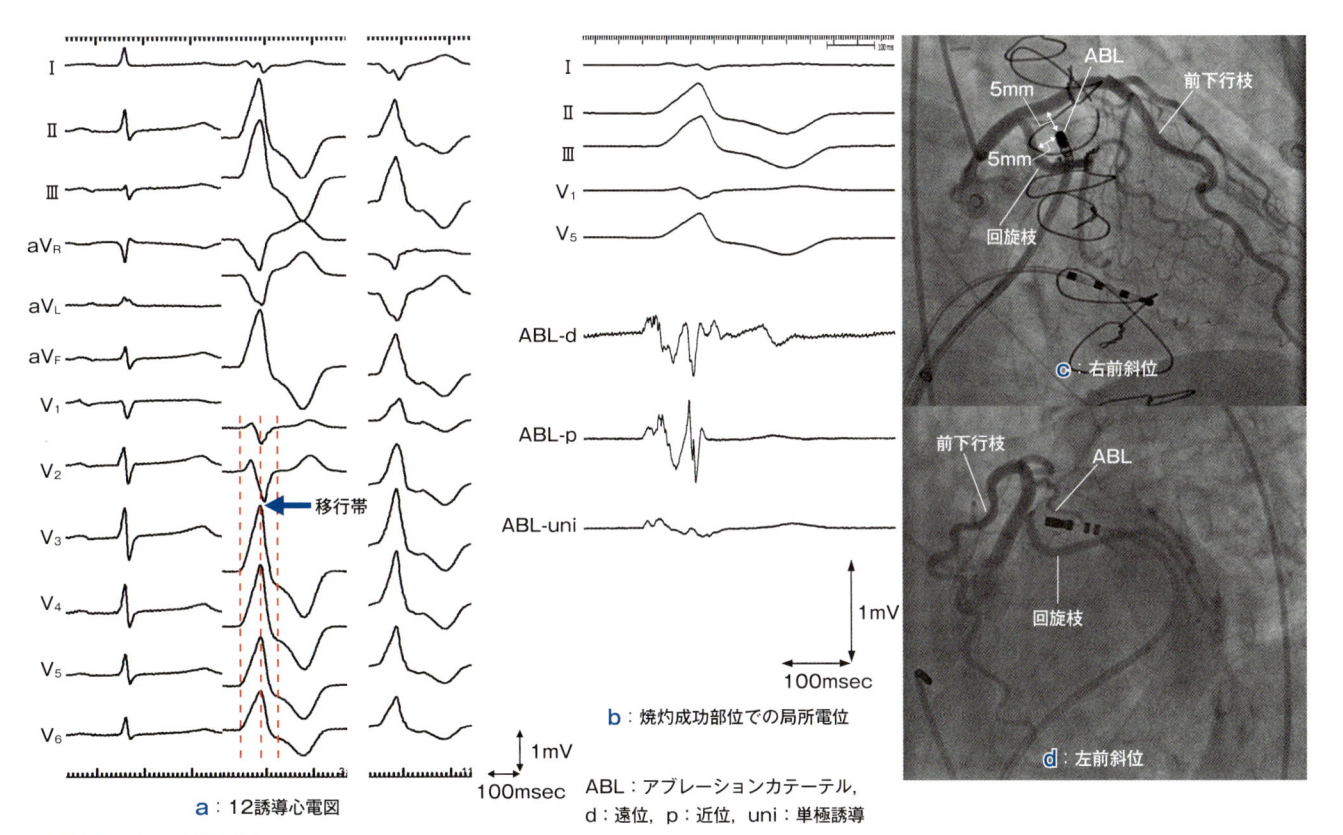

a：12誘導心電図
b：焼灼成功部位での局所電位
ABL：アブレーションカテーテル，d：遠位，p：近位，uni：単極誘導
c：右前斜位
d：左前斜位

図11 大心静脈起源

左脚ブロックパターンで胸部誘導の移行帯がV₃誘導以前(←)か，V₃誘導でかつV₂ transition ratio ≧0.6，もしくは右脚ブロックパターンで，QRSのmaximum deflection index ≧0.55 以上であることが特徴である(点線)。

a：12誘導心電図

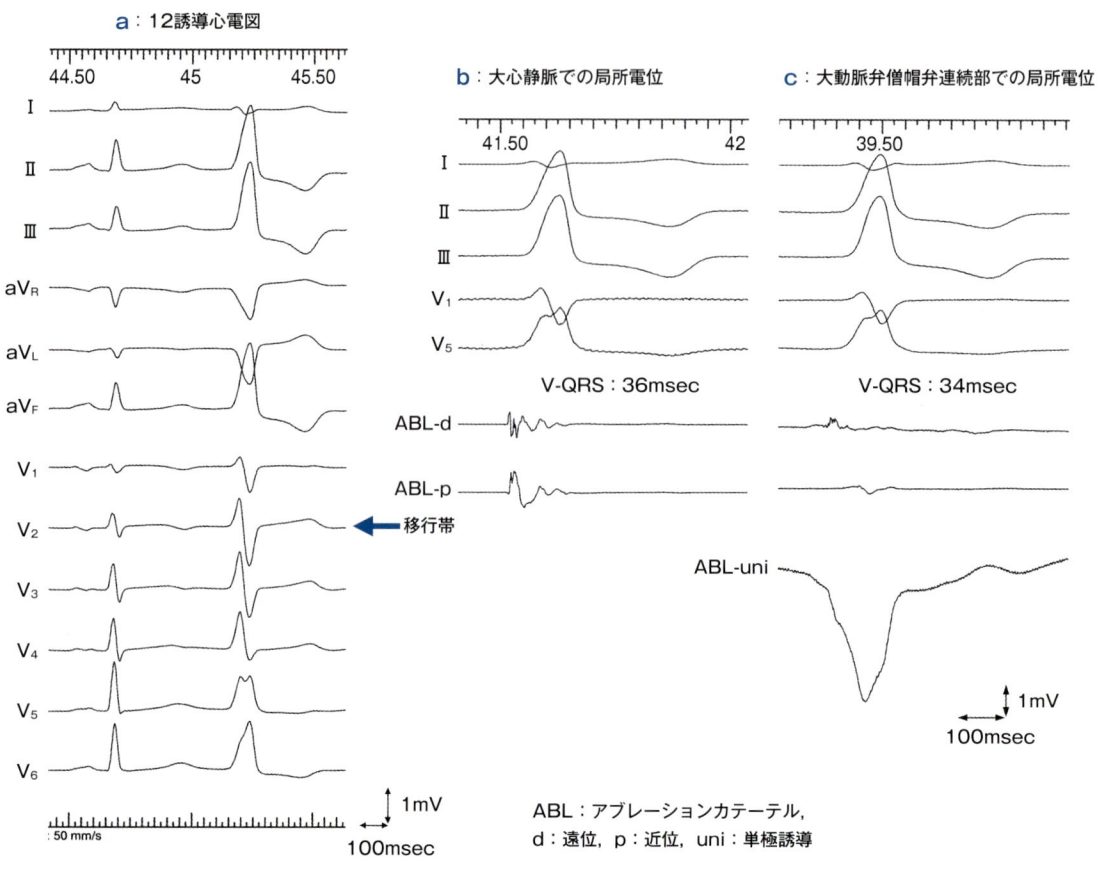

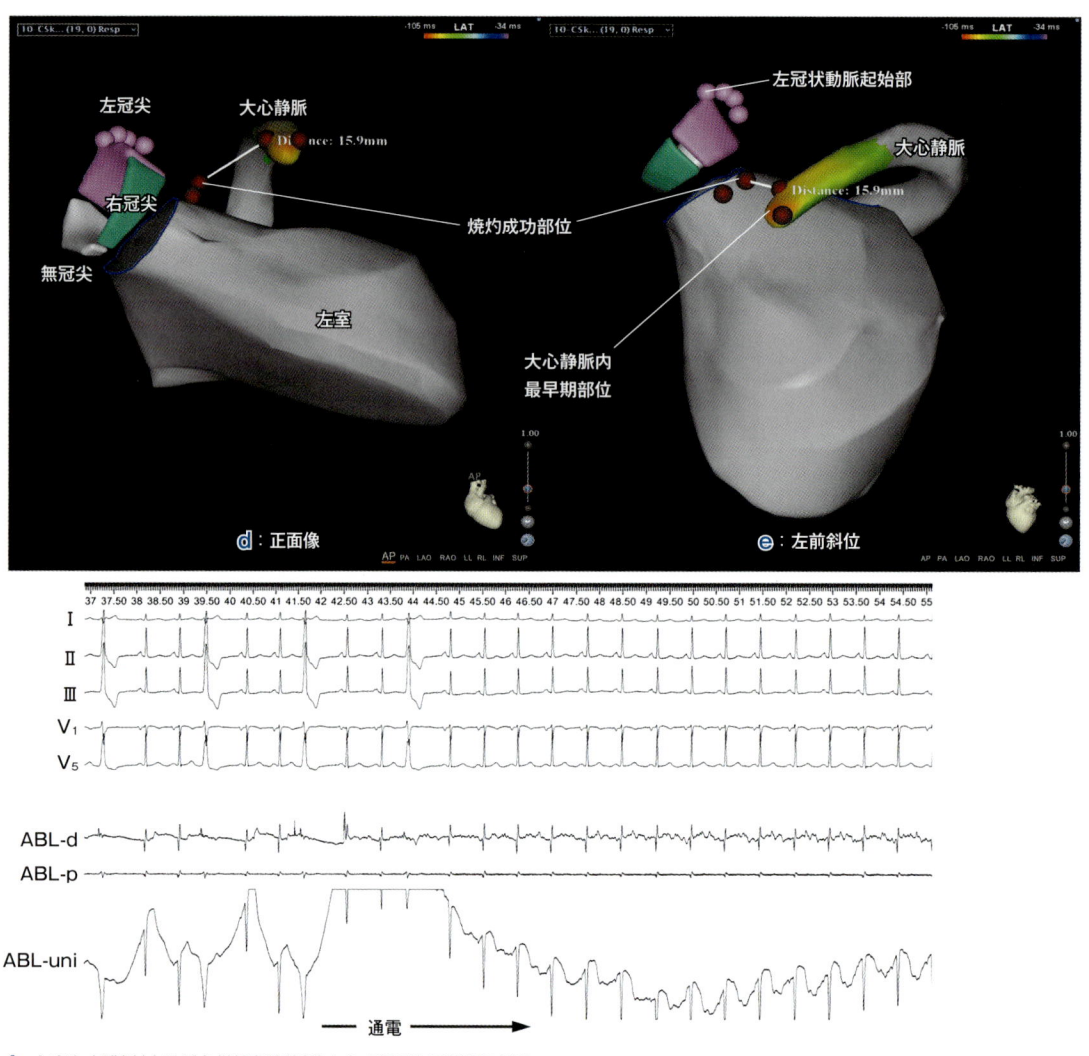

b：大心静脈での局所電位
V-QRS：36msec

c：大動脈弁僧帽弁連続部での局所電位
V-QRS：34msec

←移行帯

ABL：アブレーションカテーテル，d：遠位，p：近位，uni：単極誘導

d：正面像

e：左前斜位

左冠尖　大心静脈　左冠状動脈起始部　大心静脈
右冠尖　焼灼成功部位
無冠尖　大心静脈内最早期部位
左室

f：左室心内膜側（大動脈弁僧帽弁連続部）からの通電と不整脈の消失

→通電→

図12　大動脈弁僧帽弁連続部から焼灼し得た大心静脈起源の心室期外収縮

不整脈起源が心外膜側である大心静脈起源であっても，対側の左室心内膜側もしくは左冠尖からの焼灼が可能な症例もあり，不整脈中の大心静脈内の局所電位と対側心内膜側での局所電位の差が7msec以内，距離が13.5mm以内であれば，焼灼可能であるとの報告もある。

心臓電気生理学的検査

不整脈誘発法

- 術中に不整脈が誘発されればマッピングができますが，不整脈が誘発されないとマッピングも十分に行えず，そのため成功率も低くなります。術中に不整脈を認めない場合，薬剤の投与前・投与中に心室・心房からのプログラム刺激を行い，誘発を試みます。撃発活動(triggered activity)の亢進による機序の場合，期外刺激法よりも頻回刺激法が有効といわれています。
- 運動や興奮で誘発される症例には，イソプロテレノール(0.5～2.0μg/分)を投与します。逆に安静時または夜間に発作の多い症例には，フェニレフリンやメトキサミンの投与が有効といわれています。なお，エドロホニウムやネオスチグミンなどコリンエステラーゼ阻害薬が有効との報告もあります。

マッピング

アクチベーションマッピング

- これらの心室性不整脈の起源は，不整脈中に心臓のなかで一番早期に興奮した部位です。留置したカテーテルから局所電位を記録して，最早期興奮部位や心室興奮伝播様式を同定することをアクチベーションマッピングといいます。その際CARTO®システムやEnsite™システムなどの3Dマッピングシステムを用いると，詳細なマッピングが可能になります(p.69参照)。
- 最早期興奮部位では通常，**QRS波の立ち上がりよりも20～40msec先行し，低電位で分裂した局所電位**が得られます(図3b～12b)。ときに孤立したsharpな電位が得られることもあります。また，最早期興奮部位上にカテーテルがあると，不整脈の興奮前面はカテーテル先端から遠ざかる成分のみとなるため，**単極誘導記録で急峻なQSパターン**を呈することも重要です(図3b～12b)。最早期付近でのマッピングで特に気をつけなければならないのが，カテーテル先端の刺激による期外収縮です。特に不整脈起源に近い部位でのマッピングにおいて，ターゲットの不整脈とカテーテル刺激による期外収縮とが，12誘導心電図からは判別が難しくなり注意が必要です。ポイントとして，最早期興奮部位では多極誘導記録で前述のような低電位が得られますが，カテーテル刺激では，刺激によりある程度の範囲の心筋細胞が同時に興奮するため，高電位で急峻に陰性に振れる電位が記録されます。

ペースマッピング

- カテーテルから心室期外収縮と同じ連結期で期外刺激，もしくは心室頻拍周期に近い周期で刺激を行い，不整脈の12誘導心電図と同一のペーシング波形が得られる部位を探す方法です。12の誘導で不整脈と完全に一致した波形であった場合(perfect pace map：12/12)，その部位での焼灼による成功率は高く，少なくともgood pace map(10～11/12)が得られる部位での焼灼が望ましいです。
- ペーシング出力は心筋を捕捉する最小限での出力が望ましく，筆者らの施設では出力10mA，パルス幅2msecでの単極ペーシングを用いています。基本的にアクチベーションマッピングと併用して焼灼部位を決定しますが，手技中に不整脈がまったく誘発されない場合は，本法が唯一のマッピング方法となります。

ここに注目

アクチベーションマッピングとペースマッピングを用いて，不整脈起源を同定しましょう。最早期興奮部位では，QRS波の立ち上がりよりも20～40msec先行し，低電位で分裂した局所電位が得られ，また単極誘導記録で急峻なQSパターンを呈します。

アブレーション

- 心室壁は一般的に厚い組織であるため，基本的にイリゲーションカテーテルを用い，**出力30～50W，温度41～42℃に設定し，各ポイント60～120秒間通電**を行います。ただし，肺動脈や大動脈Valsalva洞，冠状静脈洞内での通電では，冠状動脈や大動脈弁の損傷を避けるため，また冠状静脈洞内の電気抵抗値が高いため，35Wを超えないように，そして1回の通電は60秒以内にするように注意します。

- 冠状動脈の損傷を避けるには，焼灼部位は**冠動脈から少なくとも5mm以上離れている**必要があるため，焼灼前に左右の冠状動脈を造影し，走行を確認する必要があります。また，肺動脈や大動脈Valsalva洞からの通電の場合，CARTOSOUND®で冠状動脈起始部を描出する方法も有用であり(図13)，造影剤の使用を抑えることもできます。

> **ここに注目**
>
> 肺動脈や大動脈Valsalva洞，冠状静脈内での通電では，焼灼前に必ず左右の冠状動脈の走行を確認します。

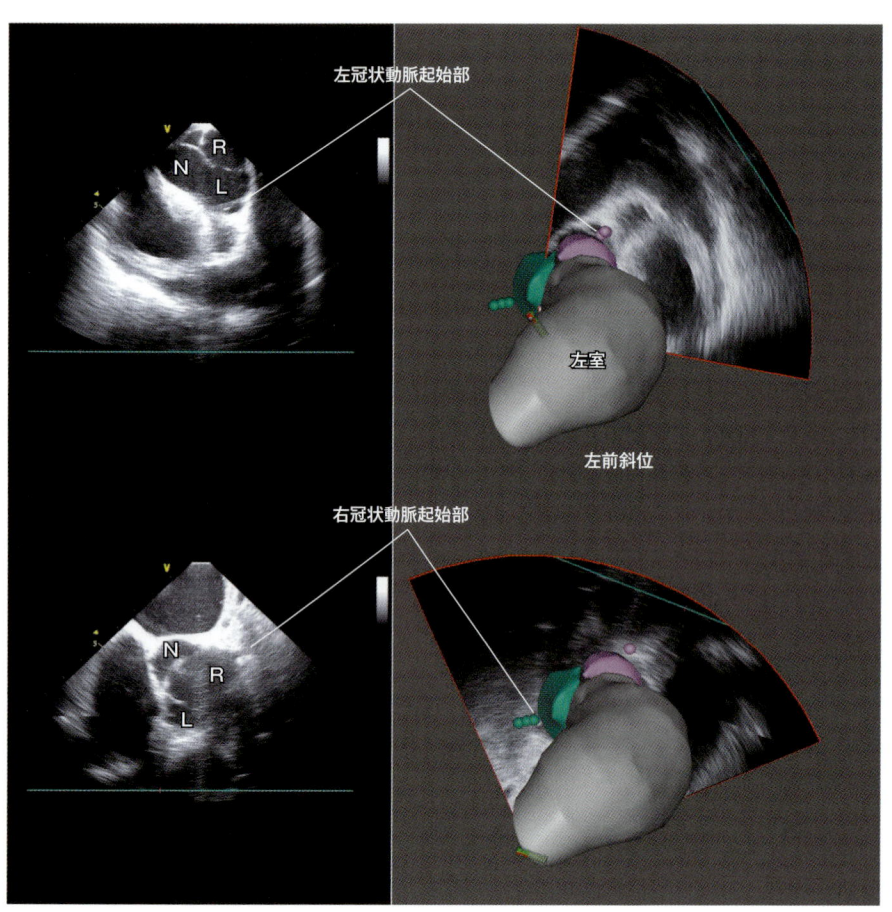

L：左冠尖
R：右冠尖
N：無冠尖

図13　CARTOSOUND®を用いた冠状動脈起始部の描出

CARTOSOUND®を右心房または傍His束に留置し，大動脈弁方向にエコービームを当てると，大動脈弁の短軸像で左右冠状動脈の起始部を描出することが可能である。

ベラパミル感受性心室頻拍

小鹿野道雄 国立病院機構静岡医療センター循環器内科，林 明聡 日本医科大学循環器内科

ベラパミル感受性心室頻拍の回路の特徴を理解してアブレーションしましょう。

Point

1 特徴的なP1電位とP2電位を理解しましょう。

2 アブレーションのターゲットはP1電位とP2電位の同時記録部位です。

3 マッピング，アブレーションの際の注意点を理解してからセッションに臨みましょう。

ベラパミル感受性心室頻拍の診断

- ベラパミル感受性心室頻拍は，明らかな心疾患の既往のない症例に発症します。発作時の体表面心電図記録では右脚ブロック＋上方軸偏位（左軸または北西軸），まれに（10％程度）下方軸偏位のQRS波形を示します。上方軸偏位の場合は左脚後枝近傍，下方軸偏位の場合は左脚前枝近傍に起源があります。心室頻拍ではありますが，QRSの幅が130～160msecと比較的短いことが特徴です（図1）。
- "ベラパミル感受性"とは少量から中等量のベラパミル投与（経静脈投与）によって頻拍が徐拍化あるいは停止することを表していますが，ベラパミルのみに反応するわけではなく，Naチャネル遮断薬によっても同様に徐拍化・停止されます。本項では一般的な上方軸偏位のベラパミル感受性心室頻拍のアブレーション治療について述べます。

ベラパミル感受性心室頻拍の回路

- 本頻拍の機序はリエントリーです。リエントリー回路はまだ完全に解明されていませんが，ベラパミルに反応する緩徐伝導特性のある構造物・Purkinje網が関与していることが想定されています（仮性腱索がその構造物であるとの報告があります）。
- この頻拍に関するマイルストーンとなった野上らの論文[1]では，マッピングカテーテルを左室中隔の心基部中部から心尖部下側部へ沿わせるように留置すると（図2），頻拍中には緩徐伝導を有する組織を反映するP1電位（拡張期電位ともよばれます）と正常Purkinje電位を反映するP2電位（前収縮期電位ともよばれます）が記録され，P1は心基部から心尖部方向（近位から遠位へ），P2は反対に心尖部から心基部へと伝導していることが示されています（図3a）。一方洞調律中には，左脚後枝領域のPurkinje線維の興奮がHis束よりも遅れて心基部から心尖部方向へ記録されています（図3b）。

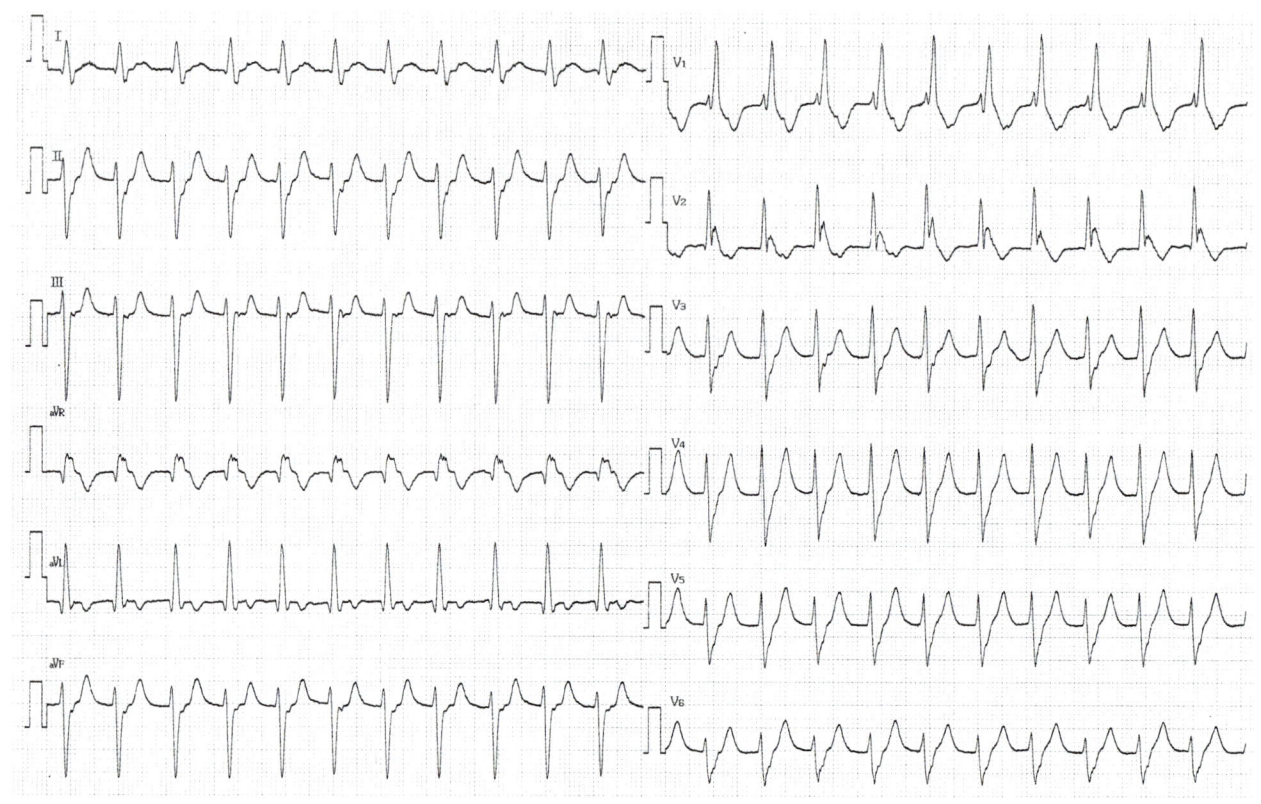

図1 ベラパミル感受性心室頻拍の12誘導心電図

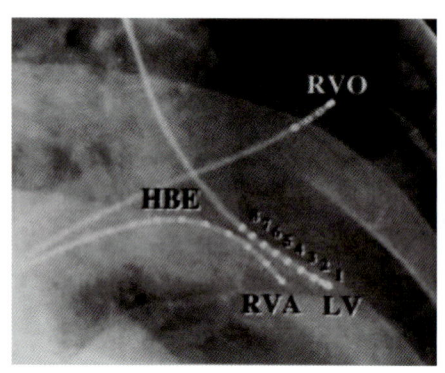

図2 多極電極留置部位
HBE：His束，RVA：右室心尖部，LV：左室

a：右斜位像　　b：左斜位像

（文献1より引用）

One Point Advice

- 頻拍中に回路とは無関係な電位（bystander電位）が拡張期に認められることがあります。真のP1は近位部から遠位部に興奮しているのに対してbystander電位は同時相あるいは逆に遠位部から近位部に興奮していることがほとんどです。
- 記録された電位が頻拍回路に関与しているかを確認するときには，エントレインメントペーシングで回路上にあるか判別します。

- リエントリー回路内にP1電位が関与していることは解明されています。P2が回路に関与しているかは不明ですが（関与していないとする報告も複数あります），通常P1とP2の両方が近接する点をアブレーションのターゲットとします（図4）。P1は近位部から遠位部へ向かい，その後に出現するP2はその逆方向に伝導するわけですから，通常ターゲットとなるのはこれらがともに記録される部位のうち，最遠位部となります。

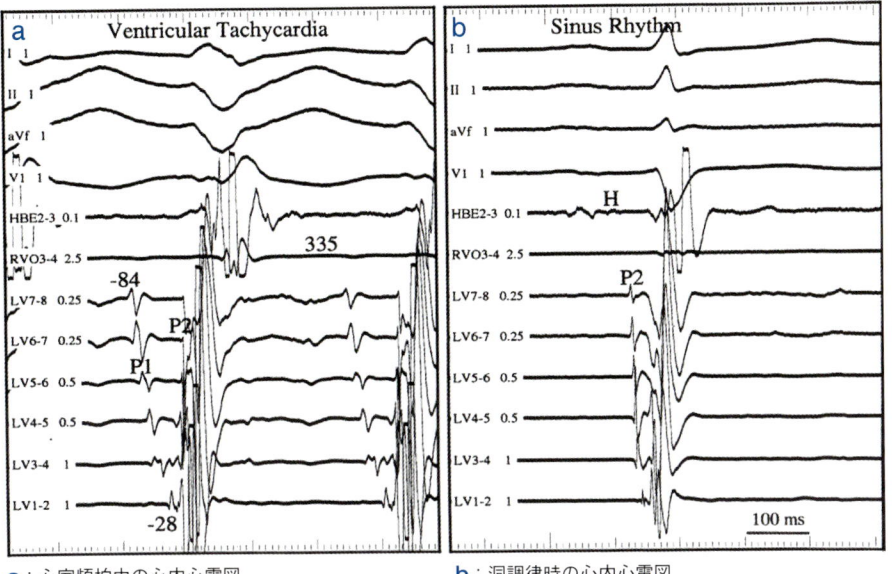

図3 頻拍中(a)と洞調律時(b)のP1,P2電位

a：心室頻拍中の心内心電図
b：洞調律時の心内心電図
P1電位はQRS波とタイミングが重なり同定できない

HBE：His束，RVO：右室流出路，LV：左室
(文献1より引用)

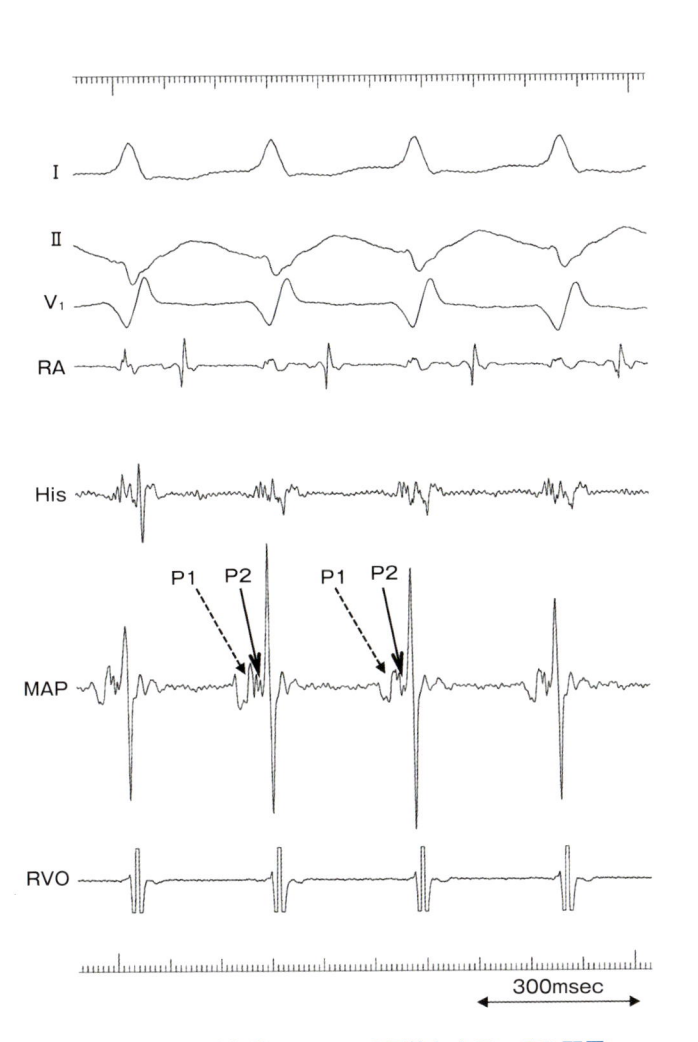

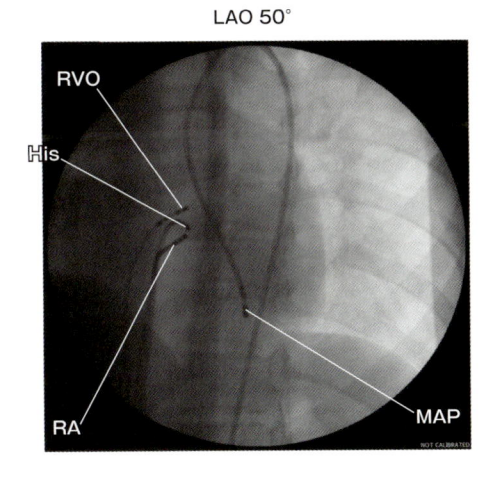

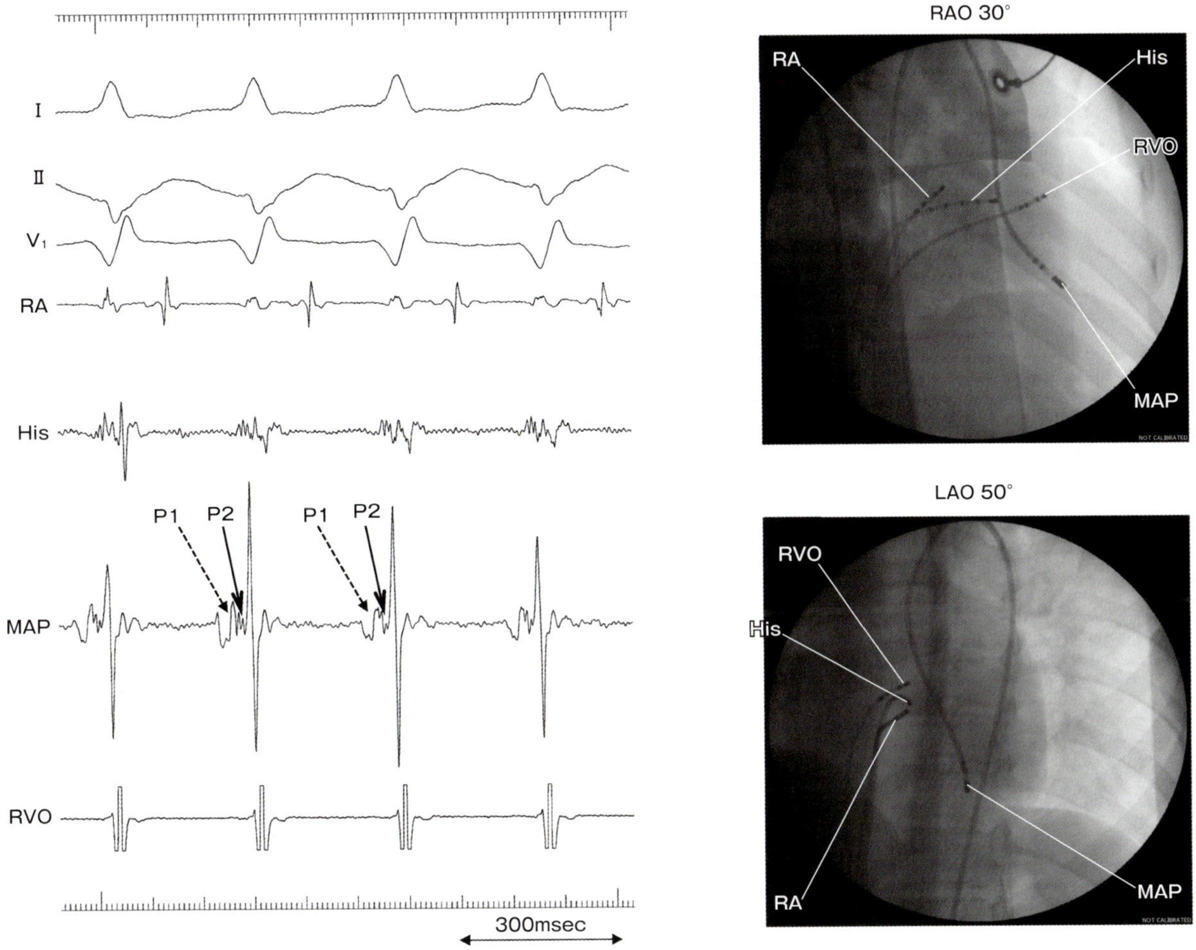

図4 アブレーション成功部位のP1,P2電位とカテーテル配置
RA：右房，His：His束，MAP：アブレーションカテーテル，RVO：右室流出路，RAO：右斜位像，LAO：左斜位像

- 図5は想定される頻拍回路の図です。P1とP2の間にはPurkinje網による接続部があると考えられます。
- 洞調律時には順行性（心基部から心尖部）にP1とP2の伝導が進みますが，P1は緩徐伝導するので左脚後枝を順行したP2の伝導がP1回路との接合部に入り込んで逆行性に進み，順行性に進んだP1の伝導と衝突します（図6）。そのため心内心電図ではP2電位が確認できますが，P1電位はタイミングがQRS波と同時期になってしまって確認することができません（図3b）。
- P1とP2の接合部へのアブレーションによりP1とP2で伝導ブロックが生じると，洞調律中にP2からP1への逆行性の伝導がなくなるため，P1方向の順行性伝導はP2からの逆行性伝導と衝突することはなく，そのまま緩徐伝導部位を通過してアブレーション部位まで到達できます（図7）。この長い緩徐伝導路を通過した後のP1電位が，QRS波より遅れて記録されることもあります。

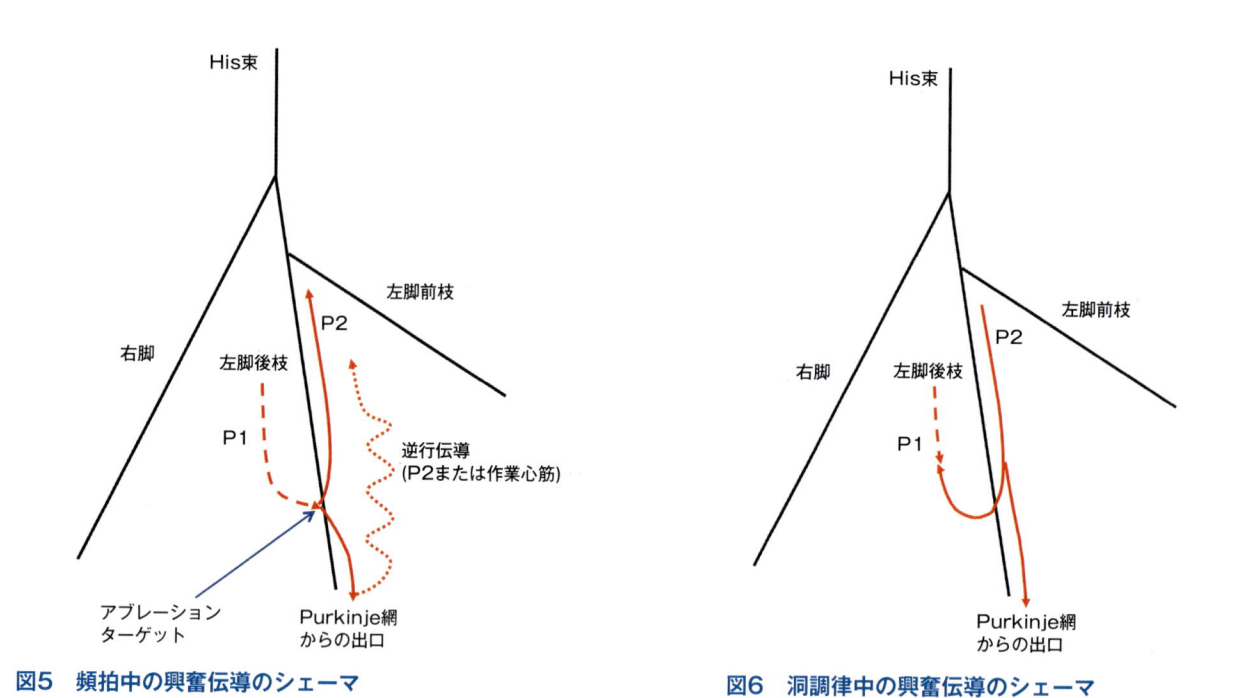

図5　頻拍中の興奮伝導のシェーマ

図6　洞調律中の興奮伝導のシェーマ

図7　アブレーション後の興奮伝導のシェーマ

カテーテルのポジショニング

- 通常のEPSと同じように3本の電極カテーテルを経静脈的に右房，His束，右室へ留置します。次に経大動脈的に左室中隔へマッピング（アブレーション）カテーテルを進めます。本頻拍の起源は左室中隔から下壁のため，経心房中隔アプローチでは操作がしにくくなります。高齢者で大動脈蛇行や石灰化が著しい場合には経心房中隔アプローチを考慮しますが，本頻拍は若年者に多く発症するため，経大動脈アプローチでも問題はありません。
- 本頻拍は心内膜浅層のPurkinje網を回路に含んでいます。中隔のマッピングの際に過度にカテーテルを中隔側へ向けようとすると，カテーテルが頻拍回路を機械的に刺激（バンプ現象）してしまい，頻拍が非持続性・誘発不能になることがあるので注意が必要です。
- 図8にマッピングカテーテルの操作法を示します。右斜位像で左室にカテーテルが入ったことを確認したら，先端が乳頭筋・腱索などの構造物に捕捉されないように少し引いて先端をフリーにします。先端を軽く前壁方向に曲げて，そのまま心尖部へ進めます。心尖部に進んだら左斜位像でカテーテルの先端をのばしながら（元に戻しながら）時計方向回転を加え，少しずつ引いてくることで左室中隔領域へカテーテルが留置できます。

> **知っ得** 決まった角度の左斜位像で中隔が正面に見えるとは限りません。症例ごとに5～10°の向きの変化があります。中隔の位置を判断するのには造影検査で確認をする方法のほかに，経静脈的に挿入したHis束カテーテルを利用する方法があります。きちんとHis束近傍の電極カテーテルでHis波が記録されているときに左斜位像でその電極カテーテルの近位部と遠位部が重なっているように見える角度が中隔を正面から捉えた角度です（図9）。心房中隔穿刺の際にBrockenbrough針の向きがしっかりと中隔に向いているかを確認するときにも使えます。

One Point Advice

- 本頻拍は，通常の透視下マッピングで十分に治療可能です。ただし，はじめからアブレーションカテーテルだけで頻拍をマッピングするとバンプ現象を起こしやすいです。まず10～20極の電極カテーテルでP1とP2電位のおおよその位置を確認した後にアブレーションカテーテルを左室内に入れてマッピングを行うことで，バンプ現象を起こさずにマッピングが完遂できることがあります。
- 10～20極の電極カテーテル留置下でアブレーションを施行するのは，両側大腿動脈を穿刺する必要があることと，大動脈弁を2本のカテーテルが通過するリスクがあり，控えたほうがいいでしょう。

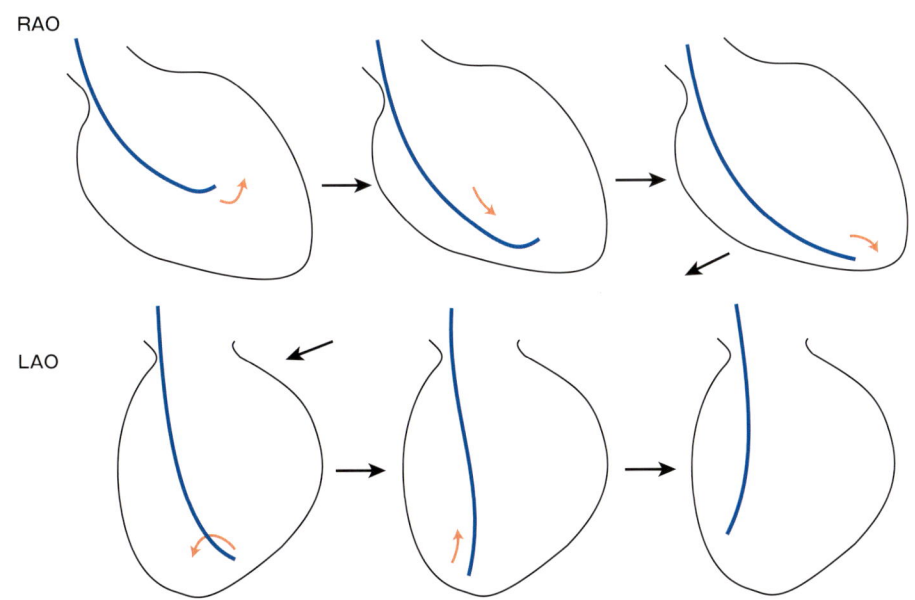

図8 左室内中隔への電極カテーテルの留置手順
RAO：右斜位像，LAO：左斜位像

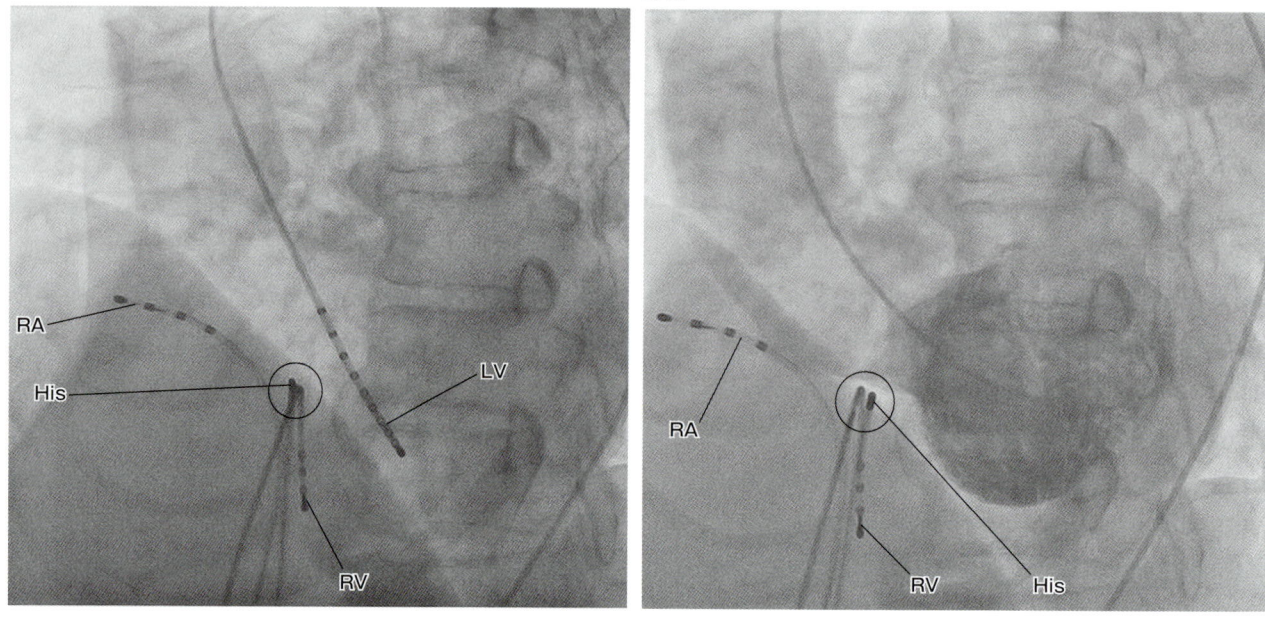

図9　左室中隔の同定

RA：右房，His：His束，RV：右室，LV：左室，LAO：左斜位像
His束カテーテルの遠位電極と近位電極が重なって見えるLAOの角度が，中隔を正面から捉えた角度となる。

One Point Advice

- 3Dマッピングを使用する場合には，アノテーション時に注意が必要です。自動にすると心室興奮のタイミングになるためにP1やP2電位が反映されません。そのため，マニュアルにして補正する必要があります。P1電位とP2電位の記録部位にタグをつけておくとアブレーションのターゲットに役立ちます（図10）。

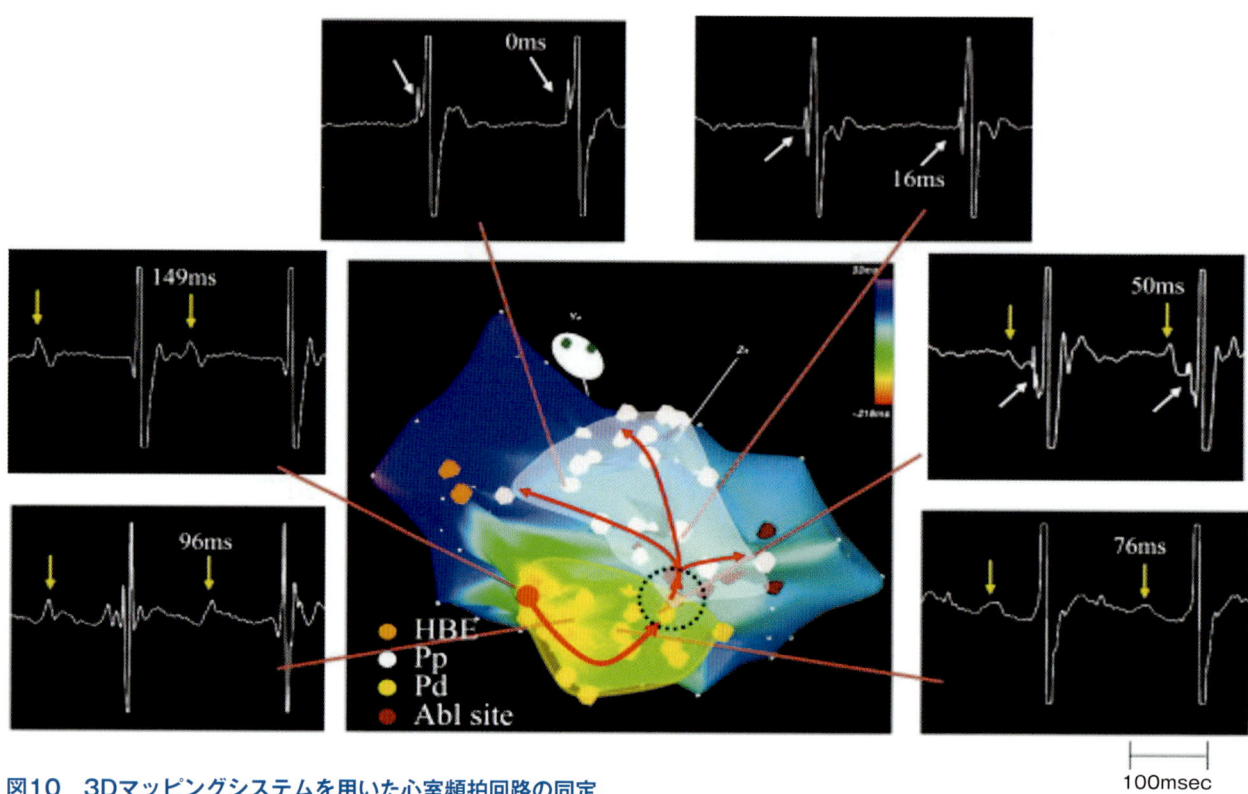

図10　3Dマッピングシステムを用いた心室頻拍回路の同定

P1電位とP2電位の記録部位をタグする。タイミングはマニュアルで補正する。

(Taniguchi H, et al：J Arrhythmia 5：261-267, 2015より引用)

誘発試験

- ベラパミル感受性心室頻拍は，心室頻回・期外刺激法で誘発不能なことも少なくありません。イソプロテレノール0.005～0.05μg/kg/分を投与することで60～70%の症例で誘発が可能となります。また，ピルジカイニドの0.14mg/kgの投与で緩徐伝導部位の伝導をさらに遅らせ，誘発をしやすくする方法もあります[2]。
- 本頻拍はPurkinje網が関与していることから，心房からのペーシング刺激でも誘発されることがあります。刺激中に房室ブロックになってしまう場合にはアトロピン0.5mgの投与を併用して房室伝導を高めます。たとえ頻拍が持続しなくても頻拍と同波形の心室期外収縮が再現性をもって認められれば，P1電位を探し出してアブレーションをすることが可能です。

マッピング

- 本頻拍では局所のペーシングはPurkinje網と同時に心室筋を捕捉してしまうことが多いため，ペースマッピングの信頼性はそれほど高くはありません。また回路を逆行性に捕捉してしまうことでも，波形が変わってしまいます。頻拍を誘発してから，エントレインメントマッピングを行うのがよいでしょう。頻拍中にP1とP2が記録される部位から，頻拍より-10～-20 msec短い周期でペーシングを行います。前述のようにP1の選択的捕捉は難しいため，12誘導のQRSは完全に一致しないことが多いです（当院での一致率は12誘導中10.6±1.0誘導）。ただし焼灼成功部位ではpost pacing intervalと頻拍周期の差はごくわずかとなります（当院では16±15msec）。また，当科の症例でのP1電位からQRS起始分までの間隔は59±19msecでした。
- 20～25%の症例ではP2電位しか記録できず，その場合にはP2の最早期を狙ったアブレーションで根治させることになります。成功部位はQRS起始分に15～25msec先行します。

アブレーション

- 前述のように，P1電位記録部位をターゲットにアブレーションをしますが，あまり近位部（心基部側）を焼灼すると左脚ブロック，房室ブロックをきたす危険があります。過去の報告からはP1電位記録部位の遠位部1/3以内での焼灼が望ましいとされていますが，P1とP2同時記録部位の最遠位部から焼灼を開始し，頻拍が停止しなければ順に近位部へ移動させるのがよいでしょう。また，P1からQRSまでの時間は130msec以内が望ましく，それ以上はブロックのリスクがあります[3]。
- カテーテルの心筋へのコンタクトをみるときには左斜位像を確認します。頻拍中にアブレーションをする際には頻拍停止に伴う壁運動変化から，カテーテルが移動してしまうことがあります。予防としては，頻拍周期と同一周期の心室ペーシングを行うことにより成功部位で焼灼を続けることができます。右室から頻拍をエントレインメントさせながら焼灼をすると，頻拍が停止した際にQRS波形がフュージョン波形からペーシング波形に変化するので焼灼の効果の判断ができます。ただし，焼灼部位が近位部にならざるを得ない場合には，ペーシング中に焼灼を行うと刺激伝導系の障害がわからなくなるため，洞調律中に焼灼をします。中部中隔よりも近位部で焼灼する場合には洞調律中に10Wからアブレーションを開始し，ブロックの所見を認めたら直ちに通電を中止する必要があります。

- アブレーション部位はピンポイントではなく，頻拍回路が周辺のPurkinje網を移動しながら残存することもあるため周辺にも数カ所アブレーションをします。3Dマッピングを用いていれば，焼灼の部位にタグをしておくと便利です。
- アブレーション後にP1がQRS波に遅れて出現することを示しましたが（p.190を参照），この電位は頻拍が抑制されなくても出現することがあり（bystander），アブレーション成功の指標とはならないので，注意が必要です。

解剖学的アプローチ

- 症例のなかにはどうしても頻拍が誘発できないか，P1電位が記録できない場合があります。その場合にはP2電位記録部位をターゲットとして左室中隔に対して垂直（つまり想定される頻拍回路を垂直に横断するように）に，おおよそ中部中隔から2/3ほど心尖部よりの部分を線状焼灼する方法も提唱されています[4]（図11）。

エンドポイント

- 焼灼後30分程度経過を観察し，イソプロテレノール静注後も頻拍が誘発されなければ，手技を終了します。

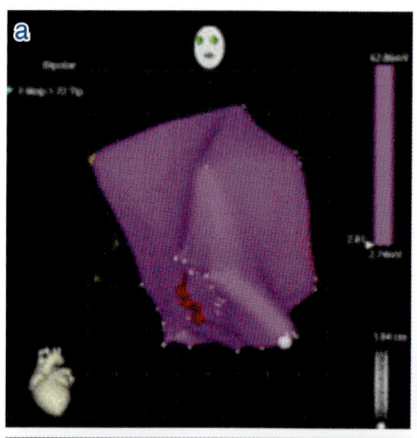

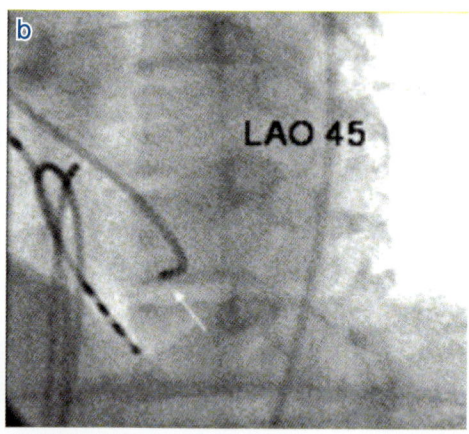

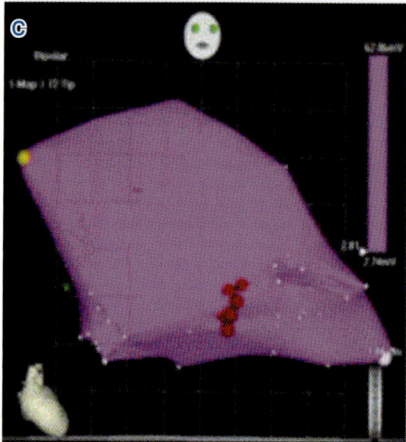

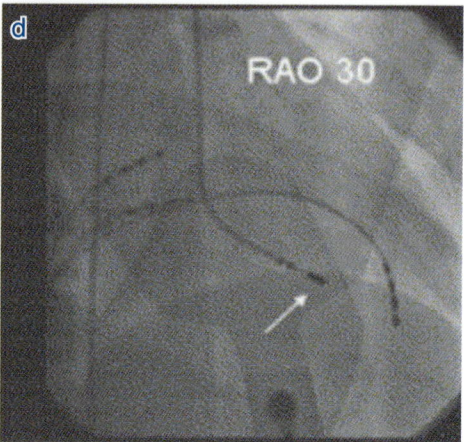

赤いタグが線状焼灼ラインを示す。

図11 ベラパミル感受性心室頻拍に対する解剖学的アプローチでのアブレーション
左室線状焼灼ラインの3Dマップ。
a, b：LAOの3Dマップとカテーテル位置
c, d：RAOの3Dマップとカテーテル位置
RAO：右斜位像，LAO：左斜位像
（文献4より引用）

参考文献

1) Nogami A, Naito S, Tada H, et al：Demonstration of diastolic and presystolic Purkinje potentials as critical potentials in a macroreentry circuit of verapamil-sensitive idiopathic left ventricular tachycardia. J Am Coll Cardiol 36：811-823, 2000.
2) Nagai T, Suyama K, Shimizu W, et al：Pilsicainide-induced verapamil sensitive idiopathic left ventricular tachycardia. Pacing Clin Electrophysiol 29：549-552, 2006.
3) Nogami A：Catheter ablation of cardiac arrhythmias. Saunders, an imprint of Elsevier Inc. p463-487.
4) Lin D, Hsai HH, Gerstenfeld EP, et al：Idiopathic fascicular left ventricular tachycardia：linear ablation lesion strategy for noninducible or nonsustained tachycardia. Heart Rhythm 2：934-939, 2005.

3 器質的心疾患を伴う心室頻拍

関口幸夫　筑波大学医学医療系不整脈次世代寄附研究部門

まずは低電位領域を探してみましょう。

Point　まずはこれだけ押さえよう

1. 3Dマッピングシステムの特徴・操作法を習得しておきましょう。
2. 器質的心疾患例では心筋障害による低電位領域が頻拍の原因となることがあります。
3. 頻拍回路は心内膜側に位置する場合と心外膜側に位置する場合があります。

3Dマッピングシステムの重要性

- 現在の不整脈インターベーション治療において3Dマッピングシステムの重要性は日増しに増していますが，特に器質的心疾患に基づく心室頻拍(**VT**)へのカテーテルアブレーションにおいては，その重要性はさらに高まっています。以前のVTアブレーションといえば頻拍回路の同定が非常に難しく，治療成功率が著しく低いものでしたが，3Dマッピングシステムの登場により心筋傷害レベルを反映するサブストレートマップ(substrate map)の作成が可能となり，頻拍のためすぐに血行動態が破綻してしまうような症例でも洞調律下に低電位領域を描出することで頻拍回路を推測し治療することができるようになりました[1]。また，心外膜側からアブレーションを行うことも可能となったことで，頻拍基質が心外膜側に存在するVTに対しても根治が望めるようになってきました。
- 今回は，器質的心疾患に伴うVTに対する3Dマッピングシステムを用いたカテーテルアブレーションの現状について述べます。

VT : ventricular tachycardia

器質的心疾患に伴う心室頻拍とは

- VTの原因となりうる器質的心疾患は，一般に虚血性心疾患と非虚血性心疾患に大別されます。

虚血性心疾患

- 虚血性心疾患を基礎心疾患とする場合，たいていは心筋梗塞巣がVTの基質(substrate)となるため，陳旧性心筋梗塞例がほとんどです。また，梗塞による瘢痕領域は心内膜側に形成されることが多いため，左室心内膜側からのアブレーションによって根治が得られやすいことが特徴です。

- ただし，下壁に梗塞巣を有する症例の一部には，VTの基質および回路が心外膜側にまで及んでいることがあり，心外膜側からのアブレーションによりVTの根治が得られた例も報告されているので，心内膜側からの通電でうまくいかない場合には心外膜側からのアプローチも念頭に置く必要があります[2]。

非虚血性心疾患

- 拡張型心筋症（**DCM**），心サルコイドーシス，不整脈源性右室心筋症，心筋炎などに代表される非虚血性心疾患を基礎心疾患とするVTは，瘢痕領域が心内膜側というよりは，むしろ心外膜側もしくは心筋層内により広く分布していることが珍しくありません[3, 4]。心内膜側にある程度の範囲をもつ瘢痕領域が存在する症例では，心内膜側からのアブレーションにより治療に成功する場合もみられますが，より広い瘢痕領域を有する心外膜側からのカテーテルアブレーションによって，これらのVT治療成功率をより向上させることが可能となりました[3〜6]。

DCM：dilated cardiomyopathy

VT心電図から通電部位を考える

- 器質的心疾患に伴うVTに対してカテーテルアブレーションを行う場合，VTの基質が心室の心内外膜側のどちらにあるのかをまずは考える必要があります。前述したように，原疾患が虚血性であるのか非虚血性であるのか，という点はカテーテルをアプローチするうえで，なによりも重要な情報となります。非虚血性心疾患の場合は，心外膜側にその頻拍回路が存在する可能性も考えねばならず，この際，VTの12誘導心電図が役に立つことがあります。
- Berruezoらは，心外膜起源が疑われる心電図の特徴として，
  ①胸部誘導におけるデルタ（Δ）波様波形の存在（Pseudo-delta wave ≧34msec）
  ②V2誘導においてQRS波形のonsetからpeakまでの時間（**IDT**）が長い（≧85msec）
  ③胸部誘導におけるRS時間が長い（shortest RS complex≧121msec）
  ことを挙げています（図1）[7]。いずれかの胸部誘導において，QRS波形のonsetからはじめの変曲点までの時間，つまりデルタ（Δ）波様波形の最短時間が34msec以上であれば，感度83%，特異度95%と非常に高い確率で心外膜側起源を予測でき，ほかの検査項目においてもIDT≧85msecで感度87%，特異度90%，また胸部誘導のRS時間≧121msecで感度76%，特異度85%の精度で診断が可能であることを報告しています。そのほかにもいくつかの心電図診断基準の報告がありますが，これらの報告を参考にすることも1つの方法でしょう。

IDT：intrinsicoid deflection time

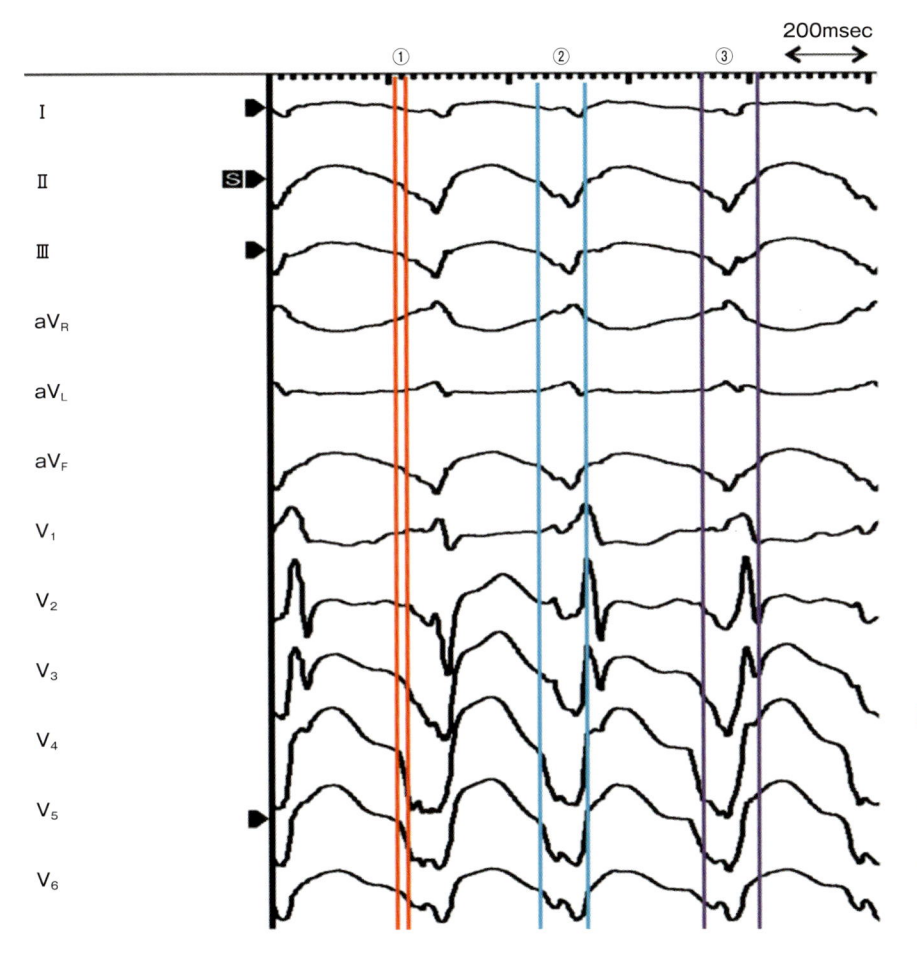

図1 拡張型心筋症に合併した心室頻拍時の体表面心電図

心外膜側からのアブレーションに成功した本症例の心電図を解析すると，①Pseudo-delta wave(95msec)，②IDT(142msec)，③shortest RS complex(190msec)となり，Berruezoらが報告した心外膜側起源を示唆する心電図所見をすべて満たす結果となる。

心内膜側アブレーション

マッピング

- 3DマッピングシステムをいたVTアブレーションのマッピングとしては，頻拍中の電位をもとに頻拍回路そのものを3D画像として作成するアクチベーションマップと，洞調律下で心筋梗塞巣などの低電位領域および瘢痕領域を同定しながら頻拍回路を推測するサブストレートマップに大別されます。

- 血行動態が安定しアクチベーションマップの作成が可能なVTにおいては，マップをみながら頻拍回路上でカテーテルの先端電位からmid diastolic potentialとよばれる電位が記録されるような場所を探し，エントレインメントペーシング(p.54参照)で頻拍回路上にカテーテルが置かれていることを確認したうえで通電を行い頻拍回路の遮断を狙います。

- 一方，誘発時に臨床的に出現するVTとは異なるnon-clinical VTが誘発されたり，clinical VTが誘発されても血行動態が破綻するなどアクチベーションマップがうまく使えない場合にはサブストレートマップを用います。本法は無電位領域を瘢痕領域(scar)と表記し，その周囲に存在する低電位領域と正常電位領域を含めた範囲のマッピングを行うことで，低電位領域に残存するリエントリー回路を想定し，アブレーション部位を決定するマッピング法です。低電位領域の電位設定は，正常心筋の大部分が1.5mV以上の電位波高を有するとの報告[9)]から正常域を1.5mV以上とし，一方で瘢痕領域との境を0.5 mVとすることが多く用いられています**(図2a)** [8)]。しかしながら，この設定を使用すると低電位領域が広範囲となってしまい，焼灼部位が同定しにくいなどの問題がときにみられ，当院では心室心内膜側の電位波高が0.1mV未満かつ10V・1msecのペーシング刺激においても捕捉されない心筋領域をscarとし，0.1mV以上

0.6mV未満の電位波高領域を低電位領域，0.6mV以上の電位波高領域を正常心筋領域と設定しサブストレートマップを作成しています（図2b）。低電位領域をより限定したうえで，領域内を詳細にマッピングし，局所のペーシング波形とVT波形を比較（ペースマッピング）しながら，scar周囲に存在するリエントリー回路を推測し，回路を遮断するような形でアブレーション至適部位を決定するという方法です[9]。

- サブストレートマップを作成するにあたっては，最近CARTOSOUND®とよばれる解像度の優れた心腔内エコーを用いながらマッピングを作成することができるようになりました。陳旧性心筋梗塞例など心室壁の菲薄化が顕著な場合にはサブストレートマップ上の低電位部位と領域が一致することが多く，マッピングを進める際の大きな手助けとなります（図3）。

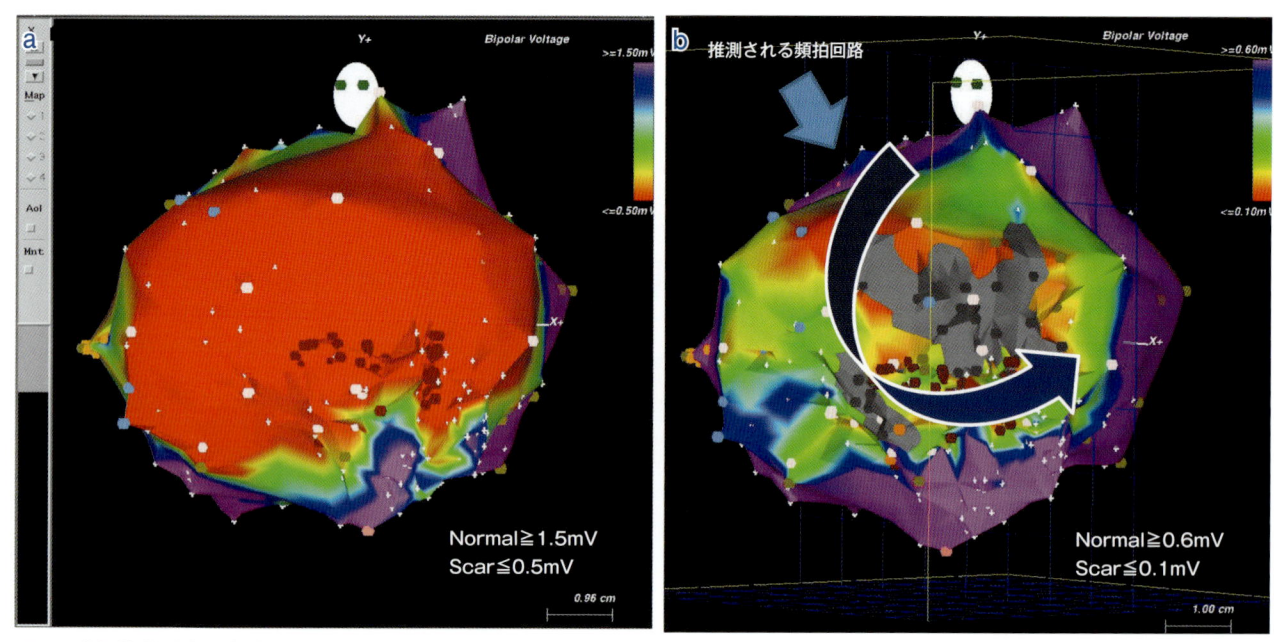

図2　陳旧性前壁心筋梗塞症例に合併した心室頻拍
a：通常のvoltage criteriaを用いて作成したサブストレートマップ
紫色以外で表示された部分が傷害心筋であるが，左室前壁の広範囲にわたり傷害エリアが広がっているため，至適通電部位の同定が困難である。
b：当院で用いているvoltage criteriaを用いて作成したサブストレートマップ
範囲が比較的限定されることで，頻拍回路をある程度推測することが可能となる。

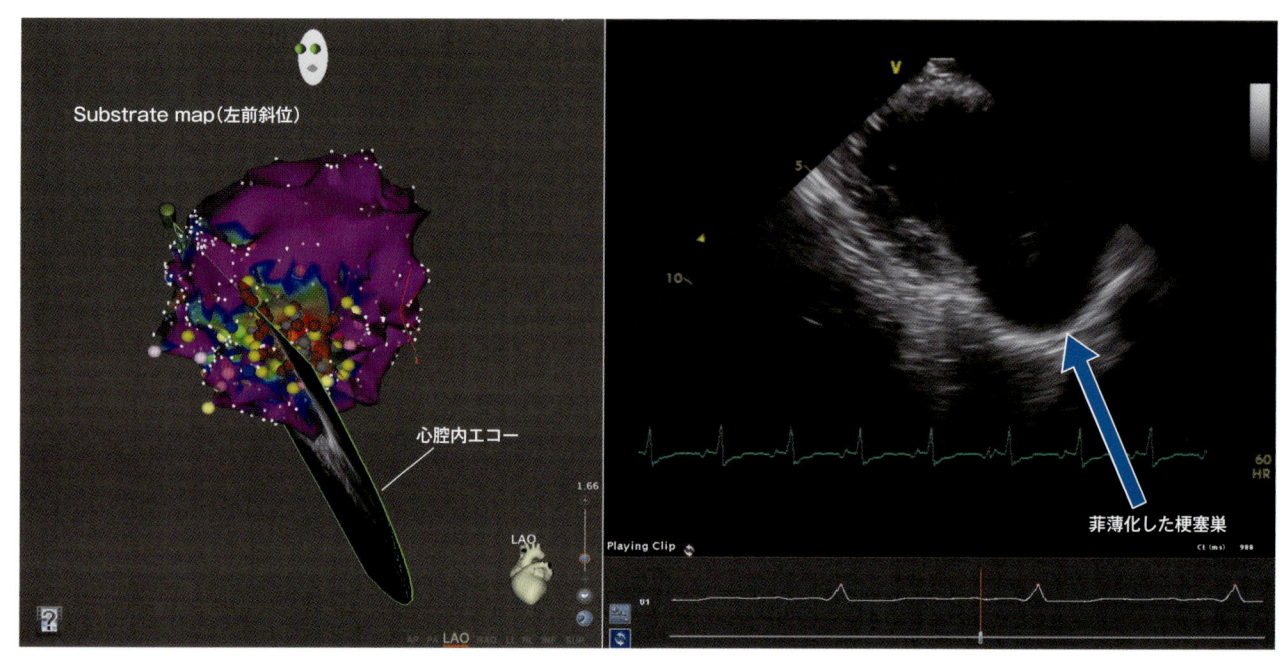

図3　陳旧性心筋梗塞に合併した心室頻拍症例
CARTOSOUND®とよばれる心腔内エコーを用いながらの心内膜マッピング。菲薄化領域とサブストレートマップの低電位領域が一致していることがわかる。

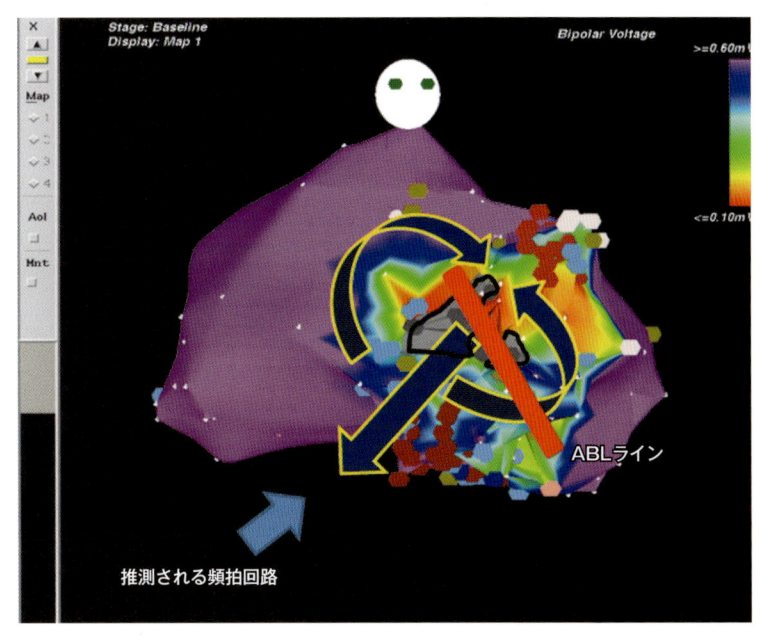

図4 陳旧性心筋梗塞に合併した心室頻拍へのカテーテルアブレーション

- 参考までにVTアブレーション時の当院におけるマッピング手順を記します。
  ① 洞調律下にサブストレートマップを作成します。低電位領域が存在する場合には，同領域を詳細にマッピングします。
  ② 頻拍の誘発を試みます。
  ③ 誘発された頻拍が血圧などの血行動態が保たれる場合には，アクチベーションマップを作成し頻拍回路を同定し，通電による頻拍停止を試みます。血行動態が維持できない場合には，DCカウンターショックにて洞調律としたうえで，サブストレートマップそしてペースマップを指標に頻拍回路を推測し通電を行います。
  ④ 頻拍の誘発を試み，通電後の頻拍誘発性を確認します。

カテーテルアブレーション

- Vermaらは，陳旧性心筋梗塞に伴うVTアブレーションの成功部位は，正常心筋と障害心筋（低電位領域）との境界部に最も多く（68％），続いて，低電位領域内（18％），心外膜側（11％），正常心筋部位（3％）であったことを報告しています[10]。このような知識も念頭に置きながら，前述したいくつかのマッピング法を用いながら通電を行いますが，頻拍回路は瘢痕領域間をisthmusとすることが多いことも回路を探すうえで重要なポイントとなります（図4）。
- 通電の際は，イリゲーションカテーテルを用いることで効率のよい焼灼を行うことができます。ただし，イリゲーションカテーテルを使用することで，ある程度のボリュームが体内に入ることになるため，著しい低心機能例には心不全などの注意が必要です。また，血液透析などの高度腎機能障害例においても同様の厳重な注意が必要と思われ，場合によってはイリゲーション機能が備わっていない通常のカテーテルを使用することを検討してもよいでしょう。

心外膜アブレーション

- アプローチの方法等は他項をご参照ください。アブレーションのストラテジーについては，心内膜アブレーションとほぼ同様です（図5a）。ただし，心外膜側には脂肪がところどころ付着しており，マッピングの際に見かけ上電位が低電位として測定され，ペーシングにより心筋を捕捉しない場合があります。また，横隔神経や冠状動脈が走行しているため，通電前にこれらの位置を把握しておくなどの注意が必要です（図5b）。

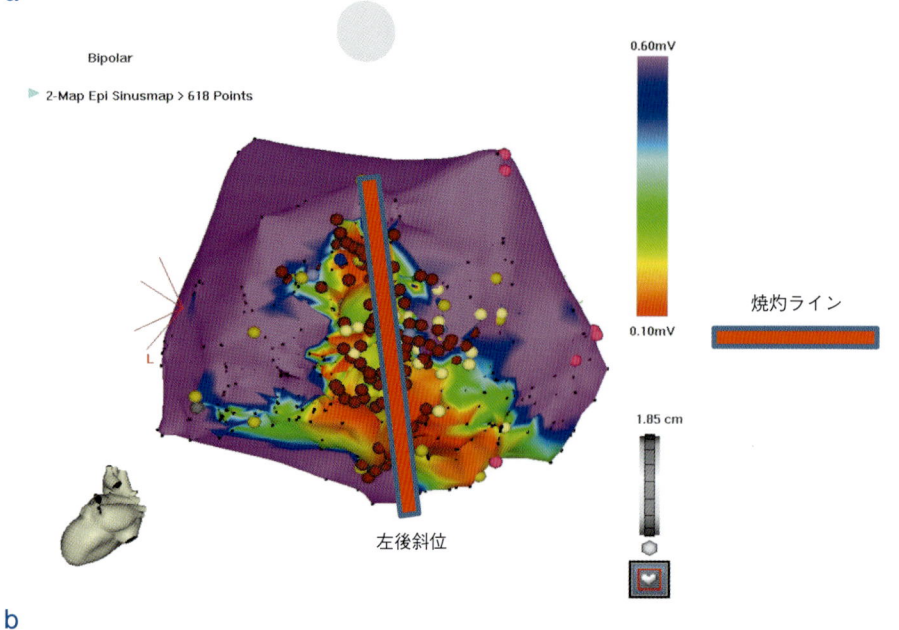

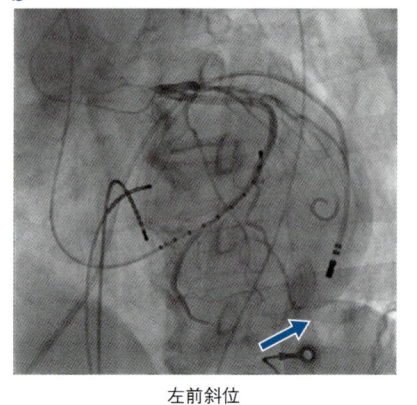

図5 拡張型心筋症に合併した心室頻拍へのカテーテルアブレーション
a：サブストレートマップ（心外膜側）
2カ所の異常低電位領域をつなげるように線状焼灼を行う。
b：冠状動脈走行とカテーテル位置

- 心嚢腔は閉鎖腔であるため高周波通電に伴う血栓形成の危険がなく，通電には通常ヘパリンを必要としません。この反面，心嚢腔の血流がないことによってカテーテル先端電極の冷却が得られにくいため，イリゲーションカテーテルが有用となります。

アブレーションの治療成績

- 前述したストラテジーを用いて，カテーテルアブレーションを施行した当院での治療成績ですが，虚血性心疾患に伴うVTに対してアブレーションを施行した58症例を検討したところ，治療回数平均1.1回における1年後のVT非再発率は97％，2年後，5年後でそれぞれ93％，78％と良好な結果が得られました．一方で，非虚血性心疾患VTの73症例では，平均観察期間2.9±2.0年，治療回数1.3回において，心内膜側からの焼灼によりVTのアブレーションに成功した症例は44例（60％）であり，心外膜アブレーションを施行した15例では7例（47％）においてVTの根治に成功しました．外科的に成功した症例を含め総合すると，VTアブレーションの非再発率は71％となりますが，虚血性心疾患に伴うVTの治療成績と比較すると再発率が高いことがわかります．

今後の展望

- かつては治療が困難と考えられていた心室頻拍アブレーションですが，3Dマッピングシステムを有効に使用することで成功率は飛躍的に上昇しました。非虚血性心疾患由来のVTはいまだ成功率が思わしくないものの，心外膜側からのアブレーションを含めた最新の治療法を積極的に取り入れることで，今後さらなる成績の向上が期待されます。

参考文献

1) Marchlinski FE, Callans DJ, Gottlieb CD, et al：Linear ablation lesions for control of unmappable ventricular tachycardia in patients with ischemic and nonischemic cardiomyopathy. Circulation 101：1288-1296, 2000.
2) Martinek M, Stevenson WG, InaDa K, et al：QRS characteristics fail to reliably identify ventricular tachycardias that require epicardial ablation in ischemic heart disease. J cardiovasc Elecrophysiol 23：188-193, 2012.
3) Cano O, Hutchison M, Lin D, et al：Electroanatomic substrate and ablation outcome forsuspected epicardial ventricular tachycardia in left ventricular nonischemic cardiomyopathy. J Am Coll Cardiol 54：799-808, 2009.
4) Soejima K, Stevenson WG, Sapp JL, et al：Endocardial and epicardial radiofrequency ablation of ventricular tachycardia associated with dilated cardiomyopathy：the importance of low-voltage scars. J Am Coll Cardiol 43：1834-1842, 2004.
5) Soejima K, Stevenson WG, Sapp JL, et al：EnDocarDial anD epicarDial raDiofrequency ablation of ventricular tachycarDia associateD with DilateD carDiomyopathy –the importance of low voltage scaRS–. J Am Coll CarDiol 43：1834-1842, 2004.
6) Soejima K, Couper G, Cooper JM, et al：Subxiphoid surgical approach for epicardial catheter-based mapping and ablation in patients with prior cardiac surgery or Difficult pericardial access. Circulation 110：1197-1201, 2004.
7) Berruezo A, Mont L, Nava S, et al：Electrocardiographic recognition of the epicardial origin of ventriculart tachycardias. Circulation 109：1842-1847, 2004.
8) Marchlinski FE, Callans DJ, Gottlieb CD, et al：Linear ablation lesions for control of unmappable ventricular tachycardia in patients with ischemic and nonischemic carDiomyopathy. Circulation 101：1288-1296, 2000.
9) YoshiDa K, Sekiguchi Y, Tanoue K, et al：Feasibility of targeting catheter ablation to the markeDly low-voltage area surrounDing infarct scaRS in patients with post-infarction ventricular tachycarDia. Circ J 72：1112-1119, 2008.
10) Verma A, Marrouche NF, Schweikert RA, et al：Relationship between successful ablation sites and the scar border zone defined by substrate mapping for ventricular tachycardia post-myocardial infarction. J Cardiovasc Electrophysiol 16：465-471. 2005.

心外膜アプローチの方法と合併症対策

深水誠二　東京都立広尾病院循環器科

心室頻拍に対する心外膜アプローチの適応・方法・合併症について理解しておきましょう。

Point
まずはこれだけ押さえよう

1. 心室頻拍の治療としての高周波カテーテルアブレーションは広く行われるようになってきていますが，頻拍のリエントリー回路あるいは起源部位が心外膜側に存在する症例が少なくないこともわかってきました。

2. 通常の心内膜からの高周波通電では焼灼できない心室頻拍に対して剣状突起下からの穿刺法による経皮的心外膜アブレーションが有効なことがあります。

3. いまだ限られた施設でのみ行われている手法ですが，心外膜アプローチが有効な心室頻拍の特徴を知り本法の適応・方法・起こりうる合併症とその回避法を熟知していることが重要です。

心室頻拍アブレーションの歴史

- 高周波カテーテルアブレーションによる心室頻拍アブレーションの歴史を振り返ってみると，3Dマッピングシステムの登場以前は器質的心疾患のないいわゆる特発性心室頻拍での有効性は認められていましたが，器質的心疾患に伴う心室頻拍では成績が十分とはいえず適応は限られていました。
- 近年では3Dマッピングシステムを併用することでリエントリー回路の可視化と解剖学的な情報との関係，および傷害心筋に由来する低電位領域や異常電位部位との関連も詳細な検討が可能になり治療適応も拡大しました。
- 一方で，心内膜アプローチが無効で，リエントリー回路が心外膜側に存在している症例が一定の割合で存在することがわかってきて新たな手法として心外膜への経皮的アプローチ法が行われるようになりました。
- 1996年，ブラジルのSosaらはChagas病に合併する心室頻拍の治療法として**剣状突起下アプローチによる経皮的心外膜アブレーション法**を報告しました。以後，さまざまな器質的心疾患に伴う心室頻拍に対して心外膜アブレーションの有用性が示されるようになりました。

心外膜起源心室頻拍の特徴

- 心外膜起源心室頻拍の心電図ではQRS波形の前半成分がなだらかな，まるでデルタ（Δ）波のような波形を呈することが特徴とされます。
- 心室頻拍の起源が心外膜であることを推定する心電図所見を図1に示します。
- 心臓MRIでのガドリニウム遅延造影像や心エコーでのエコー輝度上昇などは心外膜に不整脈基質（substrate）を有していることを示唆します。

- 心内膜マッピングで低電位領域が検出されないときや，心室頻拍中のアクチベーションマップが巣状興奮パターン(centrifugal pattern)を呈するときも心外膜の不整脈基質を疑う所見の1つです。

> **知っ得**
> (図2)
> 心内膜での双極ボルテージマップ(bipolar voltage map)では低電位領域がなくても，より広い成分を検出するとされる単極ボルテージマップ(unipolar voltage map)で低電位領域があればそれは心外膜側の低電位を反映しているとも報告されています。

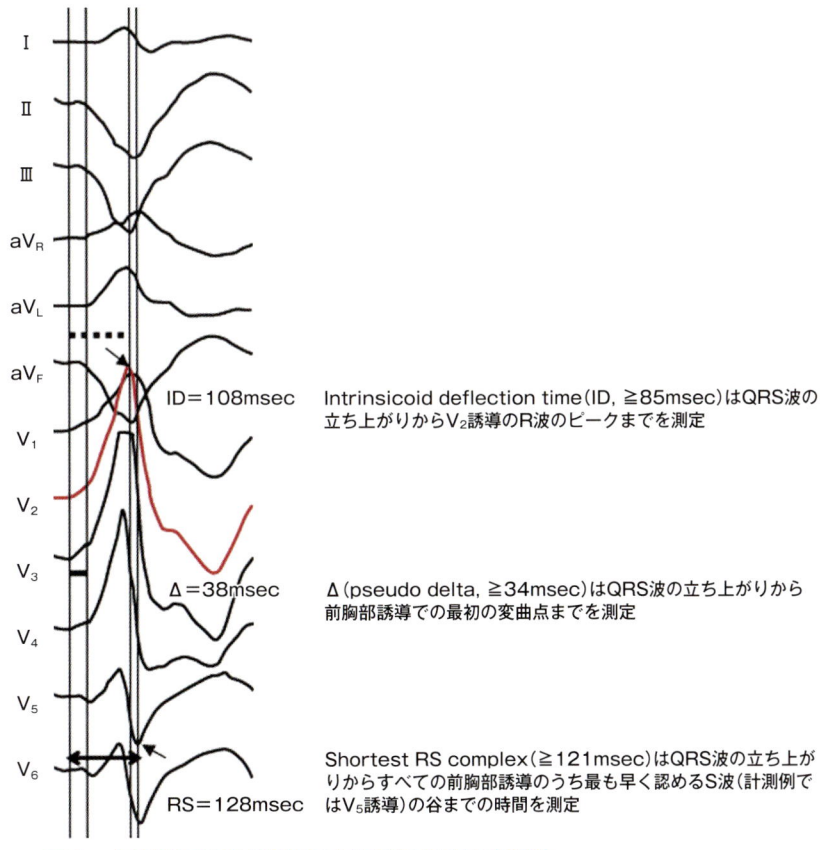

ID=108msec　Intrinsicoid deflection time(ID, ≧85msec)はQRS波の立ち上がりからV$_2$誘導のR波のピークまでを測定

Δ=38msec　Δ(pseudo delta, ≧34msec)はQRS波の立ち上がりから前胸部誘導での最初の変曲点までを測定

RS=128msec　Shortest RS complex(≧121msec)はQRS波の立ち上がりからすべての前胸部誘導のうち最も早く認めるS波(計測例ではV$_5$誘導)の谷までの時間を測定

図1　心外膜起源心室頻拍の心電図における計測例

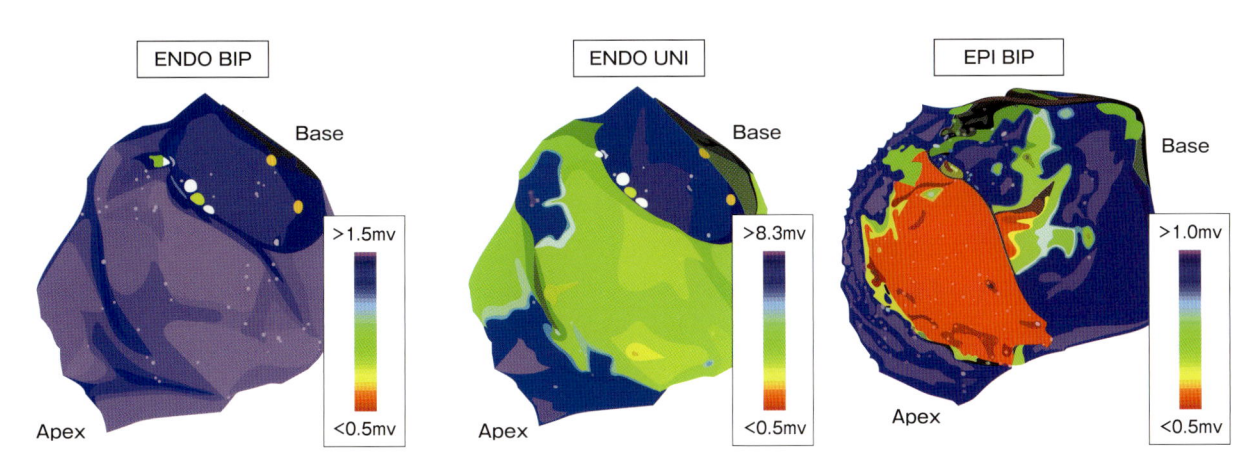

図2　心外膜単極ボルテージマップと心外膜双極ボルテージマップとの比較

左図は心内膜双極ボルテージマップで一般的な上限1.5mVで表示されているが，全体的に紫色となっており低電位領域は認めない。中図のように設定を心内膜単極ボルテージマップへ変更し上限を8.3mVとすると左室側壁〜下壁基部が緑色の低電位領域に表示されている。右図のように心外膜マッピングで双極ボルテージマップを作成してみると心内膜単極ボルテージマップで低電位と表示されていた部位に一致して1.0mV以下の赤で表示される低電位領域が認められている。

(Hutchinson MD, et al：Circ Arrhythm Electrophysiol 4：49-55, 2011より改変引用)

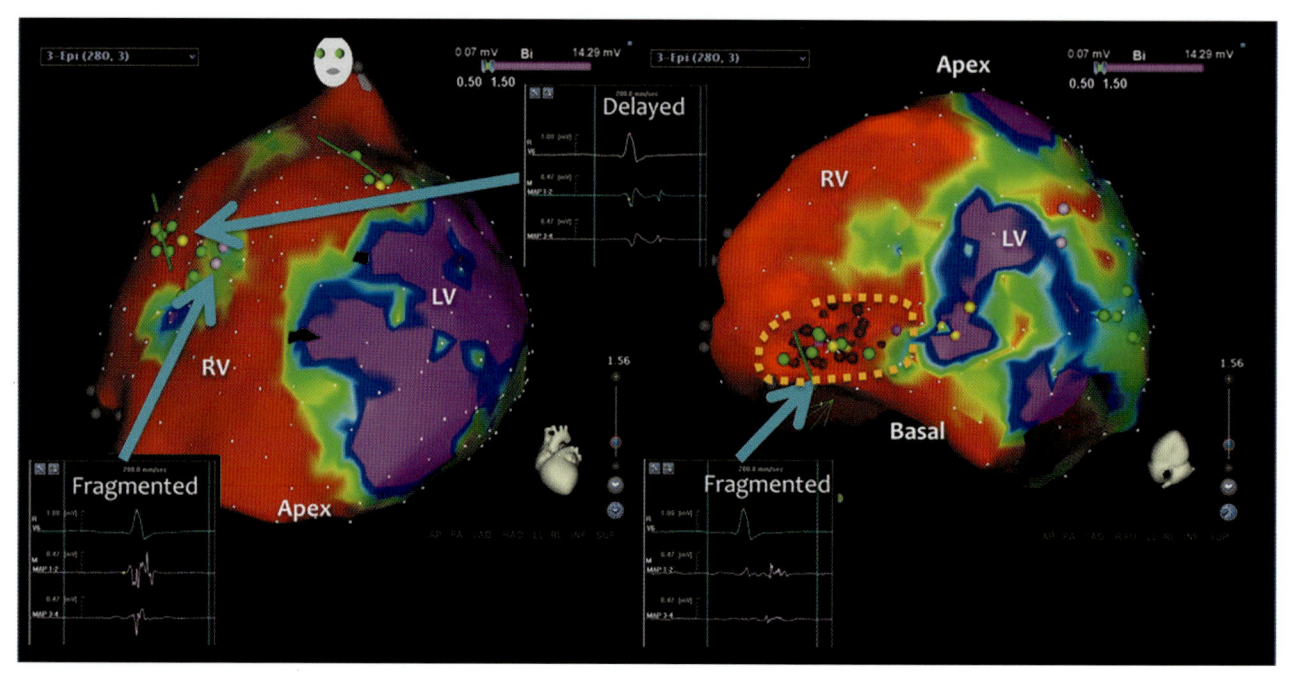

図3 不整脈源性右室心筋症（ARVC）症例でのサブストレートマッピング所見

ARVC症例では右室心外膜に広範囲の低電位領域が存在し，各所にdelayed potentialやfragmented potentialが記録される。本症例では右室下壁基部（三尖弁輪）に心室頻拍の起源部位を認め高周波通電を行った。

- 拡張型心筋症，不整脈源性右室心筋症（図3），Brugada症候群といった基礎心疾患の場合には心内膜に比べて心外膜に不整脈基質が生じやすいといわれています。逆に虚血性心筋症の場合は心内膜からの通常のアブレーションで治療できることが多く心外膜アプローチを要する例は比較的少ないということがわかっています。

心外膜アプローチの適応

- 心外膜アプローチによる心室頻拍アブレーションの適応基準は，明らかなものがいまだないのが現状です。一般的に，**①心内膜アブレーションが無効であった症例，②心電図所見で心外膜起源が疑われる症例，③心外膜に不整脈基質を有することが多いとされる基礎心疾患を有する症例**に対して行われています。後述する特有の合併症のリスクもあり，メリットとの兼ね合いで第一選択の治療とはなっていません。

剣状突起下穿刺法の方法

- 剣状突起下穿刺は17ゲージの硬膜外穿刺針（Tuohy needle）を用いて行います（図4）。硬膜外穿刺針は針先の内腔が側面を向いており狭いスペースでもガイドワイヤーを挿入することが容易な形状をしています。

- 心外膜アプローチを行う際には術前管理として抗凝固薬・抗血小板薬の中止，抗生物質投与を行います。一般的には穿刺まではヘパリン投与も行いません（もしくはプロタミンでリバースします）。穿刺の直前に穿刺部からのエコーで肝臓の位置を確認し避けるようにします。また冠状動脈造影で右室枝，右冠状動脈末梢などの走行を確認しておきます（図5）。右室下面のメルクマールとして右室心尖部に電極カテーテルを留置しておきます。植込み型除細動器（**ICD**）や両心室ペーシング機能付き植込み型除細動器（**CRT-D**）などデバイス留置後の場合はリードを参考にすることも多いです。穿刺の実際を図6に示します。

> **ここに注目**
>
> 開心術後や心外膜炎後など心外膜に癒着が疑われる症例では合併症の発症リスクが高く，マッピングにおいて高度癒着が支障となることもあり慎重な適応判断が必要です。この場合，外科的に小開窓術を行い心外膜へアプローチする方法もとられることがあります。

ICD：implantable cardioverter defibrillator
CRT-D：cardiac resynchronization therapy-defibrillator

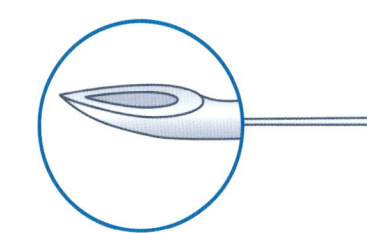

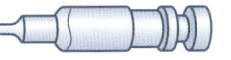

図4 剣状突起下経皮的心外膜穿刺に用いる硬膜外穿刺針（Tuohy needle）

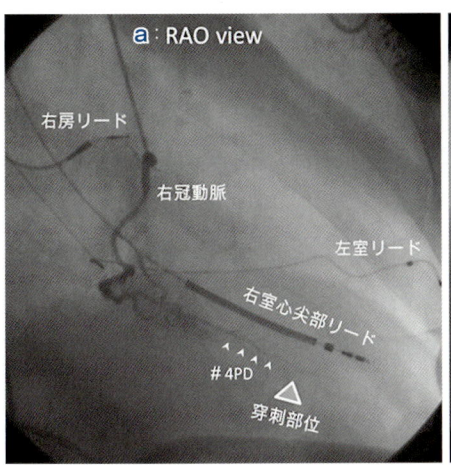

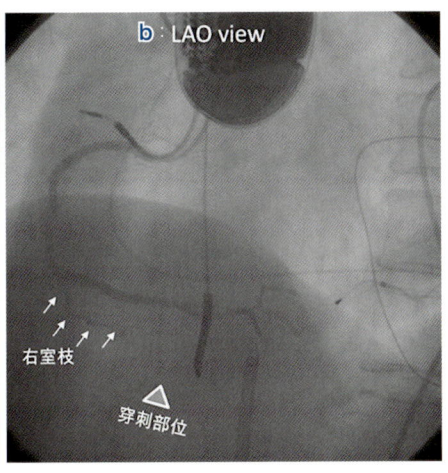

図5 心外膜アプローチでの穿刺部位と冠動脈の走行

通常，右冠状動脈の右室枝や後下行枝（#4PD）を避けるように穿刺部位を決定する。左冠状動脈優位のこともあるので左右冠状動脈の造影を確認しておくことが望ましい。

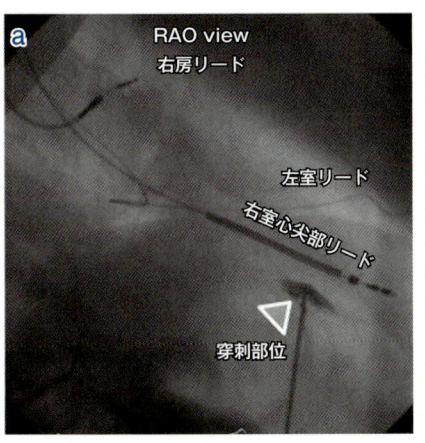

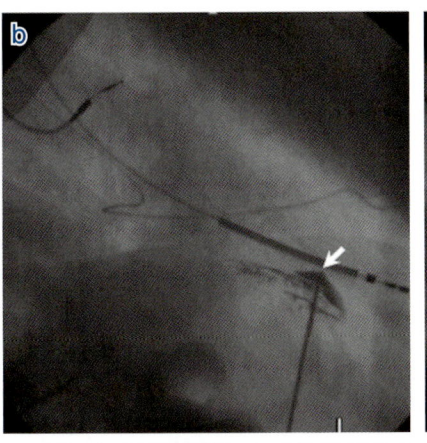

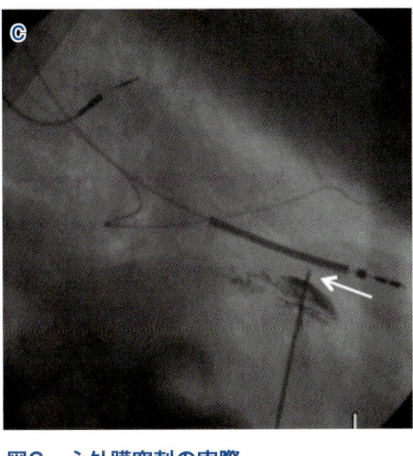

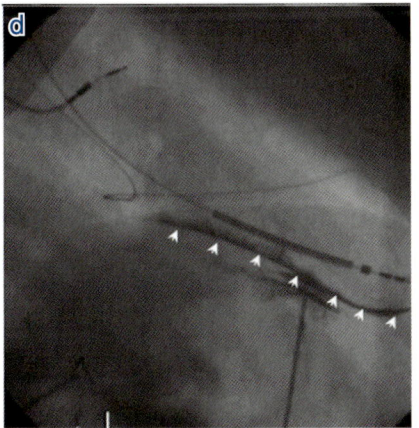

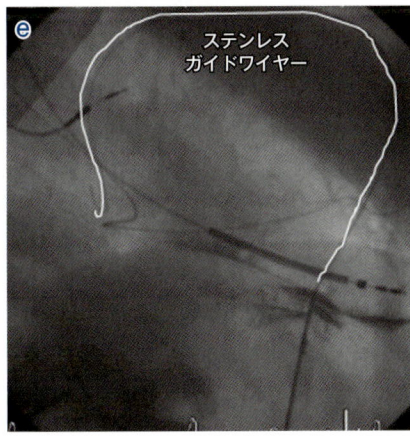

図6 心外膜穿刺の実際

a：右前斜位で右室リードと心陰影を参考にしながら穿刺針を慎重に進める。硬膜外穿刺針は丸くなっている側を心臓へ向けて進める。すなわち後方アプローチの場合は針先の開口部は横隔膜方向を向くようにする。逆に前方アプローチの場合は開口部が前面を向くようにする。心陰影近くまで進めたら内筒を抜去し5mLのシリンジで造影剤を少量（1mL）ずつ注入する。

b：心外膜がtentingするのを確認する。この際，針先に心拍動を感じることもある。

c：呼吸による横隔膜の動きに合わせて数mmずつ進めて針先を心外膜腔に刺入する。

d：Tentingが解除されたら少量の造影剤を心嚢内に注入すると心嚢内に薄く広がる様子が確認できる。

e：造影剤入りのシリンジをはずしてステンレスワイヤーを挿入する。左前斜位では左右心室の心陰影を取り囲むように（包むように＝wrap）走行することを確認する。

> **知っ得** ガイドワイヤーは親水性コーティングされているものを使用すると針先で削れてしまうことがあるため，ロングシース（SL0など）に付属している長めのステンレスワイヤーを使用します。

a：LAO view　　　b：LAO view

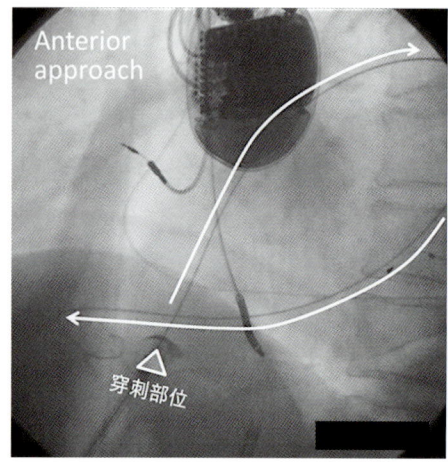

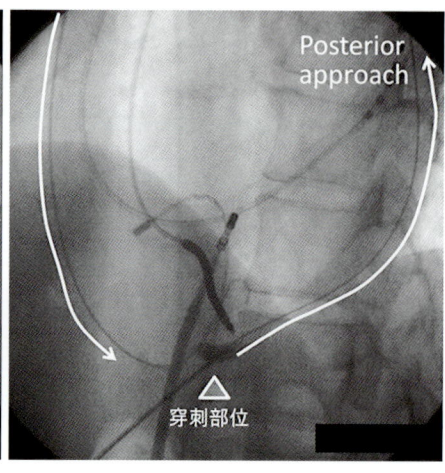

図7 前方アプローチ(anterior approach)と後方アプローチ(posterior approach)

- ガイドワイヤーが正しく心嚢内に走行していることが確認できたら9Frシースを挿入します。1Frサイズアップしておくことでサイドポートからイリゲーション用生理食塩水を用手的に排液することが可能です。
- シースが挿入されたらドレナージを行い排液が血性でないことを確認しマッピングに移行します。
- 前壁がターゲットとなるときは前方アプローチ(anterior approach)を，下壁がターゲットとなるときは後方アプローチ(posterior approach)を選択します(図7)。アプローチ法によって穿刺針の刺入部位，角度，方向が異なります。

心外膜マッピング・アブレーションの方法

- 心外膜マッピングでは心内膜マッピングとマッピング方法に大きな違いはありません。しかしカテーテルの安定性がよくないため先端可動型のシースが有用と考えられます(現時点で市販されているスティーラブルシースは有効長が長すぎるのが欠点です)。
- 3Dマッピングシステムを用いて，洞調律中のサブストレートマッピングや頻拍中のアクチベーションマッピングを行います。体循環とは別空間なためマッピング中のイリゲーション流量はゼロとしても血栓リスクは問題となりません。
- 高周波通電はアブレーションカテーテルのインピーダンスを見ながら20～30Wの出力で行います。通電中は通常どおりのイリゲーション流量で生理食塩水環流を行うためドレナージを同時に行います。

One Point Advice

- 先端荷重(コンタクトフォース)センサー付アブレーションカテーテルを使用する際はコンタクトフォースのベクトルが適切に心臓側に向くように意識します。コンタクトフォースが心臓側ではなく肺や胸膜側へ向いてしまうと有効な焼灼巣が得られない可能性があります。

生じうる合併症とその回避法

- 通常の心内膜アプローチと異なり剣状突起下からの穿刺法による心外膜アプローチには特有の合併症があります。

横隔膜下血管損傷（図8）

- 心臓下面近くには横隔膜下動静脈が走行しており，これを術前に同定することは困難なため後方アプローチの場合では血管損傷をきたす可能性があります。横隔膜方向を避けるために前方アプローチ（右室前面方向に向けて穿刺するアプローチ）を行うことでリスクを回避できるとされています。

右室穿孔（図9）

- 心外膜腔を通り過ぎて右室を穿刺してしまうことは少なからず見られる合併症です。ガイドワイヤーが右室から肺動脈方向へ走行してしまうことを認識した場合，決してシースを挿入してはいけません。ガイドワイヤーのみの穿孔であればゆっくり引いていきながら正しい心外膜腔へワイヤーを入れなおすことも可能な場合があります。持続的な出血がないかドレナージした排液をチェックすることも重要です。

冠状動脈・冠状静脈損傷

- 穿刺に伴い冠状動脈・冠状静脈の損傷が起こりうるため，術前に穿刺部位と血管の走行を把握しておくことが重要です。もし心嚢内の持続的な出血が止まらない場合は冠状動脈造影を行うと出血部位が確認できます。部位によって経カテーテル的に塞栓術を行うことも可能で，外科的止血を行うかどうかの判断も可能となります。

a：RAO view　　b：CT画像

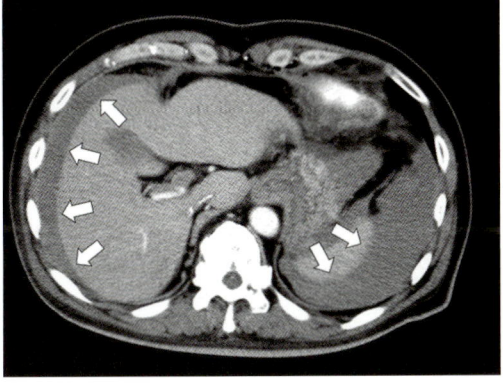

図8　心外膜癒着と横隔膜下血管損傷による腹腔内出血

大動脈弁置換術後のため心外膜には癒着が高度に認められ，複数回の穿刺を行ったがガイドワイヤーは癒着した心外膜腔へと挿入することができなかった。術後低血圧が遷延し腹部CT検査で腹腔内出血の合併が確認された。輸血は行ったが保存的加療のみで軽快した。

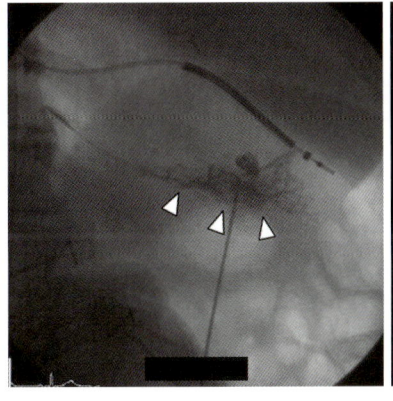

a：RAO view　　b：LAO view

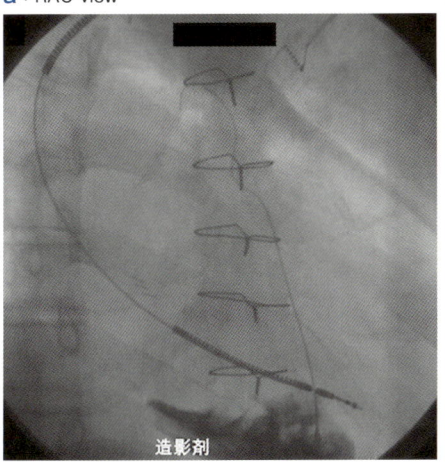

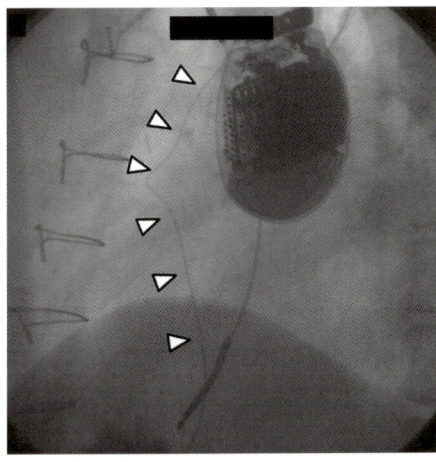

図9　右室穿刺

a：冠状動脈バイパス手術例であったため本症例も心外膜穿刺に難渋し，多量の造影剤を使用してしまっている。
b：挿入されたガイドワイヤーは左前斜位でまっすぐ肺動脈へ走行しており右室穿刺を起こしたことがわかる。シースは入れず穿刺針のみであればタンポナーデとならないこともある。正しくガイドワイヤーが心外膜のスペースに入っていることを確認するまではシースを入れてはいけないという手順を忘れないようにする。

- また通電部位と冠状動脈とは少なくとも5〜10mmは離すようにします。通電後の狭窄や閉塞あるいは冠状動脈スパズムが生じる可能性があるためです。

横隔神経麻痺(図10)

- 心外膜左側には横隔神経が走行していますので心外膜アブレーションでは通電による横隔神経麻痺の合併に気をつけなければなりません。横隔神経の走行は高出力ペーシングでtwitchingが認められる部位をタグ付けすることで把握し，可能な限り同部位は通電を避けることが必要です。

術後心外膜炎

- 心外膜マッピングおよびアブレーション後は心外膜炎を合併することが多く，予防には心嚢内へのステロイド投与が有効とされています。シース抜去前にメチルプレドニゾロン(1mg/kg)を心嚢内に注入し，非ステロイド系消炎鎮痛剤やコルヒチンを投与し術後疼痛の管理をします。心外膜炎を避けるには心外膜での手技を極力短時間にするよう心掛けることと，出血を避けること，可能な限り手技終了と同時にカテーテル室でシースを抜去することなどに留意するとよいでしょう。

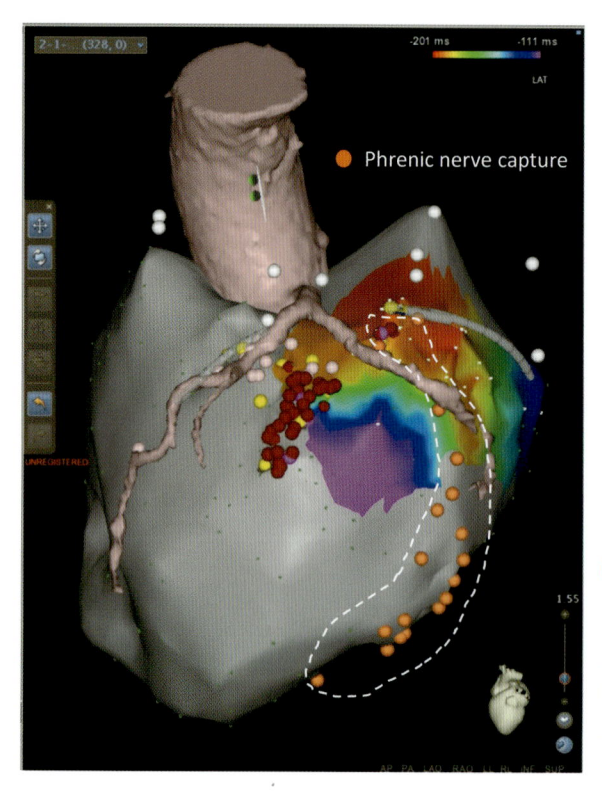

図10 高出力ペーシングで確認した横隔神経の走行

高出力ペーシングでtwitchingを認める部位は横隔神経の直下と考えられる。心外膜左側側壁では頭側から尾側まで広範囲に横隔神経を捕捉することができる。図のようにタグを残しておくことで高周波通電による横隔神経麻痺を避けることができる。

索引

あ

アクチベーションマップ ……………… 70, 129, 185
異常自動能 ……………………………………… 73
一過性脳虚血発作 ……………………………… 173
イリゲーションカテーテル …………………… 160
右室穿孔 ………………………………………… 207
右室流出路起源 ………………………………… 178
右房解剖学的峡部 ……………………………… 115
右房側壁切開 …………………………………… 130
エントレインメントペーシング ……… 54, 119, 188
　－の段階的アルゴリズム …………………… 128
横隔神経麻痺 …………………………………… 208
横隔膜下血管損傷 ……………………………… 207
オーバードライブペーシング ………………… 108

か

解剖学的アプローチ …………………………… 103
解剖学的肺静脈隔離術 ………………………… 164
仮性動脈瘤 ……………………………………… 172
冠状静脈損傷 …………………………………… 207
冠状動脈損傷 …………………………………… 207
期外刺激法 ……………………… 9, 14, 39, 41, 99
起源同定のためのアルゴリズム ……………… 177
機能的不応期 ……………………………………… 17
虚血性心疾患 …………………………………… 195
鋸歯状波 …………………………………… 115, 127
稀有型房室結節回帰性頻拍 …………………… 106
撃発活動 ………………………………………… 73
血栓塞栓症 ……………………………………… 173
減衰伝導特性 …………………… 23, 25, 39, 47, 88
硬膜外穿刺針 …………………………………… 205
呼吸周期 ………………………………………… 151
呼吸変動の自動同期機能 ……………………… 150
コンシールドエントレインメント ……………… 57
コンスタントフュージョン ……………………… 54
コンタクト力計測システム …………………… 160

さ

サブストレートマップ ………………… 60, 195, 198
シース …………………………………………… 3, 142
術後心外膜炎 …………………………………… 208
食道温カテーテル ……………………………… 162
食道温計測器 …………………………………… 162
心外膜AP ………………………………………… 81
心外膜癒着 ……………………………………… 207
心周期と左房容積の関係 ……………………… 154
心タンポナーデ ………………………………… 167
心内電位 …………………………………………… 6
心嚢穿刺 ………………………………………… 170
心嚢ドレナージ ………………………………… 169
　－に伴う合併症 ……………………………… 171
深部静脈血栓症 ………………………………… 173
心房筋の反応 ……………………………………… 18
心房心室同時刺激 ………………………………… 25
心房早期捕捉 …………………………… 43, 50, 97
心房中隔穿刺針 ………………………………… 138
スティムレーター ………………………… 2, 8, 10
切開線瘢痕関連心房頻拍 ……………… 126, 130, 135
穿刺部血腫 ……………………………………… 172
双極ボルテージマップ ………………………… 203
速伝導路 ……………………………………… 16, 24, 96

た

大心静脈と前室間静脈の移行部近傍起源 …… 183
大動脈冠尖起源 ………………………………… 180
大動脈弁僧帽弁連続部 ………………………… 180
単極ボルテージマップ ………………………… 203
遅伝導路 ……………………………………… 16, 24, 96
陳旧性心筋梗塞との合併 ……………………… 198
陳旧性前壁心筋梗塞症例との合併 …………… 198
ディファレンシャル・ペーシング法 ………… 123
デルタ（Δ）波 ………………………………… 41, 196
電位指標アプローチ …………………………… 103
電位指標肺静脈隔離術 ………………………… 164

209

電気刺激装置·· 2
電極カテーテルの留置······································ 4
透視パネルの調節·· 78
動静脈瘻·· 172
ドラッグ法·· 120

は

肺静脈と食道の関係·· 162
肺動脈起源·· 178
反復性心室興奮··· 27
非虚血性心疾患··· 196
ファーストアナトミカルマッピング··············· 151
プログレッシブフュージョン·························· 54
ブロックラインのギャップ····························· 124
ブロッケンブロー針·· 138, 191
プロパゲーションマップ································ 70
ペースマップ·· 29, 61, 185
ベラパミル感受性心室頻拍····························· 187
ポイント・バイ・ポイント法························· 120
房室結節二重伝導路·· 96, 98
房室伝導曲線·· 15, 25
ボルテージマップ··· 70, 129

ま

マニフェストエントレインメント··················· 57
無症候性脳梗塞··· 173

や

有効不応期·· 17, 23

ら

リセット現象·· 28, 50, 97, 101
リング状カテーテル·· 143
連続刺激法·· 9, 18, 39, 41, 99

A

ACCURESP機能··· 150
AH時間··· 16
　－の測定·· 7
AHブロック·· 15
Atriofascicular pathway······························· 89, 91
Atrioventricular pathway····························· 93

B

bipolar voltage map······································ 203
Breakout·· 67
Brockenbrough針··· 138, 191
bystander電位·· 188

C

CARTO®システム·· 69, 150
CARTOMERGE®··· 154, 156
CARTOSOUND®·· 152
Coumel現象·· 27, 44
CT MERGE®·· 74

D

decremental conduction······························· 19
differential atrial overdrive pacing············· 108
dormant conduction····································· 166
dual pathway··· 96, 98

E

echo·· 100
EnSite Array™システム································· 70
EnSite Fusion™·· 157
EnSite NavX™システム································· 70, 157
　－での呼吸補正··· 158
epi AP··· 81
Eustachian ridge·· 124

F

Fasciculoventricular pathway	93
fast anatomical mapping	151
fast pathway	16, 24, 96
fast-slow AVNRT	98
F波	115

H

His束近傍起源	178
HV時間の測定	7

J

jump up現象	16, 99, 100
junctional beats	104

K

Kochの三角	102, 111

L

Landmark Registration法	154
Long RP'頻拍	46, 97

M

Mahaim fiber	88

N

Nodofascicular pathway	93
Nodoventricular pathway	93

O

over the wire法	147
overdrive suppression test	21

P

Para-Hisペーシング	31, 40
perfect pacemap	62
PPI	58
RVR	27

S

slow pathway	16, 24, 96
slow-fast AVNRT	97
Superior transseptal approach	135
Surface Registration法	154

T

triggered activity	73
Tuohy needle	205

U

unipolar voltage map	203

V

Visual Alignment法	154

W

Wenckebach型ブロック	15, 19, 26

これから始めるカテーテルアブレーション

2016年4月1日　第1版第1刷発行
2025年6月1日　　　　　第8刷発行

- ■編　集　大塚崇之　おおつか　たかゆき

- ■発行者　吉田富生

- ■発行所　株式会社メジカルビュー社
  〒162-0845 東京都新宿区市谷本村町2-30
  電話　03(5228)2050(代表)
  ホームページ https://www.medicalview.co.jp/

  営業部　FAX 03(5228)2059
  　　　　E-mail　eigyo@medicalview.co.jp

  編集部　FAX 03(5228)2062
  　　　　E-mail　ed@medicalview.co.jp

- ■印刷所　株式会社暁印刷

ISBN 978-4-7583-1430-5 C3047

©MEDICAL VIEW, 2016. Printed in Japan

・本書に掲載された著作物の複写・複製・転載・翻訳・データベースへの取り込みおよび送信(送信可能化権を含む)・上映・譲渡に関する許諾権は,(株)メジカルビュー社が保有しています.
・ JCOPY 〈出版者著作権管理機構 委託出版物〉
本書の無断複製は著作権法上での例外を除き禁じられています.複製される場合は,そのつど事前に,出版者著作権管理機構(電話 03-5244-5088,FAX 03-5244-5089,e-mail：info@jcopy.or.jp)の許諾を得てください.

・本書をコピー,スキャン,デジタルデータ化するなどの複製を無許諾で行う行為は,著作権法上での限られた例外(「私的使用のための複製」など)を除き禁じられています.大学,病院,企業などにおいて,研究活動,診察を含み業務上使用する目的で上記の行為を行うことは私的使用には該当せず違法です.また私的使用のためであっても,代行業者等の第三者に依頼して上記の行為を行うことは違法となります.